AF344366

TRAITÉ THÉORIQUE ET PRATIQUE

DU

MASSAGE

(MÉTHODE DE MEZGER EN PARTICULIER)

PAR

LE DR G. NORSTRÖM

DE STOCKHOLM

EX-DIRECTEUR MÉDICAL DE LA GYMNASTIQUE MÉDICALE
ET MÉCANIQUE ZANDER A PARIS

CHATEAUROUX

IMPRIMERIE ET STÉRÉOTYPIE A. MAJESTÉ

72, RUE GRANDE, 72

—

1883

TRAITÉ THÉORIQUE ET PRATIQUE

DU

MASSAGE

(MÉTHODE DE MEZGER EN PARTICULIER)

AVANT-PROPOS

Le procédé thérapeutique dont nous nous proposons de démontrer ici l'utilité n'est nullement nouveau. Employé dans l'hygiène et la thérapeutique des anciens, il a été complètement oublié plus tard. Remis en honneur à différentes reprises, il n'a pris place définitivement dans la pratique que depuis quelques années. Ces vicissitudes s'expliquent : on a fait d'abord du massage empiriquement, sans rechercher son action physiologique, sans discuter avec impartialité la valeur des résultats obtenus.

Surpris par des succès qu'ils étaient loin d'atteindre, certains médecins crurent qu'ils avaient entre les mains un procédé capable de conduire toujours avec sûreté au but qu'ils voulaient atteindre ; plus tard survinrent des échecs. Au lieu d'en chercher la cause, on se laisse aller au découragement et on déclare le massage inutile ou nuisible. Ici comme toujours la vérité est entre les extrêmes ; les enthousiastes plus convaincus qu'éclairés qui voudraient l'appliquer à tort et à travers et tout guérir avec lui commettent une grossière bévue ; les sceptiques qui n'en veulent jamais ne sont guère mieux inspirés.

Nous nous trouvons en présence des mêmes inconnues et des mêmes difficultés que s'il s'agissait d'autres médications comme l'hydrothérapie ou l'électrothérapie par exemple. Appliquées par des individus ignorants, elles peuvent réussir, mais elles échouent le plus souvent ; entre les mains d'un médecin qui raisonne et tient compte des indications, elles donneront des résultats tout différents.

« On peut exercer, dit Billroth, une partie de la médecine avec plus ou moins de talent, de goût et de raffinement. Les méthodes les plus vulgaires semblent neuves entre les mains d'un habile praticien, car l'attention se trouve ainsi attirée sur elles. De temps en temps des médications à demi oubliées sont remises en honneur ; l'homme veut du nouveau, et si des découvertes ne répondent point à ce besoin; on reprend de loin en loin le vieux et on le pare de telle sorte qu'il semble neuf. » Le savant chirurgien range précisément le massage parmi ces vieilles méthodes imparfaitement connues, et remises en honneur grâce à l'impulsion d'un homme de génie ou de talent.

Notons dès maintenant une anomalie sur laquelle nous aurons à insister dans un prochain chapitre, le déplacement géographique du procédé. Le mot massage est un mot français ; les termes techniques usités à propos de lui sont des termes français ; les premiers travaux auxquels il a donné lieu dans les temps modernes ont été des travaux français. A partir de 1870, les choses ont totalement changé ; on trouve de loin en loin dans les journaux médicaux de ce pays, des articles rappelant que dans un cas parfaitement circonscrit, on a fait du massage et qu'on a obtenu quelque chose d'avantageux, mais les mémoires, de Piorry, de Philippaux, d'Estradère, de Dally n'ont pas été repris. Il y a plus de vingt ans, on parlait quelquefois du massage à l'Académie de médecine : une communication du Dr Gérard à ce sujet fut l'objet d'une intéressante discussion ; aujourd'hui il n'en est plus question. A mesure que la littérature française s'appauvrissait, la littérature allemande et surtout la littérature scandinave devenaient plus riches ; le massage trouvait des partisans convaincus en Hollande, en Allemagne, en Danemark, en Suède, en Finlande et jusqu'en Russie. C'est qu'un homme dont le talent et l'instruction étaient suffisants pour gagner près du public une cause à demi perdue, le Dr Mezger, d'Amsterdam, avait pris en main celle du massage. Il n'a point eu recours à des arguments brillants, il n'a pas pris la parole devant les Sociétés savantes, n'a pas tenté de remplir les colonnes des journaux par le récit de résultats vraiment surprenants ; Mezger n'a presque rien écrit : une dissertation de quarante pages en langue hollandaise et une observation de quelques lignes dans les *Archives* de Langenbeck, voilà tout son bagage ; cependant lui qui n'a pas de chaire dans une Université, qui est un praticien et rien qu'un praticien, il peut être considéré comme un chef d'école dans l'acception vraie du mot. Il a employé un méthode d'enseignement banale si l'on veut, mais infaillible, l'enseignement par les faits. Étudier à fond les affections susceptibles d'être traitées par le massage ; joindre à cela une connaissance parfaite de l'anatomie des régions sur lesquelles on le fait porter : observer minutieusement de manière à ne jamais commencer un traitement sans avoir formulé un diagnostic, discuter en connaissance de cause les indications : c'est là il nous semble une façon de procéder irréprochable à tous points de vue. Quand il eut acquis la sûreté du coup d'œil nécessaire, quand il eut appliqué son moyen avec la ténacité que comporte toute conviction, alors il eut des succès tels que les médecins durent en tenir compte. A ce moment-là commence son enseignement proprement dit : « Soyez pendant quelque temps mes assistants, vous me verrez appliquer mes procédés ; vous les appliquerez vous-mêmes sous ma direction ; après quelques mois vous n'aurez plus rien à apprendre, et le massage donnera entre vos mains les mêmes succès qu'entre les miennes. »

Voilà ce que Mezger disait aux médecins qui voulaient devenir ses élèves. Il en eut vite de nombreux ; plusieurs ont mis au service du massage les ressources d'une grande érudition ; d'autres ont tenté de combler par l'expérimentation les lacunes que l'observation clinique laissait subsister ; d'autres enfin se tenant plus près de la méthode du maître se sont bornés à donner leurs résultats et à en tirer des conséquences. Nous mettrons à profit ces travaux tout en utilisant surtout ce que nous avons observé nous-même. Nous ferons en premier lieu un historique de la question, mais nous nous limiterons au massage avec un petit nombre de manœuvres tel qu'il est pratiqué actuellement par Mezger au lieu de faire une digression

savante à côté du sujet ; nous ne dirons rien non plus du massage hygiénique des anciens ; nous n'insisterons que sur ses
applications médicales.

Puis nous verrons ce que nous savons du mode d'action :
nous discuterons les données des physiologistes actuels, enfin
nous arriverons aux faits.

Nous serions trop heureux si ce petit travail destiné à la vulgarisation d'une méthode née en France, mais grandie et sûre
d'elle-même aujourd'hui qu'elle a fait son tour d'Europe, pouvait faire partager nos convictions et amener nos confrères à
expérimenter par eux-mêmes une ressource précieuse dont
beaucoup sont malheureusement privés aujourd'hui.

CHAPITRE PREMIER

HISTORIQUE

I. — LE MASSAGE AVANT MEZGER

Chez les Grecs comme chez les Latins, le massage était le complément nécessaire des bains. Les athlètes helléniques et les gladiateurs romains savaient parfaitement que les frictions augmentent l'énergie musculaire ; il est probable qu'outre les esclaves des thermes, il y avait des masseurs libres, affranchis ou pauvres diables qui, à l'occasion, appliquaient un traitement prescrit par le médecin.

On parle quelque part du Phénicien Elis qui acquit avec le massage la fortune et la réputation ; mais encore une fois nous ne voulons point faire une dissertation sur la vie antique. Bornons-nous donc aux médecins dont les travaux nous sont parvenus. Hippocrates employait le massage contre la raideur articulaire consécutive à la luxation de l'épaule (1) :

« Il faut masser l'épaule doucement et avec persistance. Le médecin doit posséder l'expérience de beaucoup de choses, et entre autres, du massage ; le mot restant le même, le résultat est loin de l'être : le massage resserrera une

(1) Éd. Littré, t. IV, p. 103.

articulation trop lâche et relâchera une articulation trop rigide ; mais nous déterminerons les règles du massage dans un
autre traité. Il convient de masser une épaule dans cet état
avec des mains douces, et dans tous les cas avec ménagement.
On communiquera des mouvements à l'articulation sans violence, mais autant que cela se pourra sans douleur. Le rétablissement est complet tantôt après un temps plus long, tantôt après un temps plus court. » .

Ce texte nous montre qu'il s'agit d'un cas isolé ; le massage
tenait dans la thérapeutique chirurgicale des Grecs une place
plus importante qu'on ne serait tenté de le croire si l'on s'en
tenait à la lettre. Nous savons pourquoi l'auteur s'est dispensé
d'en parler plus souvent : il avait écrit ou il avait eu l'intention
d'écrire un livre sur le massage ; cette idée a-t-elle été mise
à exécution ? le livre a-t-il été perdu comme tant d'autres ?
Nous ne saurions le dire. Il est peu probable toutefois que les
deux lignes qui l'annoncent soient apocryphes : qu'elles aient
été interpolées par un copiste maladroit ou trop zélé d'une époque ultérieure, car plus nous nous rapprochons du moyen âge,
plus les procédés physiques de traitement deviennent rares. Il
est question ailleurs dans Hippocrates de manipulations cura-
tives : « Une fièvre continue saisit la femme d'un jardinier à
Élis ; buvant des remèdes évacuants, elle ne fut aucunement
soulagée. Dans le ventre, au-dessus de l'ombilic, était une
dureté s'élevant et causant de violentes douleurs : cette dureté
fut malaxée fortement avec les mains enduites d'huile ;
ensuite du sang fut évacué en abondance par le bas. Cette
femme se rétablit et guérit. »

Le médecin en rétablissant la perméabilité du tube digestif ou en favorisant l'évacuation d'une collection sanguine
a obéi à une heureuse inspiration ; Hippocrates rapportait
ce fait non comme une curiosité, mais comme exemple à
suivre.

D'autres avaient également recours aux manipulations thérapeutiques ; Proxagoras, le maître d'Hérophile, en faisait dans
les hernies et l'étranglement interne et Cœlius Aurelianus le
lui reproche vertement : « Il a plus de chance, dit-il, de tuer

les malades que de les guérir (1) ». Cet auteur restreignait singulièrement d'ailleurs les indications du massage. Asclépiades
avait dit que dans ces maladies aiguës il fallait frictionner les parties douloureuses autant qu'elles peuvent le tolérer. « La friction,
dit Cœlius, est un moyen à employer dans les maladies chroniques et non dans les maladies aiguës, si surtout on la fait,
comme le veut Asclépiades, énergiquement et longtemps. A vrai
dire, les choses qu'il ordonne ne concordent point. On doit recourir aux frictions pendant longtemps et tant que les parties peuvent les supporter ; mais précisément, ces parties tuméfiées ne
sauraient en aucun cas être frictionnées au début puisqu'elles
ne peuvent même pas soutenir le poids des cataplasmes (2). »

On voit par ces citations les traces de dissentiment entre les écoles de l'Antiquité. Les humoristes employaient les
frictions comme agent de résorption ; pour les solidistes, c'é-
tait probablement un simple moyen mécanique destiné à rétablir la mobilité et la flexibilité des tissus, à jouer dans les affections viscérales le même rôle que dans les raideurs articulaires d'ancienne date, à vaincre les *strictures* en un mot. On
peut en déduire également que c'était une méthode grecque ;
que le massage hygiénique si fort en honneur chez les Romains de l'Empire avait été emprunté par eux, comme
beaucoup d'autres usages, à leurs voisins.

Plus de six siècles après Hippocrates on avait recours aux
frictions et au massage comme de son temps ; il paraît même
que ses applications thérapeutiques étaient devenues de plus
en plus nombreuses. Oribase a écrit presque un traité sur l'apo-
thérapie, c'est-à-dire la gymnastique médicale ; il parle à
chaque instant de pédotribes, sortes de moniteurs chargés de
faire exécuter aux enfants les mouvements nécessaires ; il a
un chapitre tiré du livre d'Hérodote *sur ce que les fébricitants
doivent faire pour se traiter, par ce moyen.*

« Les frictions qu'on emploie pour guérir les fièvres doivent
se faire aux époques suivantes : elles conviennent pendant

(1)... *Quo probatur magnificam mortem Proxagoras magis quam curationem
voluisse scribere. Acut. morb. lib. III. Ed.* Westton. Amsterdam, 1723, p. 244.

(2) P. 243.

l'accès de la maladie, mais non pendant toutes les parties de cette période, mais seulement vers la fin, de sorte qu'elles soient assez rapprochées du déclin. Quant aux diverses époques l'accès, il faut préférer le commencement du déclin. »

Avec Oribase qui vivait au IVe siècle de notre ère, finit pour ainsi dire l'antiquité ; Paul d'Égine appartient à la période byzantine, c'est-à-dire au moyen âge hellénique. Or, au moyen âge, on oublia l'hygiène ; les bains et les thermes furent détruits : les soins du corps regardés comme un luxe inutile. Il n'y a donc rien d'extraordinaire à ce que les rares ouvrages de médecine de cette époque ne parlent plus du massage curatif.

Vers la fin du XVe siècle, l'admiration accordée aux lettres et aux arts de l'Antiquité s'étendit jusqu'aux mœurs et aux habitudes des anciens ; un érudit, du Choul, conseiller du roi, dut écrire, par ordre de Henri II, un travail sur les exercices hygiéniques et militaires des Romains (1) ; six ans plus tard, Mercurialis reprend la question (2) au point de vue médical, puis Ambroise Paré rappelle ce qu'a dit Oribase et en fait son profit. Au siècle suivant, Guyon (3), Paullini (4) s'occupent plus ou moins du sujet ; comme presque tous les travaux de ce temps, ceux-là manquent de discussion et de critique : on confond les choses, on aligne des noms de maladies en disant que le massage pourrait bien être utile, sans se préoccuper des cas qui le prouvent.

Pour le XVIIIe siècle, nous ne rappellerons que deux noms, Meibom (5) et Tissot, car il n'y a sur ce sujet que leurs ouvrages qui soient réellement pratiques. Voici comment le second définissait le massage :

« C'est une espèce de pétrissage que l'on ferait de la partie affectée. En broyant pour ainsi dire, cependant avec certaines précautions, en triturant les *sucs visqueux* arrêtés dans les ligaments des articulations, on donne à la circulation une activité qu'elle allait perdre ; on empêche que tous ces ligaments ne fassent, pour ainsi dire une masse obstruée dans laquelle le mouvement se perdrait tout à fait (6). »

(1) *Disc. sur la castramétation et la discipline militaire des Romains*, Lyon 1555, in-fol. — (2) *De arte gymnastica*, 1573. — (3) *Miroir de la beauté* 1615. — (4) *Flagellum salutis*, 1698. — (5) Utilité de la flagellation, 1785. — (6) *Gymnastique médicinale et chirurgicale*, 1780.

Cette conception rationnelle, cette indication bien limitée au traitement de certaines affections articulaires constituent un progrès sur tout ce que nous avons vu.

Un article publié par Piorry dans le Dictionnaire en soixante volumes complète en quelque sorte Tissot. Fort remarquable malgré sa concision, il résume parfaitement l'état de nos connaissances en 1818.

« Maintenant que l'heureuse alliance de la médecine et de la chirurgie a démontré que les moyens extérieurs sont presque aussi importants dans les maladies internes que l'action des médicaments qui agissent d'une manière immédiate sur les parties profondément placées, ne pourrait-il pas être de quelque utilité d'appeler l'attention des médecins sur le massement des peuples de l'Asie ? » Puis l'auteur suit la méthode dans l'Antiquité, aux Indes, en Chine et jusqu'à Tahiti.

Comment les médecins ont-ils connu le massage? comment sont-ils arrivés à en découvrir les indications, telles étaient les questions que nous nous sommes posées en commençant cet historique. Il est évident pour nous que ses progrès n'ont point eu pour origine les pratiques consignées dans les livres de Cong-tzée ou la compilation de Susruta ; il est évident qu'il n'a pas été rapporté en Europe par un des matelots malades du capitaine Wallis, frictionnés par de jeunes Tahitiennes. Mais l'article de Piorry renferme autre chose que des digressions érudites. L'action anesthésique du massage est indiquée et mieux encore, elle est prouvée par un fait. « L'épouse d'un des savants les plus distingués dont la France s'honore n'éprouve de soulagement à une douleur vive et rhumatismale à laquelle elle est sujette, que lorsqu'on pratique sur la partie malade une pression analogue au massage. Ce moyen n'est pas chez elle curatif, mais il est certain qu'il calme la douleur. » Je ne crois pas que depuis l'époque où ces lignes étaient écrites on ait tenté de tirer parti en France des propriétés anesthésiques autrement que par contre-coup, quand on l'employait comme moyen curatif de la distension forcée des muscles ou de l'entorse. En revanche on s'en est servi souvent avec avantage dans ces conditions comme le montrent des mémoires très sérieux écrits sur ce sujet.

En 1837, le Dr Martin en adressait un à la Société de médecine de Lyon à propos duquel Bonnet faisait un rapport élogieux. On traitait alors le lumbago et cette espèce d'affection musculaire traumatique à laquelle on donne en France le nom de *tour de reins* par la dérivation et les saignées, médication empirique s'il en fut et bien rarement efficace. Le mémoire de Martin renfermait plus de 100 cas dans lesquels l'action du massage avait été absolument salutaire ; une curieuse anecdote qu'il rapporte à ce sujet montre qu'il avait su profiter de l'expérience acquise et qu'il avait, dans la pratique du massage, la hardiesse que donne la certitude : « La femme d'un tonnelier, ouvrier du pays que j'habite, vint un jour me prier de visiter son mari ; il était, me dit-elle, retenu dans son lit depuis huit jours par un rhumatisme qui résistait à tous les moyens de soulagement mis en usage par l'officier de santé qui le soignait. Je me rendis auprès de lui au moment où l'on se disposait à placer sur les régions lombaires deux emplâtres vésicatoires. Après un court examen, je tirai à part l'officier de santé et je fis de vains efforts pour lui faire comprendre la cause véritable des douleurs et le genre des manœuvres, au moyen desquelles je les ferais cesser en peu de temps. Il voulut entrer en discussion. Je m'y refusai ; il prit de l'humeur et se retira haussant les épaules. Aussitôt après son départ je me mis à l'œuvre. Le *massage* produisit en moins de dix minutes son effet ordinaire, le malade se leva et s'habilla sans aide. J'avais à cœur l'irrévérence du pli d'épaules : j'imaginai d'en tirer une vengeance innocente en faisant reporter immédiatement les emplâtres vésicatoires à l'officier de santé par le prétendu rhumatisant, afin de lui prouver que j'étais fondé en pareil cas à dire au malade : « *Surge et ambula* (1). »

Presque en même temps on employait avec succès et d'une façon courante pour ainsi dire le massage dans les ankyloses

---

(1) Estradère. DU MASSAGE, *son historique, ses manipulations, ses effets thérapeutiques*, Th. de Paris, 1863, p. 149-105.

légères avec adhérences fibreuses. Houzé avait écrit sur ce sujet sa dissertation inaugurale en 1843. Ses idées furent acceptées par Maisonneuve et Richet qui les défendirent dans leurs thèses de concours en 1844 et en 1850. On pourrait tout au plus reprocher à ces auteurs une timidité extrême dans l'application. Ils veulent absolument qu'on attende la fin du processus originel ; le moindre phénomène inflammatoire les effraye, ils redoutent d'appeler par une intervention mécanique hâtive de nouveaux et redoutables accidents.

Dans l'entorse, au contraire, le massage a toujours été considéré par ses partisans comme un moyen précoce, d'une utilité incontestable et préférable à tous points de vue à l'immobilisation et aux autres procédés classiques. Les travaux d'Elbeaume (1), de Gérard (2), de Lebâtard (3), de Millet (4) pour ne citer qu'eux, sont autant de panégyriques en sa faveur. Et il était réellement indispensable de revenir souvent et avec énergie sur ce sujet ; malgré les résultats obtenus, ou se défiait du procédé, on hésitait à l'appliquer, lors même que des statistiques désastreuses en montraient la nécessité. Dans un mémoire présenté à l'Académie des Sciences en 1864, Baudens était obligé d'avouer que sur 78 amputations pratiquées par des chirurgiens militaires, 60 avaient eu pour cause des accidents consécutifs à l'entorse. Un travail de M. Rizet donne la réponse à cette triste constatation. « La guérison par le massage est d'autant plus prompte et plus assurée, dit l'auteur, que le remède suit, pour ainsi dire, l'arrivée du mal ; la guérison s'opère dans l'entorse simple et dans l'entorse compliquée sauf le cas de fracture des extrémités articulaires (5). »

Estradère ajoutait à cela que c'est le moyen le plus simple, le plus facile à exécuter et le plus efficace, car il guérit si souvent après la première séance qu'on est rarement obligé d'y revenir à plusieurs fois. La thèse de l'auteur que nous venons de citer, et à laquelle nous avons fait de nombreux

---

(1) Du massage dans l'entorse, *Gaz. des hôpitaux*, 1859, n° 151-2. — (2) Des frictions et du massage dans le traitement de l'entorse chez l'homme. *Gaz. hebdomad.*, n° 46, 1858. — (3) *Gaz. des hôpitaux*, 1856. — (4) *Bulletin de thérapeutique*, t. LXXII, p. 76 et suiv. — (5) Traitement de l'entorse par le massage. Paris, 1868.

emprunts dans le cours de ce chapitre est un plaidoyer consciencieux et rempli d'érudition en faveur du massage. Par malheur, M. Estradère ne le connaissait guère qu'en théorie : ses idées et ses déductions ne sont point appuyées sur des faits personnels, et les procédés qu'il décrit sont si nombreux, si compliqués que le terme massage comprendrait toute la gymnastique médicale. Malgré cela, il est facile de voir, en parcourant ce travail, qu'il a été appliqué même avant 1860 dans des circonstances extrêmement variées et qu'il a donné des résultats inattendus. Georgii s'en est servi contre l'épistaxis (1), Cabin de Saint Marcel (2) contre le coryza; Laisné a essayé de l'utiliser sous la direction du Dr Blache dans le traitement de la danse de Saint-Guy à l'hôpital des Enfants (3), Récamier en avait tiré parti contre la fissure anale et c'est en appliquant le massage anesthésique que Maisonneuve en vint à découvrir la dilatation forcée (4). Il n'est pas jusqu'aux affections utérines contre lesquelle son ne l'ait mis en usage. Lorsqu'il y a quelques années un de nos amis se basant sur un certain nombre de faits qu'il avait observés avec nous voulut en faire le sujet de sa thèse, la méthode fut prohibée par la Faculté de médecine de Paris comme une importation indécente, arrivant en droite ligne du pays des Esquimaux et son défenseur dut revenir trois mois plus tard, avec une nouvelle thèse.

Les juges ne se doutaient probablement guère qu'elle est minutieusement décrite et chaudement recommandée par un ouvrage qui a eu le rare bonheur de rester classique vingt ans après la mort de son auteur. « La main placée sur la paroi abdominale inférieure frictionnera, pressera, serrera vivement la paroi utérine ; d'un autre côté deux doigts introduits dans le vagin agaceront, titilleront le col de l'utérus. Si ces moyens ne suffisent pas (il s'agit d'une hémorragie produite par l'inertie de l'utérus après l'accouchement) on porte la main tout entière dans la cavité de l'organe. On stimule, on agace avec les doigts sa surface interne, tandis qu'avec l'autre main appliquée sur l'hypogastre, on continue les frictions ;

---

(1) Kinisithérapie, thèse de Paris. 1847. — (2) Thèse de Paris, 1853. — (3) Du Massage, Paris, 1863. — (4) Voy. *Gaz. des hôpitaux*, 1849.

on est quelquefois obligé de comprimer, de pétrir, pour ainsi dire les parois de l'organe en appuyant fortement à travers les parois abdominales pendant que l'autre main qui se trouve à l'intérieur sert de point d'appui (1).

Malgré tous ces travaux estimables, le massage restait à peu près inconnu à la plupart de praticiens. Beaucoup le négligeaient, d'autres s'en défiaient, personne ne semblait le juger digne d'une étude systématique et sérieuse car Estradère n'a eu ni imitateur, ni continuateur. Au point de vue pratique il était à peu près abandonné, quelques médecins convaincus et tenaces s'en servaient toujours avec avantage, protestaient contre l'oubli général, mais leur voix n'avait pas d'écho et le massage restait la propriété presque exclusive des empiriques et des charlatans.

(1) Cazeaux, *Traité d'accouchements*, 8e édition p. 930.

§ II. — MEZGER ET SES ÉLÈVES

Il est rare que les méthodes thérapeutiques soient l'application directe et rationnelle de connaissances théoriques laborieusement acquises ; on dirait que les savants éprouvent une espèce de honte à descendre des hauteurs de la spéculation aux nécessités de la pratique, quand au contraire, un homme de talent ayant débuté par là, se trouve tout à coup en présence de problèmes qu'il ne peut résoudre ; quand il éprouve le besoin d'étendre ses connaissances pour se guider dans un art qu'il avait exercé empiriquement jusqu'alors, on peut être sûr qu'il tirera de ses idées nouvelles des conclusions tout à fait inattendues ; on peut être sûr que le technicien devenu à son tour expérimentateur fera produire à une méthode dont il connaît les moindres détails tout ce qu'elle est capable de donner. C'est le cas pour M. Mezger ; le premier et presque le seul travail qui porte son nom est un essai plus que modeste ; rien n'eût pu faire prévoir alors qu'un auteur qui s'abrite à chaque instant derrière l'autorité de ses compatriotes, Tilanus, Van Geuns, Vrolik, qui au lieu de trancher les questions avec la hardiesse que donne une longue pratique, cite timidement Gérard, Elleaume ou Lebâtard ; rien n'eût pu faire prévoir, disons-nous, que moins de cinq ans plus tard il deviendrait lui-même chef d'école.

La thèse de M. Mezger (1) débute par une protestation contre l'abus de la gymnastique qu'il considère comme plus nuisible qu'utile lorsqu'on l'emploie à contretemps, c'est à la fin seulement de sa préface qu'il parle de son sujet.

« J'ai l'intention de m'occuper ici d'une des applications médicales de la gymnastique que l'on appelle les frictions

---

(1) *De Behandeling van Distorsio pedis met Fricties.* Amsterdam, 1868

ou mieux encore le massage. J'ai commencé en 1853 à traiter, à Amsterdam, les entorses par ce moyen ; je l'ai amélioré peu à peu et depuis 1861, je l'ai toujours employé. »

Il est probable que M. Mezger avait vu des cas nombreux et qu'en réunissant ces éléments il eût pu donner une statistique remplie d'intérêt ; il ne l'a pas même essayé.

Il y a dans son travail des aperçus ingénieux, mais ils sont énoncés sous une forme très brève et les seuls arguments que l'auteur fasse valoir en leur faveur, sont des cas qu'ils lui rappellent.

« On définit habituellement ainsi l'entorse, dit-il au chapitre II : une distension articulaire à la suite de laquelle les ligaments sont tiraillés et parfois déchirés, distension accompagnée de lésions plus ou moins prononcées des parties voisines. Cette définition me paraît trop étendue ; elle se rapporte à l'entorse vraie et à la déchirure des ligaments, c'est-à-dire à deux états absolument différents.

» Je crois qu'il est bon d'établir les distinctions suivantes :

» 1° L'entorse simple est une distension des tendons et des ligaments périarticulaires si violente que leur coefficient d'élasticité normale est dépassé ;

» 2° L'entorse est compliquée quand il y a eu déchirure des organes en question ;

» 3° La fracture des extrémités osseuses articulaires est une autre complication.

» La justesse de ces divisions nous paraîtra indiscutable si nous appliquons notre méthode pour le traitement ; de plus elles sont de première importance au point de vue du pronostic.

» Une distorsion simple est guérie en règle générale après une ou deux frictions

» Dans celles de la seconde catégorie, le pronostic est différent. S'il y a des déchirures vasculaires accompagnées d'extravasations sanguines plus ou moins étendues dans les tissus ; cette circonstance ne constitue pas une difficulté comme le montrent des observations qui vont suivre.

» La douleur et le gonflement disparaissent. Après six ou sept séances le malade est presque toujours guéri ; s'il y a une ecchymose, elle s'en va d'elle-même, car le sang épanché se résorbe peu à peu comme d'habitude.

» Dans les nombreuses entorses du pied que j'ai eues à traiter, je ne me suis jamais trouvé en présence d'une déchirure artérielle avec épanchement sanguin intraarticulaire, complication signalée par Mattei. La déchirure des ligaments n'est nullement une contre-indication du massage…»

» Dans ces conditions, on applique le procédé habituel, puis quand la douleur et le gonflement ont disparu, on fait porter pendant quelques jours un bandage médiocrement serré et le malade peut soulever des fardeaux et marcher sur des surfaces inégales. »

Nous avons cité à dessein tout ce passage parce que c'est à peu près la seule partie du travail qui appartienne à l'auteur. Au début, il a fait de l'historique, cite les autres ; à la fin il se borne à rapporter des observations très courtes, mais concluantes.

De 1865 à 1873, M. Mezger n'a rien écrit, ce fut pourtant alors que le massage, tel qu'il le pratique, commença d'attirer sérieusement l'attention du monde médical ; c'est que les succès se multipliaient, c'est que les indications devenaient plus nettes, c'est qu'enfin d'illustres malades, surpris eux-mêmes des résultats obtenus, avaient pris en main la cause de la méthode et faisaient tout ce qu'ils pouvaient pour sa vulgarisation.

En 1873, deux médecins suédois, MM. Bergmann et Helleday, donnèrent de précieux renseignements sur ce qui s'est fait pendant ces cinq ans ; leur mémoire est le premier de cette série de travaux publiés en Suède, en Norvège et en Danemark et auxquels nous ferons de fréquents emprunts. « Revenus dans notre patrie après un séjour de trois mois à Amsterdam où nous avons été assistants du Dr Mezger, disent ces auteurs, il nous paraît utile de raconter, dans un récit sans prétention, ce que nous avons vu et nous sommes convaincus que nos lecteurs ne peuvent manquer de s'y intéresser.

» Aujourd'hui Mezger reçoit des assistants ; les seules condi-

conditions qu'il leur impose : c'est d'être médecins réguliers et de rester trois mois chez lui. Le secret suprême de l'art ne consiste pas à acquérir une grande habileté dans l'exercice des manipulations ; mais encore faut-il, pour s'en tirer à son honneur, s'en occuper pendant un temps suffisamment long sous une habile direction.

De plus pour apprendre à saisir les indications du traitement, un laps de trois mois serait plutôt trop court que trop long. Avec une expérience incomplète on s'expose à renvoyer des sujets auxquels le massage peut rendre de sérieux services ; à en soumettre inutilement d'autres à un traitement long et douloureux quand il n'est pas directement nuisible. D'un autre côté, tous les malades de Mezger sans exception sont des malades particuliers ; il serait extrêmement difficile en moins de trois mois de voir des spécimens de la plupart des affections dans lesquelles le massage est indiqué, de manière à établir le diagnostic, à noter les modifications des manœuvres qu'un praticien doit connaître.

Les assistants ne peuvent se trouver à l'examen et au traitement que sur le consentement des malades eux-mêmes. Bien que les hommes comme les femmes ne s'y opposent pas le plus souvent, il y a cependant de temps à autres et par suite de circonstances particulières des faits intéressants qui leur échappent. En revanche ils trouvent parmi les personnes gratuitement traitées le sujet d'amples observations.

Les brillants résultats que Mezger obtient et dont nous avons été chaque jour témoins ont leur origine dans sa connaissance approfondie de l'anatomie, de la physiologie et de la pathologie ; dans la précision et la justesse avec lesquelles il établit son diagnostic et saisit les indications. Aucune opinion n'est émise, aucun procédé n'est adopté par lui sans qu'il en expose les raisons scientifiques. Les explications sommaires données au moment d'instituer le traitement constituent tout son enseignement ; les auditeurs doivent les saisir et en profiter, car il n'y a ni cliniques ni leçons systématiques ; le temps tout entier est absorbé par la pratique et l'on n'obtient des détails plus étendus que dans des conversations particulières aux heures de repos.»

C'est précisément cette absence de cours théoriques, cette large part accordée à l'initiative privée qui constitue l'originalité de l'enseignement. Ce qu'on montre par l'expérience sans le répéter sur tous les tons est souvent mieux retenu qu'une leçon méthodique et froide faite devant des élèves qui l'écoutent distraitement ou l'acceptent comme une nécessité imposée. Une telle éducation était donc une heureuse innovation ; ceux qui avant Mezger s'étaient occupés du massage n'avaient guère songé qu'à la pratique ; ils ne s'étaient pas inquiétés de le répandre au delà du cercle de leur clientèle personnelle.

Dans ces conditions on ne pouvait arriver à des résultats sérieux, car malgré leur simplicité, les diverses manœuvres ont leur importance ; comme le font remarquer MM. Bergman et Helleday, il est indispensable d'apprendre sous un maître habile les détails techniques qui seuls assurent le succès.

L'enseignement de Mezger a produit ce qu'on était en droit d'en attendre ; ses élèves sont devenus maîtres à leur tour. Les deux médecins dont nous venons de parler étaient à peine rentrés à Stockholm qu'ils vulgarisèrent par la presse et l'enseignement ce qu'ils avaient appris. Un autre de nos compatriotes, le Dr Hafstrom, envoyé par le Roi de Suède à Amsterdam, entreprit la même tâche ; un médecin russe, M. Berglind fut un de leurs premiers élèves. Convaincu comme ils l'avaient été eux-mêmes de l'utilité du massage, il le fit connaître à son tour dans son pays ; dès 1875 il publia sur ce sujet une série d'articles intéressants dans un journal de médecine allemand de Saint-Pétersbourg, articles qu'il réunit plus tard et traduisit en russe [1]; en même temps des médecins allemands étaient venus un peu de tous les côtés pour constater les résultats obtenus, et apprendre à se servir eux-mêmes de la méthode.

Nous n'insisterons pas davantage sur l'historique ; nous avons tenu à montrer ce qu'on savait et ce qu'on faisait avant

---

[1] *Letchenie razminaniem* (Massage). Saint-Pétersbourg 1875 et Saint-Petersburg. med. Zeitchr, Bd. IV, 4 n. 5.

Mezger et à enregistrer rigoureusement l'impulsion qu'il a donnée lui-même. Sans doute, on connaissait les procédés qu'il emploie, on les avait appliqués, mais on ne les avait ni systématisés ni vulgarisés dans leur ensemble ; avant lui, il y avait des masseurs habiles, quelques-uns joignaient à une instruction sérieuse un véritable sens clinique ; depuis lui, il y a toute une série de médecins qui appliquent de la même manière les mêmes procédés ; qui font converger vers eux un ensemble de connaissances destinées à leur tracer la route et à mettre en garde contre les applications abusives et les insuccès.

CHAPITRE II

MANUEL OPÉRATOIRE

Il y a dans Es'radère un chapitre intitulé Arsenal du masseur ; et l'auteur, qui nous prévient que cet arsenal est très simple, consacre un large espace à la description d'instruments bizarres ; tels que des strigiles ou raclettes, des brosses, des roulettes, une férule ; quand on arrive aux manipulations, il faut un tableau pour l'énumération des mouvements. Il y a des onctions, des agacements, du pincement, du sciage, etc. La méthode que nous décrivons n'a ni ce luxe de manœuvres, ni cette terminologie savante : Elle comprend en tout quatre procédés : l'*effleurage*, la *friction*, le *pétrissage* et le *tapotement*.

Quel que soit celui que l'on emploie, on devra prendre certaines précautions préalables dont la négligence pourrait avoir de sérieux inconvénients pour le malade et obligerait parfois d'interrompre le traitement. Le masseur se coupera les ongles : puis, après l'avoir rasée au besoin, l'enduira d'un corps gras additionné d'une huile essentielle d'odeur agréable la région sur laquelle il opèrera. La durée des séances sera de cinq minutes ou à peu près ; dans les cas chroniques, on en fera une au moins par jour ; dans les cas aigus, il en faut deux de dix minutes ou davantage.

L'*effleurage* consiste à passer doucement la paume de la main sur la peau. Mosengeil ne croit pas que l'on doive se borner à cela ; il veut qu'on exerce une pression qu'il est même bon parfois de faire varier d'un instant à l'autre.

Il faut toujours commencer vers la périphérie et glisser dans une direction centrale. Avant que la main droite ait tout à fait terminé son mouvement, on le recommence avec la gauche en partant du même point. L'effleurage sera d'ailleurs modifié suivant la région ; il serait impossible d'employer la paume de la main pour une jointure phalangienne, par exemple. Wagner commence au-dessus du point enflammé; à chaque fois il part d'un peu plus bas de manière à passer à la fin sur la région malade.

Gerst (1), qui a fait du massage dans les hôpitaux militaires où il avait un nombreux personnel à sa disposition décrit une méthode dans laquelle deux aides sont nécessaires. « Un d'eux saisit l'extrémité mise à nu (mes observations sont surtout relatives à des contusions des masses musculaires des membres) : quand il s'agit du pied, le malade est dans le décubitus dorsal et on le tient de manière à favoriser la progression du courant lymphatique et veineux de bas en haut. Le second aide, chargé du massage proprement dit, prend le membre immédiatement au-dessous de la lésion avec ses deux mains et il fait glisser doucement celles-ci jusqu'à l'articulation supérieure par un mouvement de propulsion ou de traction suivant qu'il regarde le malade ou lui tourne le dos. Aussitôt que la région douloureuse est dépassée, on exerce un mouvement concentrique et énergique de manière à produire une déplétion veineuse et lymphatique superficielle, à faire une sorte d'aspiration. Le masseur doit apporter toute son attention pour que les grosses veines qui se trouvent au-dessus de la tuméfaction tombent directement sous ses mains; l'effleurage doit être continué pendant un quart d'heure au moins ; après la fin de la séance on enlève l'huile avec de l'eau de savon ; on a soin que le frotte-

---

(1) *Ueber den therapeutischen Werth der Massage.* Würzburg, 1879.

ment ait lieu dans une direction centripète, puis on place le membre dans l'élévation. Quand l'amélioration ainsi obtenue a cessé et que les douleurs reparaissent, on recommence. En général, il faut quatre séances le premier jour, et le malade peut dormir tranquille ; le lendemain et les jours suivants, trois séances d'un quart d'heure suffisent. »

L'effleurage est le procédé le mieux approprié et souvent le seul possible dans les affections aiguës spontanées ou traumatiques des jointures et des muscles. Son efficacité varie notablement d'après le degré d'habileté et de patience de celui qui l'exerce. Il est considéré comme propre à diminuer la douleur et la température, à augmenter la puissance de résorption ; pour Podrazky (1), c'est une manœuvre sans action dont l'avantage capital est d'habituer le malade à la main du masseur et de le disposer à supporter des frictions plus énergiques ; cette opinion nous semble contraire aux faits. Les résultats anesthésiques signalés par Mosengeil, Berghman, Helleday, Gerst à la suite de l'effleurage, prouvent qu'il agit d'une manière indiscutable sur les organes de la région malade.

Le *massage à frictions* est une modification de la première manœuvre : la force déployée est plus considérable. Voici comment Mezger procède : une des mains repose par sa face palmaire sur le membre et frotte de bas en haut comme pour l'effleurage ; en même temps, la seconde main reposant sur la jointure même fait d'autres frictions circulaires énergiques : il y a en réalité deux mouvements, le premier vertical et centripète, le second rotatoire. Le massage à friction est indiqué dans les affections sous-cutanées et articulaires à marche chronique « C'est, dit Mosengeil, une manœuvre combinée qu'on doit exécuter avec les deux mains : l'extrémité des doigts, surtout celle de l'index, jouent le principal rôle. J'ai vu plusieurs fois des médecins qui voulaient appliquer ce procédé ne pouvoir y parvenir malgré leurs efforts. Chaque main exécute en effet une manipulation spéciale ; la coordination des mouve-

____

(1) *Ueber Massage.* Wien. med. Presse 1877 : n° 11 p. 355.

ments se fait ordinairement de telle sorte qu'en conservant la
plus grande symétrie dans l'action, les deux mains font des
mouvements égaux dans des temps qui varient ; elles s'habi-
tuent mal à des rythmes différents et à des directions opposées.
J'ai essayé en vain de faire exécuter le procédé par un joueur
de clavier exercé dont les doigts étaient accoutumés à des
mouvements non symétriques. Mezger emploie souvent les
frictions en faisant varier suivant le cas la force mise en jeu.
On décrit dans une direction plus ou moins perpendiculaire à
celle de l'axe longitudinal du membre des ellipsoïdes superficiels avec de petit frottements dirigés de bas en haut, tandis
que la pointe des doigts de l'autre main frictionnant aussi de
bas en haut et parallèlement à l'axe du membre passe sur la
région parcourue par la première lorsqu'elle est libre. Parfois
la main qui fait l'effleurage doit faire des frictions plus étendues, de telle sorte que dans le même temps, elle en fera
moins que l'autre. On peut agir avec moins de force et par
pression en d'autres parties de la périphérie, la main fixant
en ces points les autres extrémités des doigts. Il y a donc
pour ces frictions des changements de force très notables,
surtout quand il s'agit des parties très petites et quand on
ne se borne pas à passer à la surface de la peau, mais qu'on
oscille plus ou moins sur ce point. Veut-on que la pression
agisse dans la profondeur ? on déplace la peau, les aponévroses et les couches musculaires par une sorte de tremblotte-
ment du doigt. Il vaut mieux pour l'opérateur que la région
soit fixée car les mouvements du malade rendent les manœuvres très pénibles. Une autre précaution très utile, c'est de
graisser légèrement les doigts et la région à masser ; en ne la
prenant pas on s'expose à produire dès la première séance
des excoriations épidermiques.On évitera de froisser inutilement les parties douloureuses, cependant on ne les négli-
gera pas tout à fait parce qu'un massage continu produit beaucoup plus vite la guérison qu'un massage interrompu (1). »

(1) *Ueber Massage, deren Technik, Wirkung und Indicationen dazu nebst expe-*

Le mot *pétrissage* indique la nature même de la manœuvre. Mosengeil fait remarquer que tous les tissus ne sont pas également propres à la subir ; il est impossible de pétrir les os : on n'arriverait à rien en traitant par un tel procédé les ostéites productives que l'on trouve à la suite de certaines arthropaties : c'est surtout pour le massage des muscles qu'on l'emploie. On saisit entre le pouce et l'index le corps charnu ou l'extrémité tendineuse de celui sur lequel on veut agir, puis on l'attire et on l'isole autant que possible des parties voisines ; en même temps on le froisse, on le comprime entre les doigts. Ce mouvement est suivi d'un tapotement transversal exécuté soit avec la face palmaire de l'index, soit avec le bord cubital de la main. Dans les deux cas on doit exercer une pression assez énergique en même temps qu'on produit le mouvement de latéralité. Ces manœuvres sont faites concurremment par les deux mains qui doivent se placer à une faible distance l'une de l'autre. Les exercices fondamentaux pourront être modifiés dans leur intensité et leur alternance, l'opérateur est le meilleur juge. Il se guidera d'après la nature de l'affection, son étendue, sa profondeur. « Cette forme est utile pour faire disparaître les tuméfactions inflammatoires qui intéressent soit un muscle isolé soit un groupe musculaire ; on en rencontre souvent dans le rhumatisme aigu ou chronique avec exacerbations aiguës ; dans la sciatique (les muscles du voisinage du nerf sont souvent intéressés), le pétrissage peut encore aider à faire disparaître les contractures produites par un effort exagéré, à prévenir la myosite qui les suivrait : il est avantageux pour augmenter la vitalité des muscles parétiques ou en voie d'atrophie. On peut s'en convaincre en vérifiant l'état de la contractilité par un courant d'induction.

» Quand elle semblait radicalement perdue, on l'a vue se manifester de nouveau après quelques séances sans qu'on ait eu recours à aucun autre traitement » (Berghman et Helleday).

Si l'on avait affaire à la peau et au tissu cellulaire sous-cu-

rimentellen *Untersuchungen darüber*. Verhandlungen der deutschen Gesellschaft für Chirurgie ; 4ter Congr. Berlin, 1875, pp. 159-160.

tané, dans le cas d'infiltration œdémateuse par exemple, il ne serait pas nécessaire d'employer une grande énergie dans le pétrissage : cependant, Mosengeil fait observer, et il a raison, que même en pareil cas il ne faut pas perdre de vue le système musculaire vers lequel il y a souvent des propagations et des altérations secondaires.

Le *tapotement* se fait à main ouverte et à poing fermé. Parfois les mains sont excavées en bateau, comme quand on veut produire une explosion factice par leur choc. Il reste entre la partie intéressée et la face de la main une couche d'air plus ou moins épaisse ; c'est le tapotement à air comprimé, qui s'adresse aux extrémités nerveuses ; il est à la fois excitant et anesthésique, le tout dépend de l'énergie et de la durée qu'on lui donne. Si l'on veut réagir sur des parties profondes il faut faire avec les deux mains le tapotement à poing fermé. Son action sur des tissus profonds est très incertaine ; plusieurs auteurs en ont nié l'efficacité mais les médecins français l'ont employé avec avantage dans les hyperestésies et les névralgies.

Le tapotement peut se faire avec des instruments. On a construit des percuteurs en bois ou en caouchouc ; de petits marteaux en acier qu'on fait chauffer : ils ont peu d'avantage car on est moins certain avec eux qu'avec la main de l'énergie déployée. Autrefois Mezger se servait de paquets de plumes d'oie, il y a renoncé parce que les hyperestésies et les névralgies articulaires contre lesquelles il employait ce tapottement sont extrêmement rares et que, même dans ces cas, les doigts ou le poing sont préférables à toute autre chose.

Les quatre manipulations que nous venons de voir ont été modifiées par des praticiens qui acceptent la méthode dans son ensemble. Wagner ne dit rien de la seconde (1) (massage à friction), Bela Weiss n'emploie qu'elle et le pétrissage (2), Mullier ne parle pas du tapotement (3).

Le massage doit être souvent complété par d'autres prati-

---

(1) *Die Massage und ihr Werth f. d. prakt. Arzt.* Berl. klin. Wochenschr. 1876, n° 45. — (2) *Die Massage, ihre Geschichte, ihre Anwendung und Wirkung.* Wiener Klinik II, n° 124, 1879. — (3) *Quelques remarques sur le traitement de certaines affections chirurgicales par le massage local.* Arch. méd. belges, 1875, n° 7.

ques physiques ; Mezger prescrit tantôt l'immobilisation au moyen de bandages appropriés, tantôt les mouvements passifs. Nous ne nous occuperons pas ici des appareils inamovibles dont l'étude et la description se rattachent à la chirurgie, mais nous dirons quelques mots des mouvements passifs dont Estradère, Phélippeaux, Dally, font une simple manœuvre du massage.

« Le patient, dit Weiss, devra faire certains mouvements avec le secours du masseur, lorsqu'il ne peut les faire seul. »

Ces manœuvres complémentaires ont une réelle importance ; on croyait naguère qu'il fallait pour les commencer que les accidents aigus ou subaigus fussent passés depuis longtemps, tant on redoutait d'en provoquer de nouveaux ; l'impatience ne réussirait, disait-on, qu'à prolonger le traitement. Mezger a prouvé, comme nous le verrons, que ces craintes étaient chimériques ; Mosengeil fait observer avec raison que les mouvements passifs étant presque toujours accompagnés de déchirures et d'extravasations, il faut pour empêcher le sang épanché d'agir comme une épine inflammatoire en hâter la résorption par l'effleurage ou des frictions plus énergiques.

Les mouvements passifs sont encore indiqués toutes les fois que l'action régulière des muscles n'a pas été restituée. L'extension ou la flexion sont-elles trop limitées? Y a-t-il une fausse ankylose ou simplement de la raideur articulaire? On n'hésitera pas à recourir aux flexions ou aux extensions artificielles, en augmentant leur étendue d'une façon graduelle et continue. Les mêmes remarques s'appliquent aux déplacements actifs ; dans presque toutes les arthropaties, Mezger permet aux malades de marcher, ou plutôt il les y oblige. Cette pratique n'a jamais d'inconvénients ; les patients hésitent à marcher parce qu'ils souffrent ; bien peu poussent le stoïcisme jusqu'à faire des efforts exagérés et le chirurgien est plus souvent obligé de recourir aux encouragements qu'aux interdictions.

En résumé, le massage, tel que nous l'appliquons, comprend quatre procédés dont deux surtout : l'effleurement et

les frictions sont fréquemment indiqués. Les modifications
qu'ils peuvent subir sont très nombreuses, et l'opérateur les
choisira lui-même suivant les cas ; les mouvements actifs et
passifs sont des adjuvants précieux qui serviront à compléter
le traitement.

CHAPITRE III

ACTION PHYSIOLOGIQUE DU MASSAGE

Ce titre semble contredire une restriction formulée plus haut : nous avons dit que nous bornerions notre étude aux applications thérapeutiques de la méthode. La contradiction n'est qu'apparente ; cette fois comme toujours la pratique a devancé la théorie ; on a fait ce qu'avaient fait les autres parce qu'ils avaient obtenu de bons résultats ; quand cette application toute empirique a cessé de satisfaire l'esprit, on a examiné les questions de mécanisme, d'action physiologique auxquelles sont nécessairement liées celles des indications et des contre-indications.

Comme toujours, les hypothèses ont succédé aux hypothèses ; au lieu d'analyser les faits, de tenir compte des revers, de procéder avec lenteur et méthode, on a eu recours à des conceptions assez vagues pour qu'on pût y faire rentrer tout. La science et la pratique en ont-elles retiré de sérieux profits ? Il est permis d'en douter.

Le massage, disait-on, active les fonctions de la peau, il fortifie les muscles, diminue l'irritation nerveuse : tout cela était vrai, mais n'expliquait pas grand'chose.

« Selon Mérat et Delens il a l'avantage des frictions, c'est-à-dire qu'il facilite les fonctions de sécrétion et d'excrétion cutanées, rend l'afflux du sang plus facile, ainsi que les phénomènes d'endosmose, et par suite de l'afflux du sang modifie la circulation générale, la nutrition, la contractilité musculaire, et rend les mouvements plus aisés. Dissipant les infiltrations, il active les phénomènes de résorption, c'est-à-dire la circulation dans les vaisseaux blancs ; la synovie devient plus fluide, les ligaments regagnent leur longueur et leur souplesse ; il donne enfin aux articulations une plus grande liberté ». (ESTRADÈRE.)

De son côté Piorry répétait avec plus de précision et de détails les données que nous venons de voir :

« Quelle est au juste la manière d'agir du massage sur nos organes, lorsqu'il est joint aux bains tièdes et aux bains de vapeurs ? Nous ne pouvons méconnaître une triple manière d'agir : 1° sur la peau ; 2° sur les muscles ; 3° sur les articulations.

1° Augmentation de l'exhalation habituelle à la surface de la membrane éminemment vasculaire et nerveuse dont toutes nos parties sont revêtues : flexibilité plus grande apportée dans son tissu par les alternatives de tension et de relâchement qu'elle éprouve ; absorption plus facile, parce que le massement l'a débarrassée des malpropretés qui pouvaient *recouvrir les bouches lymphatiques dont elle est parsemée :* circulation capillaire rendue plus libre par l'augmentation de l'exhalation et par le mouvement communiqué, disposition plus grande des houppes nerveuses aux sensations extérieures, parce que, d'une part, l'épiderme est amolli, et, d'autre part, on y a enlevé une certaine couche ; telle est l'action du massage sur la peau.

2° Ses effets sur les muscles ne sont pas moins remarquables ; leur manière d'être habituelle doit changer aussi leur mode de sensibilité. Telle est l'action du massement sur les muscles.

3° Les surfaces articulaires et les parties molles qui les entourent sont également modifiées par les manœuvres qu'on dirige sur elles ; souplesse plus grande déterminée par un tiraillement médiocre des substances ligamenteuses qui entrent dans la composition de ces organes actifs de la loco-motion en vertu des mouvements qui leur sont communiqués, abord plus libre du sang dans les vaisseaux qui entre dans leur composition et glissement plus facile des différentes fibres qui les constituent ; contraction revenue plus libre par la laxité que le massage a déterminée dans la peau ; alterna-tives de pression et de dilatation qui, changeant leur mou-vement devenu plus étendu, parce que les muscles dont les tendances les avoisinent et les fixent ont perdu la rigidité qu'ils avaient contractée, circulation dans les tissus blancs rendue plus facile. »

On ne saurait supprimer sans phrases ces opinions respec-tables et dont quelques-unes sont justes. Ceux qui les ont for-mulées n'avaient pas à leur disposition les ressources que nous fournissent aujourd'hui, l'histologie et la physiologie expéri-mentale. Sans le secours du microscope, il eût été difficile même à un homme de génie de deviner les phénomènes intra et extra-cellulaires que l'on rencontre dans la profondeur des tissus vivants et dont la succession et l'enchaînement consti-tuent à proprement parler la vie.

Si nous examinons par anticipation les conditions dans les-quelles le massage a donné les meilleurs résultats, dans les-quelles il a été le plus souvent employé et le plus souvent recommandé, nous pouvons dire d'une façon générale, que c'est dans le cas où les proportions normales des tissus ou plutôt de leurs éléments sont altérées. Dans l'entorse il y a des déchirures vasculaires, des épanchements sanguins. Or la pré-sence dans une région d'hématies ou de leucocytes extrava-sés ne peut produire que des accidents si leur résorption exige un temps considérable ; dans les arthrites fougueuses, les roideurs articulaires, les hydartroses, les inflammations des gaines tendineuses, nous nous trouvons en présence de produits nouveaux solides ou liquides ; nous ne pouvons espérer une guérison définitive, une restitution fonctionnelle vraie que si nous les faisons disparaître et si nous rétablissons les choses dans leur intégrité. C'est à ce point de vue que le massage est véritablement utile ; c'est un modificateur de l'absorption, qui la rétablit si elle est momentanément suspendue, qui l'active et la régularise dans les autres cas. Son action anesthésique n'est peut-être qu'une conséquence de cette propriété fondamentale ; n'est-on pas disposé aujourd'hui à regarder comme des névrites des névralgies que naguère on eût appelées essentielles ?

La première condition pour acquérir une notion précise sur l'action physiologique du massage, c'est de connaître les doctrines qui règnent actuellement sur la nutrition des tissus dont l'absorption est un facteur et une conséquence. Nous sommes loin des quatre liquides des Anciens et de l'humorisme hippocratique : l'atrabile a disparu comme la flegme de la pathologie ; mais nous n'en sommes pas davantage à l'organicisme d'une autre école, qui voyait des appareils et non des tissus et qui comptait seulement comme liquides vivants et utiles ceux que renferment des organes à formes et à structures appréciables par nos sens tels que la vésicule biliaire ou les ventricules cérébraux. Chaque cellule vivante est un organe qui se développe, vit et meurt. A chacune d'elles correspond une sorte d'atmosphère liquide qui lui fournit les matériaux nécessaires à son fonctionnement régulier et reprend ceux qui ne peuvent plus servir.

« Certains liquides, dit M. Loven dans une remarquable communication faite à la Société de médecine de Stockholm, sont aussi indispensables pour les éléments organiques que l'eau salée pour les poissons de mer, que l'eau sucrée pour les champignons ou le vinaigre pour les *mycoderma aceti*. Ils renferment de l'eau, de l'albumine, des sels. Sans doute, leur composition change d'après les tissus, mais nous ne savons rien des différences qu'elle présente. C'est d'eux que les cellules tirent les matériaux de leur nutrition, des combinaisons chimiques d'où résulte leur véritable puissance. On réunit ces liquides sous le nom générique de suc parenchymateux ; ce suc est aspiré par les tissus qu'il imbibe, ils le retiennent si étroitement qu'il est impossible de l'isoler par les moyens mécaniques ordinaires.

C'est au liquide d'imbibition que les tissus doivent leurs

propriétés essentielles. Comparons un fragment de tendon, de cartilage, de tissu conjonctif à l'état normal, à un autre fragment qui aurait perdu par dessication son eau d'imbibition. Le volume, la couleur, la consistance, tout ce que l'on peut constater par la vue, en un mot, est altéré.

On pourrait jusqu'à un certain point comparer les liquides contenus dans des lacunes imperceptibles à l'eau de cristallisation de certains corps inorganiques, avec cette réserve que les proportions des premiers ne sont pas fixes et déterminées comme celles de la seconde. On conçoit aisément le rôle que de tels liquides jouent dans l'économie quand on songe que la plupart des tissus renferment plus de 75 0[0 d'eau. Il ne faudrait cependant pas les confondre avec le *suc parenchymateux* proprement dit.

On ne désigne par ce nom que le liquide qu'on peut faire sortir par expression mécanique. Il n'y a pas de délimitation précise entre les uns et les autres, elle serait du reste inutile ; on peut parfaitement admettre que les changements du suc parenchymateux sont accompagnés de changements correspondants des liquides d'imbibition et que ceux-ci sont plus dilués que lui par suite d'une affinité plus grande des molécules organiques pour l'eau que pour les principes qu'elle dissout.

Le suc parenchymateux est renfermé dans des cavités perceptibles seulement avec des instruments d'optique puissants. Elles se trouvent dans presque toutes les parties du corps, mais elles sont surtout abondantes dans le tissu conjonctif qui peut être regardé d'une façon générale comme un véritable réceptacle du suc parenchymateux. Ces espaces, appelés espaces lymphatiques, ont des formes extrêmement nombreuses ; ce sont des lacunes, des canaux, des sacs, etc. Au point de vue du volume, on trouve les mêmes différences ; tantôt elles ne sont visibles qu'au microscope, d'autres fois elles ont une étendue suffisante pour renfermer les viscères les plus volumineux de l'économie ; tels sont le péritoine, la plèvre. le péricarde, etc.

Étant donnée cette conception du suc parenchymateux et de son rôle il est facile d'en déduire l'importance de la circulation. Par cela seul que nous avons un élément vivant dont la composition se modifie, la cellule épuisera vite le milieu qui la nourrit. Un animal ne peut vivre indéfiniment dans une pièce hermétiquement fermée et de petit volume : lorsque les gaz d'exhalation sont en trop grande quantité, l'hématose devient impossible ; il faut un renouvellement périodique de l'air, c'est-à-dire un apport d'éléments respirables et une évacuation de ceux qui ne le sont plus. Les phénomènes sont exactement les mêmes dans l'intimité des tissus : l'aboutissant des canaux d'apport c'est le réseau capillaire : les canaux d'évacuation ce sont les veines et surtout les lymphatiques. La différence des pressions dans l'intérieur des vaisseaux centripètes et centrifuges joue un rôle tellement important dans le mouvement des liquides qu'elle ne saurait être altérée sans que celui-ci soit entravé. La tension veineuse augmente-t-elle au delà d'un certain coefficient? les lymphatiques cessent de pouvoir suffire à leur tâche et la région s'œdématie.Ces lymphatiques sont-ils eux-mêmes altérés, devenus partiellement imperméables? le même phénomène se produit. Quand on veut obtenir très vite par compression veineuse l'œdème d'un membre, il faut comme l'a montré Cohnheim faire la ligature d'un gros tronc lymphatique. Le massage qui est, comme nous l'avons dit, un adjuvant puissant de la résorption s'adresse donc au système veineux et surtout au système absorbant, il accélère le cours des liquides en tous sens et en diminuant la tension dans le premier il facilite par contre-coup la circulation dans le second (1). »

Cette théorie qui nous permettra de nous rendre compte de la plupart des phénomènes dont nous serons témoins, qui nous fournira la justification de manœuvres bizarres en apparence se heurte dès qu'on veut l'appliquer à des difficultés d'ailleurs faciles à prévoir. C'est surtout à des affections articulaires que nous aurons affaire ; le massage s'adresse aux vaisseaux absorbants, or nous ne savons à peu près rien sur les lympha-

___

(1). *Om väfnadssaften i dess förhaallande till blod-och lymfkärl*. — *Hygiea*. XXXVII, Bd, 1875, no 2, p. 80.

tiques des jointures : où naissent-ils ? comment se comportent-ils par rapport à la synoviale, se terminent-ils, comme on le croyait, il y a peu d'années, dans des espèces de culs-de-sac sans épithélium ou s'ouvrent-ils dans la cavité par des stomates ? Quand Mosengeil voulut s'occuper de l'action physiologique du massage, il s'arrêta un moment, effrayé en face de ces problèmes complexes et irrésolus : puisque l'histologie n'avait rien appris, il ne restait qu'un moyen, l'expérimentation. Il y a eu recours et ses expériences méritent de rester classiques car elles jettent un jour nouveau non seulement sur le rôle du massage, mais encore sur l'origine des lymphatiques articulaires. Elles sont d'autant plus intéressantes qu'à côté des difficultés théoriques, il y avait des difficultés techniques. Vous voulez savoir quelle influence exerce le massage sur la marche des arthrites par exemple ; c'est bien simple, prenez deux animaux, déterminez chez tous les deux par le même procédé une arthrite du genou, massez l'un et abandonnez l'autre à lui-même. Voici le malheur : chez certains animaux vous produisez des inflammations qui suppurent immédiatement, chez d'autres vous avez des arthropathies bâtardes suivies de la formation de produits caséeux avec alternatives de rétrocession et d'exacerbation. Dans les deux cas le traitement mécanique est contre-indiqué. S'il est impossible de compter sur l'inflammation provoquée, il ne reste qu'un moyen : introduire dans deux jointures similaires un liquide coloré dont on puisse suivre à l'œil nu et au microscope la progression dans les tissus. Le choix de ce liquide n'était pas aussi facile qu'on pourrait le croire : les grains de vermillon sont trop gros et trop anguleux, les précipités chimiques que l'on peut filtrer sont incolores. Mosengeil s'arrêta après réflexion à l'encre de Chine et encore faut-il avoir soin d'en prendre d'une telle qualité que la dilution soit partout la même et qu'il n'y ait ni grumeaux ni dépôts.

Lorsque la solution fut convenablement faite, on en injecta une quantité suffisante dans les deux articulations fémoro-tibiales d'un lapin, on massa l'une et on abandonna l'autre à elle-même. Comme ces expériences sont les seules qui aient

été faites jusqu'ici, nous demandons au lecteur la permission
de les donner avec quelques détails.

EXP. I (1)

Le 27 janvier 1875, à 9 heures du matin, on injecta dans les deux
articulations du genou d'une grosse lapine une seringue de Pravaz
d'une solution épaisse et noire d'encre de Chine ; quelques gouttes
s'écoulèrent par l'orifice immédiatement après :

T. R. = 38,2. Massage du genou droit à 9 h. 1/2. L'animal est vif,
se promène, mange et secoue les oreilles. A 9 h. 3/4 on injecte dans
chaque articulation du genou, une seringue d'une solution un peu plus
faible, puis on masse le genou droit. Une demi-heure plus tard la douleur paraît plus vive que la première fois, l'animal résiste davantage,
il est difficile à tenir ; avant qu'on ait retiré la canule du genou droit, il
fait un mouvement rapide, et la pointe est courbée, il s'écoule un peu
de liquide. Le massage paraît douloureux, mais l'articulation reprend
bientôt son volume. A 3 heures de l'après-midi, nouvelle injection,
nouveau massage de la jointure droite seule ; elle reprend son volume
mais la gauche reste distendue.

T. R. = 39 ; elle continue de s'élever jusqu'à 8 h. 1/2 du soir ; à ce
moment elle atteint 40. L'animal ne paraît pas trop mal si l'on en juge
d'après son état et sa manière de se tenir. Il a beaucoup mangé ; à
8 h. 1/4 nouvelle injection dans les deux genoux et massage du droit ; on
ne fait plus d'injection dans la cavité du genou gauche, mais on en fait
encore dans celle de droite. Le 28 au matin, on injecte dans chaque articulation du coude 1/2 seringue d'encre de Chine et on masse puis
l'animal est sacrifié. Chaque massage avait duré une ou deux minutes.
A l'autopsie on trouve, dans le tissu périarticulaire, autour de l'ouverture de la ponction et jusque dans le tissu sous-cutané, des taches irré-
gulières d'encre de Chine. La coloration noire s'étend vers le haut du
voisinage des vaisseaux et des interstices musculaires. Les ganglions
axillaires d'un côté renferment aussi des traces d'encre de Chine, les
lymphatiques afférents sont colorés en noir. De l'autre côté (l'injection
et le massage avaient été pratiqués par une autre personne) il n'y
avait rien dans les vaisseaux ni les ganglions. Les choses étaient un
peu différentes au membre inférieur, on n'avait pas fait d'injection
immédiatement avant la mort, et on avait massé plusieurs fois à des
intervalles plus ou moins longs.

L'articulation fémoro-tibiale droite avait seule été massée, mais
comme le lapin avait fait plusieurs sauts, on pouvait admettre qu'ils
avaient remplacé jusqu'à un certain point le massage, et qu'il y avait

____
(1) Mosengeil, *loc. cit.*

eu expression mécanique de l'encre de Chine dans les voies centripètes par suite du rétrécissement consécutif aux flexions et aux extensions.

L'encre de Chine pouvait avoir été poussée par les contractions musculaires dans les lymphatiques des intervalles des muscles et les interstices du tissu conjonctif. On trouva dans le tissu cellulaire sous-cutané, au voisinage du genou, un peu d'encre de Chine des deux côtés : il y en avait beaucoup plus dans les interstices et les parties profondes du tissu conjonctif. A l'œil nu, il y a de grandes différences entre les deux membres ; il est possible de voir de larges dépôts d'encre de Chine dans le tissu conjonctif ; dépôts qui s'étendent un peu à la jambe mais surtout à la cuisse du côté gauche qui n'avait pas été massée ; il n'y avait de dépôts ni sur la cuisse, ni sur la jambe.

A la coupe de la cuisse on trouvait dans le tissu conjonctif intermusculaire du côté droit, plusieurs dépôts importants, principalement au voisinage des gros vaisseaux sanguins, mais aussi partout où vont les lymphatiques cutanés. Rien de semblable vers la cuisse gauche, qui ne montre pas la moindre particule d'encre de Chine. A la jambe cette particularité est encore plus prononcée. Comme les couches conjonctives qui séparent les muscles forment un réticulum de faible épaisseur, les arborisations à l'encre de Chine parfois très larges doivent ainsi que l'a démontré l'examen microscopique provenir de ce que les granulations d'encre de Chine se déposent dans les cloisons cellulaires qui enveloppent les faisceaux. J'ai d'ailleurs pu suivre avec beaucoup de peine et seulement dans le muscle sous-crural le dépôt d'encre de Chine, dans ces espèces d'aponévroses de 2e et de 3e ordre.

Les ganglions inguinaux des deux côtés étaient teints en noir surtout ceux du côté droit ; deux cordons noirs de coloration intense permettaient de reconnaître les lymphatiques afférents. Au niveau de la rotule du genou massé, on trouvait une petite tache d'une coloration noire foncée ayant un diamètre double de celui d'un pois ; cette tache était juste au-dessous de la peau ; elle résultait de l'issue par l'orifice de la ponction d'une certaine quantité d'encre de Chine, à la suite d'un massage plus ou moins ancien. Toutes les autres taches étaient au-dessous du tissu conjectif sous-cutané.

Dans toutes, l'encre de Chine était répartie et incluse dans un réticulum, de telle sorte que les doigts n'étaient pas tachés quand on le touchait ou qu'on le disséquait. Le papier blanc mis en contact avec elles prenait une coloration sanguinolente sans traces de noir. A la jambe du même côté, la diffusion s'était faite entre les muscles jusqu'au voisinage du pied, surtout du côté antérieur et interne. A gauche, on ne trouvait point d'encre de Chine au-dessus du genou, sauf dans les ganglions où l'on en découvre en petite quantité, au microscope, vers la périphérie, on en trouve un peu plus que dans les régions correspondantes du côté droit et jusqu'au voisinage du pied.

La ponction, comme on l'a dit plus haut, doit guérir très vite. En outre, en injectant une pleine seringue d'alcool dans l'articulation préparée, mais non massée, la capsule est distendue et pas une goutte de liquide ne sort après l'injection d'alcool concentré, la synoviale jusque-là claire et hyaline et simplement colorée en noir se trouble et présente un aspect un peu laiteux ; la jointure se fléchit à angle obtus.

Il y avait beaucoup plus d'encre de Chine dans l'articulation massée que dans celle qui ne l'avait pas été ; elle avait pénétré assez profondément pour qu'on ne se tachât le doigt en aucun point ; du côté massé, le muscle crural et le muscle sous-crural étaient très noirs ; de l'autre, ils étaient rouges et sanglants ; de sorte qu'on doit admettre qu'ils étaient appropriés pour la résorption.

Exp. II

Chez un autre animal, j'injectai dans l'articulation du genou gauche une seringue complète d'encre de Chine, puis, au bout d'un instant, deux autres seringues et on masse ; l'animal était soigneusement tenu pendant l'injection, un peu d'encre de Chine sortit de la canule.

Le jour suivant, nouvelle injection d'une seule seringue: même chose les troisième, cinquième et huitième jours.

En même temps, je fis plusieurs injections sous les téguments de la tête afin de pouvoir établir avec quelle rapidité se ferait la résorption. La tumeur produite disparaît très vite comme le font dans les mêmes conditions celles qui suivent les injections sous-cutanées médicamenteuses ; quand on ne masse pas, elle disparaît au contraire peu à peu.

Exp. III

On injecta dans chaque genou d'un autre lapin de l'encre de Chine et je massai aussitôt le genou droit ; ensuite injection dans chaque articulation du coude d'une demi-seringue ; puis une nouvelle seringue complète dans chaque articulation du genou. La chose fut très facile du côté droit ; la masse du liquide est divisée immédiatement par le massage ; à gauche, au contraire, la distension est très-grande et une partie du liquide coule par la canule ; une quantité plus grande encore s'écoule de la cavité de l'articulation dans le tissu du voisinage. Les jours suivants, on injecte dans chaque articulation du genou une seringue complète ; dans les coudes, une demi-seringue et on masse du côté droit.

Le soir on répète la manœuvre, l'animal semble éprouver une douleur hors de proportion avec les accidents inflammatoires locaux. La capsule articulaire s'épaissit quelque peu ; elle paraît plus rigide et plus tendue, la réplétion de la cavité est plus prononcée, elle est plus élastique et plus douloureuse. Les injections furent encore répétées trois fois dans le cours de plusieurs jours et à chaque fois le massage fut fait du côté droit.

Le gonflement disparut régulièrement dans ce cas, les nouvelles quantités de liquide furent mieux supportées ; la jointure fut plus flexible et plus capable de fonction. Du côté gauche, le liquide s'écoule naturellement dans les mouvements qui diminuent la capacité de la cavité articulaire. Une partie est résorbée, car de ce côté comme de l'autre, les organes de résorption ont leur capacité fonctionnelle ; le liquide reste un certain temps dans la jointure ; dans les mouvements de flexion et d'extension, il éprouve une certaine compression, de sorte qu'il est tout à fait plausible qu'une partie soit refoulée dans les vaisseaux absorbants.

A l'autopsie, l'animal est un peu amaigri et imprégné partout d'encre de Chine. On ne saurait dire si l'amaigrissement résulte de l'action de l'encre de Chine ou des insultus traumatiques. Dans le tissu cellulaire sous-cutané, on ne trouve que des traces d'encre de Chine ; mais elles sont beaucoup plus nombreuses au voisinage de l'orifice de la ponction.

Du côté non massé il n'y avait qu'un ganglion lymphatique qui présentât une coloration noire pâle dans le creux poplité ; nulle part on ne trouvait au-dessus du genou de stries d'encre de Chine à direction centrale, tout semblait s'être infiltré entre les aponévroses de la jambe.

Ceci expliquait l'imprégnation du ganglion lymphatique du voisinage ; elle ne venait pas du genou ; mais l'encre de Chine y avait été probablement apportée, des intervalles aponévrotiques par des vaisseaux absorbants de la jambe. Sur le membre massé, l'encre de Chine s'est largement diffusée dans une direction centrale dans le tissu cellulaire inter et intra-musculaire. Les vaisseaux sanguins sont accompagnés d'une teinte noire, on suit deux cordons lymphatiques d'un beau noir jusqu'à un ganglion inguinal de même coloration ; les mêmes différences se rencontrent aux articulations du coude, quoique l'on trouve ici une expansion centrale de l'encre de Chine du côté non massé.

Comme on le voit, le résultat a toujours été le même. Du côté massé la diffusion du liquide est rapide, il est poussé en quelque sorte dans les vaisseaux lymphatiques, et jusque dans les espaces plasmatiques du tissu conjonctif de la cuisse ; la direction est constamment la même, elle va de la périphérie vers le centre ; le contraste est frappant. Quand on examine la jointure non massée, l'articulation reste distendue ; dans un seul cas, on trouve un ganglion lymphatique de la cuisse imprégné, et il ne faudrait pas conclure de là que les vaisseaux afférents ont puisé le liquide dans la cavité synoviale. Des injections répétées, abondantes avaient déterminé une véritable tuméfaction du genou ; cette pression par augmentation du liquide n'avait point comme le massage poussé la substance colorée dans les voies d'absorption ; elle s'était simplement infiltrée du côté où elle trouvait le moins de résistance, c'est-à-dire dans le tissu conjonctif du voisinage et celui qui sépare les muscles de la jambe ; il est possible que les mouvements et l'action de la pesanteur aient favorisé cette évolution ; il est possible aussi que les traces d'encre de Chine trouvées dans un ganglion de la cuisse aient été apportées par les lymphatiques des interstices infiltrés.

En somme, aucune ambiguïté dans l'interprétation des faits : le massage a poussé sa matière dans les voies centripètes, il a activé sa résorption à tel point qu'il n'y a aucune comparaison entre le côté massé et celui qui ne l'a pas été.

Pourtant l'animal ne fut point fixé, il pouvait marcher, sauter ; les contractions musculaires étaient probablement aussi énergiques d'un côté que de l'autre ; elles favorisaient au même titre la progression des liquides à droite et à gauche. Un autre argument en faveur de notre hypothèse, c'est que le manuel opératoire a lui-même une sérieuse importance ; dans quelques cas où le massage fut fait par des mains inhabiles, il n'y eut point de propulsion de liquide dans les voies lymphatiques, mais une simple diffusion dans le tissu cellulaire.

Il existe un coefficient d'absorption normal ; les articulations qui renferment constamment de la synovie ne sont pas plus soustraites aux échanges organiques que les autres cavités séreuses. Si après avoir introduit le liquide coloré on eût abandonné l'animal à lui-même il y aurait eu probablement résorption totale ou partielle. Dans les expériences précédentes il avait été sacrifié de bonne heure avant même qu'un tel processus eût le temps de se dessiner. Il fallait faire une recherche contradictoire et voir comment se passeraient les choses en laissant écouler un certain temps entre l'injection, le massage et la mort du lapin, après avoir procédé comme dans les cas déjà indiqués.

Exp. IV

On choisit un lapin le plus vigoureux possible, de manière qu'il puisse résister à des insultus répétés ; puis, pendant quatorze jours on lit souvent deux fois de suite le même jour, des injections dans les quatre articulations du genou et du coude. Le côté droit fut massé légèrement, le plus souvent avant une injection nouvelle, de manière à pouvoir vider l'articulation sans grand insultus mécanique.

Après la dernière injection on laissa passer quinze jours. L'animal, qui avait notablement maigri, reprit ses forces et son embonpoint. Les ganglions placés des deux côtés au-dessus du genou, contenaient une assez grande quantité d'encre de Chine. Les aponévroses, le tissu conjonctif inter-musculaire en renfermaient une petite quantité du côté peu massé ; au contraire, il y en avait beaucoup de l'autre. Il semblait que le sang en renfermait lui-même extrêmement peu.

Au début il y avait eu à la suite des injections répétées tuméfaction de quelques ganglions du creux poplité et de l'aîne; ces derniers étaient notablement plus volumineux que les autres, surtout du côté massé.

Cette expérience confirme les précédentes, le massage a hâté la résorption ; du côté où il n'a pas été fait, l'article et ses espaces lymphatiques voisins renferment encore de l'encre de Chine ; pour en trouver de l'autre côté, il faut remonter plus haut, parfois jusqu'aux ganglions.

Nous rencontrons la confirmation de l'opinion que nous avions formulée *à priori* ou plutôt grâce à l'interprétation des faits observés, le massage est un agent très énergique, il détermine parfois, favorise toujours l'absorption des produits préformés qu'il pousse dans les voies lymphatiques centripètes. Les procédés décrits plus haut, qui pouvaient sembler purement empiriques, sont rationnels et faciles à expliquer : Avons-nous affaire à un épanchement sous-cutané peu abondant, à une extravasation sanguine légère et superficielle ? l'effleurage nous suffit parce qu'il serait inutile de déployer une grande force pour activer la circulation dans les veines et les lymphatiques superficiels.

Devons-nous, au contraire, pousser en quelque sorte dans les vaisseaux en retour un épanchement séreux d'une grosse articulation, il faut faire une sorte de vide artificiel en amont, refouler d'une main le sang et la lymphe tandis que de l'autre nous exerçons une pression énergique sur la cavité articulaire de manière à diminuer son volume et à pousser le liquide vers les orifices des vaisseaux momentanément vides.

Et si nous avons une synovite étendue avec formation de bourgeons granuleux et vasculaires à la surface, nous ne pouvons espérer une guérison que par la désorganisation et la régression de ces produits : il ne saurait plus être question alors d'effleurement, ni de frottements légers, il faut des frictions et des pressions énergiques pour détruire les masses granuleuses, pour activer la résorption des produits de déliquation et des petits foyers d'hémorragie.

Pour les muscles enflammés dont le tissu n'a ni la même dureté ni la même disposition que celui des jointures ; il faut pétrir au lieu de presser, car comme nous le verrons plus loin, le point de départ d'accidents de toute nature est souvent une myosite limitée mais séparée du doigt du masseur par une épaisse couche de tissus unis à travers lesquels il doit réagir sur elle.

CHAPITRE IV

MASSAGES DANS LES MALADIES DES ARTICULATIONS
ET DE LEURS ANNEXES

§ 1er. — ENTORSES

Ce que nous savons de l'action physiologique du massage nous autorise-t-il à déclarer que son emploi dans l'entorse est rationnel? Si nous n'avions ni statistiques, ni faits d'aucune sorte, pourrions-nous supposer qu'il doit rendre de sérieux services contre les accidents immédiats ou consécutifs, les atténuer ou en faciliter la disparition?

L'anatomie pathologique nous apprend fort peu de chose à ce sujet ; on est arrivé avec les recherches expérimentales de Bonnet et l'analyse des symptômes à conclure qu'il y avait une distension exagérée des ligaments dans les cas légers, dans les cas graves, des déchirures ; des ruptures vasculaires et des extravasations sanguines plus ou moins étendues. Les phénomènes cliniques constants sont au début l'ecchymose la douleur, l'impuissance fonctionnelle, plus tard des accidents inflammatoires aigus ou chroniques : oedème de voisinage ; épanchement intraarticulaire, raideur de la jointure pour peu que l'immobilisation ait été prolongée. Presque tous sont sous l'influence des mêmes facteurs étiologiques : l'épanchement, et l'inflammation qu'il cause. Le sang agit comme irritant, il entrave la réunion des tissus et détermine des réactions inégales, dont la régularisation est lente, et qui ne sont pas toujours salutaires. Nous avons appris au deuxième chapitre que le massage est un agent de résorption énergique. Les expériences de Mosengeil ont montré que les opinions émises jusque-là étaient fondées; que la pression convenablement faite sur une jointure active l'entrée des liquides dans les vaisseaux absorbants et par contre-coup leur diffusion dans l'économie. « On transforme avec lui, dit Philippeaux, un épanchement circonscrit et d'une épaisseur considérable en une infiltration générale ou plutôt en une nappe sanguine large, mince, répartie de l'extrémité du membre vers sa base, et disséminée dans les mailles du tissu cellulaire sous-cutané où se trouvent les radicules veineuses et lymphatiques, organes actifs de l'absorption interstitielle (1) ».

Au point de vue théorique et rationnel, le massage est donc absolument indiqué dans l'entorse. On l'a employé bien longtemps avant que le mécanisme de l'absorption fût soupçonné, que les lésions de l'entorse fussent connues.

Pouteau déclarait qu'on pouvait par ce moyen la guérir d'une façon presque extemporanée; nous avons vu dans notre historique quelles vicissitudes a subies la méthode. « Je ne sais par quelle fatalité, disait l'auteur que nous venons de citer, les chirurgiens ne sont pas ordinairement heureux dans cette petite entreprise qu'on abandonne à des gens sans expérience et qui s'en acquittent pourtant bien (2) ». Cet abandon est signalé presque dans les mêmes termes par les écrivains de notre temps. « Le massage, dit M. Duplay à propos du traitement de l'entorse, a été le plus souvent abandonné aux rebouteurs (3) » et Hüter ajoute sans trop s'en étonner que c'est cet abandon qui fait leur fortune : s'ils ont plus de vogue que les médecins dans le traitement des maladies de jointures, c'est parce que ces derniers ignorent les principes rationnels de leur traite-

<hr>

(1) *Étude pratique sur les frictions et le Massage ou Guide du médecin masseur.* Paris, 1870. — (2) Estradère, *Op. cit.,* p. 156. — (3) Follin et Duplay, *Traité de Pathologie interne,* t. 2, p. 166.

ment (1). » Le reproche est dur et peu mérité ; on a entendu parler vaguement du massage et on s'en défie, voilà tout : les succès des empiriques grossis et prônés outre mesure ont peut-être plus nui à la méthode qu'ils ne lui ont servi. Il y a eu souvent à côté d'eux d'éclatants revers parce que les indications ont été mal interprétées, parce qu'on a laissé sans les réduire des luxations qu'on avait méconnues, ou empêché par ignorance la consolidation de fractures. Ces inconvénients sont difficilement compensés par une audacieuse témérité et une certaine habileté dans la pratique.

« En l'appliquant avec lenteur, avec prudence, dit M. Mullier, et beaucoup de douceur, je guéris presque sans douleurs contrairement aux rebouteurs.— Celles-ci sont si fortes, me disait un officier de mon régiment qui s'était fait masser par l'homme de Thélus, que l'expression me manque pour vous les décrire (2). » Bonnet de son côté raconte qu'un homme traité d'une entorse du genou par une jeune personne qui avait une réputation bien établie de masseuse habile fut guéri en une seule séance ; mais le traitement fut si brutal que le pauvre patient eut jusqu'à trois lipothymies sans que l'opératrice en eût pitié.

» Si la main d'une femme, ajoute Mullier, peut infliger un tel supplice, quel nom donner au martyre que fera endurer à son client un robuste paysan convaincu qu'il ne saurait apporter trop de force dans l'exercice de ses fonctions. » Aujourd'hui encore bon nombre de chirurgiens hésitent à appliquer le massage dans le traitement de l'entorse, nous sommes donc obligé de montrer du même coup les inconvénients que présentent pour le progrès son abandon systématique aux empiriques qui guérissent ou nuisent un peu au hasard. Il n'y a pas deux manières de combattre cette indifférence : il faut prouver par les faits qu'avec le massage on guérit plus vite et mieux l'entorse que par l'immobilisation ou les décrivatifs. J'en ai eu la preuve moi-même : une personne fait un faux pas, il en résulte une entorse tibio-tarsienne ; la douleur est tellement vive qu'elle ne peut marcher ; elle se met

(1) *Klinik. Gelenkrankh.* — (2) Archives méd. belges, t. VIII, 1875, p. 22

au lit, on applique des compresses d'eau blanche, on immobilise la jambe ; il faut des semaines pour qu'elle se hasarde à
faire un pas dans sa chambre ; une autre fois, la même personne se fait une nouvelle entorse de la même jointure et elle
est guérie en vingt-quatre heures par le massage. N'est-ce pas
là un argument ?

Les choses se sont passées exactement de cette façon dans
l'observation suivante :

Obs. I

Entorse simple. — Massage ; marche possible après une séance.

Mme M., 46 ans. Entorse à la suite d'un faux pas ; douleur immédiate
si vive que la malade cesse de pouvoir marcher. Nerveuse, très irritable,
pousse des cris au moment de l'examen : un peu d'épanchement en
avant des malléoles ; pas de fracture, effleurage très léger pendant
un quart d'heure ; pied plus souple, moins douloureux. Peut se lever et
marcher le lendemain sans douleur, repart le soir même pour Saint-
Germain où elle habite (Cette dame aurait eu l'année précédente une
entorse présentant exactement les mêmes accidents que dans le cas
actuel on la traite par le repos et les compresses résolutives. Elle doit
garder six semaines le lit).

On peut dire que les circonstances n'étaient pas identiques,
que la première fois les lésions étaient plus prononcées que la
seconde, que la vivacité de la douleur, l'impuissance fonctionnelle tenaient plutôt à une impressionnabilité exagérée
qu'à autre chose. Il faudrait ou du parti pris ou beaucoup de
bonne volonté pour éliminer un à un tous les faits de même
nature. Dans un cas, une personne a une entorse légère ; la
douleur est un peu vive, les ecchymoses et le gonflement se
développent graduellement ; plusieurs semaines après, les
choses étaient dans le même état et elles y restent jusqu'à ce
qu'on ait institué un traitement par le massage. Dira-t-on encore qu'il s'agissait d'une pure coïncidence et qu'on n'a pas
même hâté une guérison qui était en bonne voie ? Le lecteur
pourra trancher la question lui-même.

Obs. II

Entorse datant de trois semaines. — Tuméfaction et gêne fonctionnelles
persistantes. Guérison en huit jours.

Mlle S., 18 ans. Il y a trois semaines, chute dans un escalier, entorse ;

douleur peu vive mais tuméfaction marquée, et gêne dans la marche, tuméfaction du pied en avant et au-dessous de la malléole interne sur le trajet du tendon du long péronier latéral et des tendons des extenseurs des orteils. Les téguments conservent l'empreinte du doigt. Œdème prononcé des deux côtés du tendon d'Achille, gêne et fatigue pendant la marche. Massage (deux séances par jour) mouvements passifs, et à partir de la-quatrième séance, bandage compressif. Guérison au bout de dix jours.

Nous citons les faits qui vont suivre pour montrer la rapidité de la guérison dans ces deux cas.

Obs. III

M. X., 36 ans. Entorse tibio-tarsienne droite à la suite d'un faux pas ; douleur tellement vive qu'il peut difficilement regagner son domicile, très peu éloigné. Pendant les deux jours qui suivent, garde un repos absolu ; compresses d'eau blanche, tuméfaction périarticulaire et fluctuation manifeste au niveau de la jointure, œdème du pied et sugillations nombreuses sur sa face dorsale, mouvements actifs et passifs très douloureux, séance de massage de dix minutes. Le malade peut marcher sans s'appuyer sur sa canne immédiatement après. Deux séances par jour, guérison après huit séances.

Obs. IV

M. X., 27 ans. Entorse tibio-tarsienne droite en descendant d'un tramway, compresses froides aussitôt après l'accident : pas de résultat. Gonflement prononcé de la face dorsale du pied, peau rouge, chaude et tendue, ecchymoses périmalléolaires. Pas de fracture, pas de torsion ni de rotation du pied, douleur vive au toucher. Ne peut mettre que des pantoufles, massage *(effleurage)* très *douloureux au début,* bien *supporté à la fin* de la séance. L'œdème ayant en partie disparu, un nouvel examen de la région confirme le premier diagnostic, moins de douleur et moins de tension. Après la deuxième séance, la tuméfaction reparaît, nouveau massage ; bandage roulé s'étendant de la pointe du pied au genou. Le lendemain au moment où le malade se levait, la douleur et l'œdème avaient en grande partie disparu. Le malade n'avait pas du reste cessé de marcher durant tout le cours du traitement.

Nous avons donné ces observations comme des exemples et non comme des preuves pour montrer, avant d'aborder le fond de la discussion, que nous avions pu nous convaincre *de visu* dans des cas différents au point de vue de la marche de la maladie, de l'intensité des phénomènes initiaux, de leur mode d'évolution, que le massage pouvait être utile d'une manière générale ; nous ajouterions de nouvelles observations qu'elles ne nous fourniraient pas de nouveaux arguments.

Les opinions des auteurs à ce sujet varient, sans doute, mais elles varient dans des limites assez étroites ; personne ne rejette absolument le massage, seulement les uns s'en défient ou le placent en seconde ligne. Bonnet, qui connaissait les résultats obtenus par Martin, s'en est servi ; mais il n'a pour lui qu'une médiocre estime. « J'ai pratiqué quelquefois, dit-il, le massage d'articulations atteintes d'entorse ; toujours j'en ai obtenu un soulagement, jamais une guérison complète... Il est vrai de dire que je n'ai pas pris l'ensemble des précautions conseillées par M. Magne : et n'ayant fait des frictions que pendant quelques minutes, je ne puis citer mes observations comme propres à juger la méthode (1). »

Cet aveu loyal nous explique parfaitement que le procédé n'ait pas donné entre ses mains tout ce qu'on pouvait en attendre et que dans un autre ouvrage il revienne un peu sur ce jugement à demi favorable (2).

Peut-être eût-il mieux valu qu'il eût surmonté cette défiance instinctive et se fût placé rigoureusement dans les mêmes conditions que l'observateur qu'il cite. Le procédé de Magne n'a rien qui doive effrayer même un praticien timoré : il ressemble à l'un de ceux que nous avons décrits au chapitre du Manuel opératoire.

« On commence par pratiquer sur le membre, en passant sur la jointure, des frictions très légères et dont on augmente graduellement l'intensité. Ces frictions doivent être faites sur tout le pourtour de l'articulation, en insistant néanmoins plus longtemps sur les points les plus douloureux. Le premier temps de l'opération doit durer de quarante-cinq minutes à une heure.

____

(1) *Traité des maladies articulaires*, t. I, p. 236 et suiv. — (2) *Thérapeutique des maladies articulaires*, p. 2.

cette époque, la douleur et le gonflement ont déjà sensiblement diminué ; on fait exécuter à l'articulation quelques légers mouvements, puis on revient aux frictions que l'on porte au point du véritable massage. Au bout de trente à quarante minutes de ces nouvelles pratiques, on fait mouvoir l'articulation dans tous les sens pendant cinq à dix minutes. Cette épreuve n'amène déjà presque aucune douleur.

» Enfin, on termine cette série d'opérations par un massage de quinze à vingt minutes, après quoi l'on prescrit au blessé de marcher. La durée totale de l'opération est d'environ deux heures (1). »

C'est, comme on le voit, l'effleurage combiné aux frictions et aux mouvements actifs et passifs. Mais les séances sont beaucoup plus longues que dans la méthode de Mezger. Cette prolongation ne nous paraît pas de première utilité mais elle n'a rien d'irrationnel. Malgaigne qui s'est occupé du massage et des mouvements passifs à la suite de la réduction de luxations et dans les raideurs articulaires (2) n'en dit pas grand'chose à propos des entorses simples : mais il le proscrit absolument dans les entorses compliquées de fractures, « car il faut toujours avoir présent à l'esprit que l'exercice prématuré du membre, produisant directement la mobilité des fragments prédispose aux fausses articulations, affections beaucoup plus graves que tous les inconvénients du repos prolongé réunis, etc. ».

En Allemagne il y a déjà longtemps que les chirurgiens sont plus affirmatifs à cet égard. Quelques médecins, disait Volkman en 1865, à propos des entorses, emploient une médication empruntée aux empiriques et ayant peut-être pour origine des erreurs de diagnostic dans lesquelles on a confondu les entorses avec de vraies luxations : on l'appelle méthode par frictions. Elle consiste principalement à soumettre aussitôt après l'accident l'articulation à de fortes tractions et à des mouvements passifs énergiques. Les résultats de ce procédé qui n'est

(1) *Gaz. méd.*, 1836, nº 50. — (2) *Leçons d'orthopédie* p. 15.

pas tout à fait à rejeter, sont quelquefois une disparition de la douleur, et une restitution rapide des fonctions du membre : en revanche, on ne peut guère douter qu'il n'exagère parfois l'inflammation consécutive. Très probablement, il s'agissait dans les cas d'éclatants succès de la réduction de tendons ou des cartilages interarticulaires déplacés ; de la libération de plis synoviaux incarcérés ; le chirurgien n'aura recours à de semblables manipulations que s'il a des raisons de supposer qu'il existe des obstacles de cette nature par suite de l'abolition de certains mouvements de l'articulation. Dans d'autres cas, le même moyen peut agir comme anesthésique.

Comme l'a déjà démontré Hueter, ce procédé est bien mieux indiqué à une époque plus tardive, lorsque les accidents inflammatoires ayant disparu, il ne reste plus qu'une rigidité douloureuse. En fait il n'y a pas de meilleur moyen contre elle que des mouvements passifs systématisés, exécutés même s'il en est besoin pendant la narcose chloroformique ; on pourra en même temps soumettre la jointure et son voisinage à des frictions, à un pétrissage systématique (massage). Ces manipulations sont au début extrèmement douloureuses, mais souvent, comme j'ai pu m'en assurer, elles ont une action *magique* et presque *instantanée,* de sorte qu'une articulation de la main ou du pied rigide et immobile devient après deux séances indolente et apte à remplir ses fonctions (1).

Nous serions tenté d'épiloguer sur les dernières lignes et de placer sous le patronage du savant chirurgien de Halle la méthode que nous défendons. Malheureusement ce serait aller contre l'esprit de l'article et placer au premier rang ce qui occupe à peine le second. Volkman se défie, on le voit, de ces méthodes que les médecins empruntent aux gens du monde, et s'il ne proscrit pas les mouvements actifs et passifs, il borne leur application à des circonstances rares pour lui leurs indications sont circonscrites dans des limites rigoureusement précises, le massage à mouvements limités n'est qu'un accessoire et un. adjuvant. Les travaux ultérieurs

(1) *Gelenkkrankheit* in *Pitha und Billroth* Hand. d.... Chir. Bd. II 2ᵗᵉ Abth, p. 619-620.

du même auteur prouvent que notre interprétation est exacte. Dix ans après que parut le volume dont nous avons traduit ces lignes, il publia un compte rendu détaillé de son service de 1873 à 1875, illustré de commentaires et de remarques pratiques pleines d'intérêts. Au chapitre des distorsions il est question des déplacements et des lésions que des mouvements ou des manœuvres bien comprises guérissent plus vite qu'on n'oserait l'espérer, mais on ne dit rien ni des frictions ni des pétrissages.

« Nos 94 observations d'entorse se partagent de la manière suivante : il y en a eu 6 de l'épaule, 14 du coude, 17 du poignet, 17 du genou, 40 du pied. Le traitement fut celui qu'on emploie ordinairement. Dans les cas graves on eut recours aux appareils à immobilisation. A vrai dire les détails manquent sur ces cas, nous n'avons jamais eu connaissance qu'aucun d'eux ait abouti à une arthrite fongueuse ou à une suppuration articulaire.

» Dix seulement ont été suivis avec soin. Leur particularité consistait en ce que peu après l'accident l'articulation était immobilisée dans une situation donnée et qu'elle ne put être ramenée à l'état normal que par certaines manipulations. Il est certain qu'il s'agissait d'interpositions, de déplacements ou d'incarcérations de la synoviale : il est difficile de dire à quel mécanisme les attribuer dans un cas donné (1). »

Une énumération rapide nous apprend de quelle nature ont été ces manipulations libératrices. Ainsi chez une fillette de six ans qui avait été jetée par terre en jouant avec un enfant de son âge, la main était à demi fléchie et en pronation ; tous les mouvements étaient douloureux, un mouvement de supination rapide avec extension énergique et une extension consécutive restituèrent le mouvement et firent disparaître la douleur. Quoiqu'il n'y ait pas eu de massage proprement dit, du moins tel que nous l'avons limité, quoique nous n'ayons nullement l'intention de nous occuper ici du mécanisme de ces déformations primitives sans luxation ni lésions osseuses

---

(1) *Beiträge zur Chirurgie.* Leipzig, 1875, p. 132. — Différents auteurs, particulièrement Berghman et Helleday, Mosengeil, ont parlé à propos de l'entorse du genou de la luxation possible des cartilages semi-lunaires. On peut en avoir raison en modifiant légèrement pour la circonstance les procédés ordinaires du massage.

perceptibles, nous ne saurions nous empêcher de rapprocher ce fait du suivant que nous avons observé nous-même.

Obs. V

Entorse tibio-tarsienne gauche, fracture incomplète des malléoles. — Massage. — Mouvements actifs, précoces. — Guérison rapide.

Mme C..., 43 ans, tombe de sa hauteur, la jambe gauche repliée en dedans ; sensation de brûlure vive ; il lui semble que sa jambe est cassée et que les pieds remuent seuls. Bientôt après, tuméfaction marquée de la région, ne peut s'appuyer sur le pied. Je vois la malade quelques heures après l'accident. Pied dans l'extension ; ne peut être ramené dans sa situation normale, œdème de la jambe et du pied. On trouve en avant entre les deux malléoles une sorte de bourrelet formé par un large épanchement sanguin, qui s'étend jusqu'au-dessous d'elles ; du reste toute la partie inférieure de la jambe porte des traces manifestes de la contusion. Impossible de découvrir ni crépitation ni mobilité anormale, cependant après avoir fait disparaître par le massage la plus grande partie de la tuméfaction, je puis trouver une fracture oblique située à 7 cent. au-dessus de l'extrémité inférieure de la malléole péronière et une seconde fêlure à la base de la malléole interne. La douleur nettement limitée correspondant aux lignes de fractures fut mon principal guide pour le diagnostic. Pendant 10 minutes, effleurage ; la malade qui avait de la fièvre et était fortement excitée fut déjà très soulagée. Je la laissai après avoir placé le pied dans l'élévation, en lui prescrivant de faire autant que la douleur le permettrait des mouvements de flexion et d'extension du pied. Au bout de huit jours, tous les symptômes avaient disparu, je crus pouvoir permettre à la malade de s'appuyer sur son pied et de faire quelques pas en se faisant soutenir par deux personnes. Au lieu d'être préjudiciables, de tels exercices sont très utiles en ce qu'ils favorisent notablement la disparition de tout épanchement ; dans le cas actuel, il restait un peu de raideur inter-malléolaire au point où siégeait auparavant l'épanchement.

Avec des mouvements passifs faits à propos, la malade était au bout d'une quinzaine de jours dans un état assez satisfaisant pour se promener assez longtemps dans la pièce, lorsqu'un accident de nature exclusivement musculaire survenu dans la région du mollet vint retarder la guérison définitive ; nous le rapporterons plus loin avec détails.

Aujourd'hui 20 février 1882, cette malade va très bien ; elle peut faire de longues promenades et porte un bas élastique afin de prévenir l'œdème qui se montre chaque fois qu'elle fait des stations prolongées debout.

L'intérêt de cette observation ne repose pas tout entier dans la gravité de l'entorse et l'étendue de l'épanchement

sanguin, il y avait une complication osseuse, c'est-à-dire une
fracture des deux malléoles ; cette fracture probablement
incomplète n'était indiquée que par une douleur circonscrite
et linéaire, on ne trouvait ni déformation ni mobilité
anormale. Donc, au début, il était absolument impossible d'acquérir aucun renseignement précis sur l'état du squelette de la
région. La tuméfaction était telle, qu'on ne pouvait même pas
délimiter les éminences osseuses ; la douleur si vive, que la
malade poussait des cris à la moindre tentative d'exploration.
L'effleurage nous a servi à la fois d'agent d'anesthésie et de
moyen de diagnostic ; si plus tard nous avons cru devoir insister sur les mouvements, c'est que l'absence d'écartements des
fragments et le peu d'étendue de la fracture ne nous faisaient
concevoir aucune crainte relativement à la consolidation.

M. Duplay, pas plus que Volkman n'ose recommander le
massage dans l'entorse, cependant il se garde de le rejeter
et de regarder comme lettre morte les travaux de ses partisans. « En présence des faits nombreux de guérison rapide
obtenus par son emploi, dit-il, on ne peut s'empêcher de
reconnaître l'utilité de ce moyens de traitement. Cependant il faut savoir qu'il ne convient pas à tous les cas et
qu'il peut déterminer des accidents graves lorsqu'on l'emploie d'une manière aveugle. Nous repoussons le massage
dans l'entorse compliquée, et nous le croyons surtout utile
dans les cas de simple distension des ligaments. Mais même
alors, on doit s'attendre à ne pas toujours réussir, et peut-être
faute d'une assez grande habitude, nous avons vu le massage
échouer complètement entre nos mains (1). »

Nous avons dit, à plusieurs reprises, que notre expérience personnelle était favorable au traitement de l'entorse par le massage, mais nous n'avons pas voulu nous
contenter de cette affirmation et nous avons fait une ex-
cursion dans la littérature classique, pour savoir ce qu'en
pensaient les maîtres de tous les pays, c'est-à-dire ceux
qui ont étudié d'une façon spéciale les maladies des jointures et de leurs annexes : nous le répétons *a posteriori*

____

(1) Loc. cit., p. 167.

cette fois, nous n'avons rencontré nulle part des réprobations absolues. En France on hésite et on temporise : admettons le massage, mais avec précaution sous bénéfice d'inventaire et surtout pas d'engouements ni d'enthousiasmes ; ne lui demandons que ce qu'il peut donner et gardons-nous de l'expérimenter dans les entorses compliquées, car ce serait le malade qui ferait les frais de l'expérience. Voilà ce que disent en d'autres termes et avec plus d'autorité, Bonnet, Malgaigne, Duplay ; Volkman n'est guère plus hardi, il redoute avec les auteurs précédents la foi et l'ignorance des empiriques non médecins, des *Laien,* comme il dit ; en revanche, quand il a fait le massage dans l'entorse, il s'en est bien trouvé : cette constatation vaut un long plaidoyer. Hueter est convaincu, il ne craint rien et n'est pas loin de morigéner avec humeur les médecins qui ne le sont pas eux-mêmes. A qui les faits donnent-ils raison ? Ceux qui ont osé avouer qu'ils avaient emprunté un procédé aux rebouteurs n'eussent pas fait cet aveu s'ils n'avaient pu légitimer leur hardiesse par des statistiques ; s'ils n'avaient pu prouver qu'avec el massage on guérit plus vite et mieux exemples qu'avec un autre moyen. Ils auraient apporté un ou deux en se bornant à les commenter, qu'on leur eût vite opposé la règle de critique historique *testis unus, testis nullus,* qu'on est toujours tenté d'invoquer quand *unus* ne veut pas dire collection.

Les statistiques françaises, les premières par ordre de date, sont toutes favorables. En 1836 Magne n'avait que 4 cas dont un ancien, tous avaient guéri en une seule séance ; Millet de Tours a rapporté 12 cas ; les plus longs n'ont demandé que quatre séances. Dans 6 donnés par Phélippeaux, il fallut de une à quatre séances, un septième plus rebelle ne fut guéri qu'au bout de six semaines, mais les accidents dataient de trois mois : M. Cabasse, un médecin militaire qui a fait du massage pendant plus de vingt ans, ne détaille point ses observations. Elles l'ont seulement amené à la conviction que c'est le moyen le plus efficace qu'on puisse employer contre les entorses.

Elleaume n'a que 4 cas, mais tous ont été guéris après

deux séances. Pendant le siège de Paris, M. Panas traite par le massage 20 entorses du pied et 7 du poignet ; après 4 à 7 jours les accidents disparaissent (1).

Les statistiques de l'étranger ne sont pas moins favorables ; comme celles que nous venons de voir, elles ont été faites par des spécialistes, des médecins d'hôpital, des chirurgiens militaires qui avaient surtout pour objectif de mettre le plus vite possible leurs hommes en état de faire le service.

En Belgique, Mullier a relevé les entorses traitées par le massage pendant es années 1873-74. « Quelques-unes étaient graves, compliquées d'épanchements considérables, d'autres de moyenne intensité, enfin le reste n'était que des entorses légères. Il y a eu 37 malades dont le traitement a été de 344 jours ; ce qui donne une moyenne de 9 jours ; le plus long séjour à l'hôpital a été de *vingt-quatre jours*. « Je n'ai pu constater, ajoute l'auteur, ni récidive ni revers et beaucoup de mes malades ont été guéris après deux ou trois frictions bien faites. » Il compare ensuite ces résultats à ceux qu'a donnés dans le même hôpital en 1871-72 la méthode amovo-inamovible, résultats enregistrés par un de ses collègues, le Dr Fontaine. Il y a eu 42 hommes atteints d'entorses à divers degrés dont le traitement comprend une durée de 1097 jours, soit 25 jours, en moyenne, quinze jours de plus qu'avec le massage pour chaque cas. Le plus long séjour à l'hôpital avec la méthode amovo-inamovible a été de *soixante et un jours*.

« Pendant les mois de novembre et de décembre 1876, dit le Dr Korn, aide-major au 1er régiment d'artillerie de Saxe, j'ai eu l'occasion de réunir un certain nombre d'observations de traumatismes survenus pendant les exercices de voltige auxquels on attache une grande importance dans les batteries d'artillerie montées. Les 62 conscrits, arrivés au corps le 8 novembre, faisaient les exercices une heure par jour, et les 64 autres 3 heures. J'ai eu en traitement 5 hommes pour des entorses du poignet, 2 pour des entorses du genou, 1 pour une entorse tibio-tarsienne et 3 pour des entorses des doigts.

____

(1) *Gaz. hebdom.*, 1871.

» On connaît la fréquence de pareils accidents chez les soldats et leur longue durée; comme les exercices corporels sont jugés nécessaires et qu'on les dispense, les médecins militaires doivent apporter toute leur attention à les guérir le plus vite possible de telle sorte qu'une longue suspension de service ne nuise pas à leur instruction militaire et que des complications à marche lente ne les obligent pas à suivre un traitement ultérieur prolongé ou à rester à la charge de l'État comme Invalides (1). »

Et après avoir fait rapidement l'histoire du massage et rapporté ce que pensent à ce sujet d'autres médecins militaires autrichiens ou allemands comme MM. Podrazki et Gassner, l'auteur énumère un certain nombre de cas dans lesquels il l'a fait lui-même.

« J'espère, dit-il en terminant, que les succès obtenus dans les cas de contusions et d'entorses démontrent l'utilité de ce moyen qui paraît spécialement avantageux pour les médecins militaires. »

En Danemark, Johnsen a rapporté au début de sa statistique 7 observations d'entorses guéries dans un intervalle de 1 à 22 jours; une guérie après 19 jours de traitement, avait une gravité sérieuse : celle qui réclama 22 jours datait de un mois ; enfin 2 autres furent seulement améliorées ; l'une siégeait sur une articulation temporo-maxillaire, elle s'était faite pendant un mouvement énergique pour broyer une croûte de pain et datait de quatre mois. L'autre était une entorse tibio-tarsienne de 6 semaines ; le malade dut interrompre le traitement à cause d'un voyage (2).

Ces statistiques prouvent toutes sans exception que le massage donne d'excellents résultats dans l'entorse. Malheureusement, à part Mullier, aucun auteur n'en a donné de contradictoires ; de plus il n'est guère question dans les traités classiques de sa durée moyenne.

« Dans la plupart des cas, dit Volkman, les symptômes inflammatoires disparaissent peu à peu chez les personnes de

<hr>

(1) Deutsche Zeitschr für prakt. Médecin 1877, n° 26. — (2) Hospitals-Tidende, 13 février 1878, p. 98.

bonne constitution et soumises à un traitement bien compris ;
au bout de quelques jours ou de quelques semaines, il ne
reste plus rien et le malade recouvre l'usage complet de son
membre. »

Duplay n'est pas plus précis. « Les mouvements d'abord
un peu douloureux et difficiles se rétablissent petit à petit ;
enfin au bout de deux ou trois semaines, les malades
peuvent se servir librement du membre qui avait été blessé. »
Il est difficile avec de pareilles données d'établir une comparaison ; quand nous apportons des cas de guérison après
une ou deux séances, on peut les faire rentrer dans ce laps
de temps élastique désigné par quelques jours ou quelques
semaines.

Les statistiques pures et simples dans lesquelles les faits
enregistrés sans commentaires et sans but déterminé à l'a-
vance sont rares ; nous n'avons guère en France que celle de
M. Péan (1), publiée à la suite de ses *Leçons de clinique
chirurgicale*.

Les observations d'entorses rapportées dans cet ouvrage
sont au nombre de 21 ainsi réparties d'après leur siège :

```
Poignet  . . . . . . . . . . . . . . . . . . . . . . . . . . . . . . .    1
Genou  . . . . . . . . . . . . . . . . . . . . . . . . . . . . . . .      1
Colonne vertébrale (région du cou) . . . . . . . . . . . . . .    2
Articulation tibio-tarsienne . . . . . . . . . . . . . . . . . .   17
```

Le traitement fut dans tous ces cas fondé sur le même
principe : l'immobilisation. On fit garder rigoureusement
le lit au malade aussitôt après son entrée à l'hôpital.
Lorsque la chose paraissait nécessaire on plaçait le membre
dans une gouttière, on appliquait des compresses résolutives
et si plus tard les accidents persistaient, on mettait un appareil silicaté.

Retranchons de la statistique les deux cas d'entorses vertébrales dont l'un avait été suivi de perte de connaissance

(1) *Leçons de clinique chirurgicale* professées à l'hôpital Saint-Louis. Paris,
Germer-Baillière, t. 1, 2 et 3.

et d'épistaxis. Nous trouvons que la durée, minimum du séjour à l'hôpital a été de 3 jours (dans un seul cas), la durée maximum de 42 jours. Il a fallu en tout, pour 19 malades, 241 jours de traitement, ce qui fait un peu plus de 12 jours par individu. Notons que, dans tous ces cas, il ne s'agit que d'entorses proprement dites, sans fractures ni luxations concomitantes. Les malades sont entrés aussitôt après l'accident ; une fois seulement, celui-ci remontait à quatre jours. Dans les deux cas les plus graves, qui réclamèrent 28 jours et 42 jours de traitement, tout n'était pas fini à la sortie et après l'enlèvement de l'appareil silicaté, un d'eux gardait de l'œdème péri-malléolaire ; un autre, une raideur articulaire entravant notablement les mouvements de la jointure.

Dans tous ces cas le traitement par immobilisation a été rigoureusement appliqué et poursuivi autant que la chose semblait nécessaire ; les résultats laissent donc à désirer puisqu'ils nous donnent pour l'entorse simple traitée de bonne heure une durée moyenne de 12 jours.

Nous sommes loin des guérisons après une ou deux séances ; de plus pendant tout le temps qu'a été appliqué l'appareil silicaté, les malades ont dû marcher avec des béquilles. Dans les cas que nous avons traités, ils ont regagné leur domicile à pied, en s'appuyant simplement sur une canne ; dans la plupart de ceux de Mezger, c'est la même chose. Nous verrons, lorsque nous discuterons la valeur de l'immobilisation dans les maladies articulaires, que cette marche prolongée avec des béquilles n'est pas toujours sans inconvénients.

Il y a quelques jours à peine, M. Vulpian discutait devant l'Académie de médecine un cas de paralysie du plexus brachial dû à la compression par des béquilles. De tels faits ne sont pas rares, et nous le répétons, il faut absolument en tenir compte ; il est déplorable à tout point de vue qu'une lésion traumatique du cou-de-pied ait par l'intermédiaire du traitement son retentissement du côté du membre supérieur et y laisse une infirmité permanente.

On pourrait nous objecter que la rapidité portée par nous

à l'actif du massage est une rapidité relative : que si certaines
entorses ont guéri en quelques séances, d'autres ont réclamé
un traitement de plusieurs mois ; que nous rentrons avec
celles-ci dans les conditions de l'immobilisation. Sans doute
il a fallu parfois longtemps pour atteindre le but, mais ce que
l'on ne dit pas, c'est que quand les malades avaient été massés
peu de temps après l'accident, ils présentaient déjà des symptômes d'une gravité exceptionnelle; c'est qu'on avait affaire à
des entorses sortant absolument de la règle générale et qu'on
range parmi le petit nombre des éventualités rares ; un écri-
vain que nous avons eu souvent encore l'occasion de citer,
M. Berghman, l'un des défenseurs les plus convaincus de
la méthode de Mezger, a rapporté une observation d'entorse
dans laquelle il fallut *cinquante-deux séances* pour arriver à
la guérison (1). Mais il faut voir de quelle nature était le
cas !

Obs. VI (Berghman)

*Entorse tibio-tarsienne.— Guérison par le massage. — Nouvelle entorse
peu de temps après.— Épanchement sanguin articulaire considérable.
— Massage. — Guérison.*

Un homme de 42 ans a le pied droit violemment tourné au mois de
janvier 1874, 6 semaines plus tard il vient trouver Berghman pour des
douleurs et de la roideur articulaire persistante. Il fut rétabli au bout
de 25 séances. Le 4 avril suivant, il a le pied pris sous un cheval ; ce
pied est si violemment tourné qu'il déclare qu'il l'a cru pendant un
certain temps arraché de la jambe. Au bout de 2 heures, l'auteur voit
ce malade, il n'a ni fracture, ni luxation, bien que l'intervalle écoulé
soit très court, il y a déjà un œdème colossal, pied ecchymosé, très tuméfié ; et l'articulation présente un épanchement considérable, sanguin probablement. Les douleurs étaient violentes et le malade qui connaissait la manière de faire de Berghman, refusait avec effroi de s'appuyer sur ce pied. Il ne put même marcher après la première séance
parce que la souffrance était aussi vive qu'auparavant. Elle diminua
un peu après la deuxième. Au bout de 3 jours (six séances) il pouvait
monter l'escalier. Après 52 séances, il ne restait plus qu'un peu de faiblesse qui a disparu plus tard.

(1) Nord. méd. Arriv., 1875, Bd. VII, nº 13, p. 16.

« Dans ce cas que j'ai suivi avec le Dr Holmström, ajoute l'auteur nous avons eu affaire à la plus formidable entorse que j'aie jamais rencontrée. »

Jusqu'ici nous avons eu en vue l'articulation tibiotarsienne, parce que c'est elle surtout que les entorses intéressent. Il va sans dire que partout où il y a des tendons, des ligaments et des muscles, ces organes peuvent être tiraillés, détachés violemment de leurs insertions ; que ces lésions peuvent s'accompagner d'épanchements sanguins immédiats plus ou moins étendus et plus ou moins graves ; que des accidents ultérieurs peuvent exister au poignet comme au coude, au genou comme à l'épaule ; que dans tous ces cas le massage agira aussi vite et aussi bien qu'au cou-de-pied ; qu'il hâtera la résorption des épanchements formés, et préviendra des lésions ultérieures. Nous n'insisterons pas sur chacun de ces points, nous nous bornerons pour les mettre en évidence à donner deux exemples d'entorses rares dans lesquelles le massage a été suivi en très peu de temps de résultats satisfaisants.

Obs. VII

Entorse de l'épaule (de Gruijter) (1).

Un homme en tombant d'une échelle se retient avec la main droite, de sorte que le deltoïde et les ligaments de l'articulation de l'épaule sont violemment tiraillés.

Douleur limitée au niveau de l'insertion du deltoïde, gonflement au même niveau. Le massage est pratiqué de la manière suivante : Le malade est assis dans un fauteuil très bas, sa main droite tient solidement un des bras. Le masseur se place de telle sorte qu'il puisse manipuler l'épaule de haut en bas avec la main droite. Ensuite, on pose cette main sur la partie malade de telle sorte que le pouce puisse masser longitudinalement et suivant une ligne courbe toute l'épaule jusqu'à l'insertion du deltoïde, tandis que la main gauche fixe le tronc : Après deux frictions, le gonflement diminue, mais il reste toujours de la douleur pendant le massage et les mouvements, de sorte que l'élévation du bras est difficile.

Dans la troisième séance, on a soin d'exercer une pression plus énergique

____

(1) *Frictie en Massage.* Deventer, 1874, in-8°, 49 pp.

avec le pouce surtout au niveau de l'insertion du deltoïde, mouvements passifs puis actifs.

Guérison complète après la quatrième séance.

Le même auteur cite une entorse du coude guérie après huit séances.

Obs. VIII

Entorse du genou (de Gruijter).

Un homme tombe le 18 novembre 1870 sur le genou droit et se donne une entorse de l'articulation correspondante. On le traite d'abord par des applications de glace ; disparition de la chaleur locale ; pour faire cesser la tuméfaction et la douleur, on prescrit des frictions à l'onguent mercuriel ; pas d'amélioration.

Massage, friction de vingt minutes, la douleur diminue ; la diminution du gonflement n'est pas encore sensible à la mensuration, mais les bords de la rotule sont plus visibles.

Après la troisième friction, plus de douleur, on commence les mouvements passifs qui en déterminent une violente ; de crainte de provoquer des accidents inflammatoires, on n'ose prescrire les mouvements actifs. Après la quatrième séance il ne restait plus trace de la douleur, de la chaleur, ni de la tuméfaction. On fait avec précaution des mouvements passifs et on prescrit des mouvements actifs. Le malade devra marcher et se soutenir alternativement sur une jambe et sur l'autre. Il en est empêché par de la raideur et de la douleur. Après la quatrième séance on peut, en déterminant toutefois de la douleur, fléchir le genou à angle obtus.

On recommande au malade de marcher et de se reposer seulement quand la douleur sera trop vive. Guérison complète après la dixième séance.

Nous terminerons ce chapitre par un dernier fait dont l'observation a été communiquée par M. Berghman à la séance du 4 mars 1879 de la Société de médecine de Stockholm(1) ; nous pourrions tout aussi bien le ranger parmi les affections musculaires, ou dans les reliquats inflammatoires contre lesquels le massage est indiqué. Il y avait un peu de tout cela dans le cas actuel : lésion incertaine de l'os des îles que Berghman et Rossander ont considérée comme une fissure de la cavité coty-

____

(1) Hygiea, n° 4 april 1879. Sv. Lä karesällsk. Förhandl., p. 37.

loïde, mais à laquelle Santesson suppose un autre siège ; distension et tiraillement des ligaments, contusion et infiltration des muscles, finalement impossibilité de la station sur le membre intéressé et par suite de la marche ; nous préférons donner dès maintenant cette observation pour montrer que même dans les entorses compliquées des jointures profondes et importantes, le massage fait avec persévérance et aidé d'une gymnastique bien comprise peut avoir raison d'accidents graves et de date ancienne.

Obs. IX (*Berghman*)

Contusion et entorse de la hanche datant de neuf mois. — Fissure de la cavité cotyloïde du côté droit. — Impossibilité de la station et des mouvements. — Massage. — Guérison en trois mois.

Le capitaine F. Procopé, du bataillon finlandais des tirailleurs de la garde russe, se trouvait le 31 octobre 1877, pendant la guerre russo-turque aux avant-postes de Dolny-Dirbnik. Le malade rapporte qu'un obus, ayant tombé tout près de lui, par suite de la pression et de l'agitation de l'air, il perdit l'équilibre et tomba d'assez haut. Dans cette chute, la hanche droite fut violemment frappée ; il ne put ni marcher ni même se relever. Après de nombreuses vicissitudes, il fut ramené à Helsingfors. A ce moment, il lui était tout à fait impossible de se servir du membre blessé. Il ne paraît pas qu'on ait fait un diagnostic à propos de la lésion, du moins le malade ne peut rien dire à ce sujet. Le traitement consista dans le repos et les bandes appropriées placées autour de la hanche. Au commencement de mars 1878, c'est-à-dire quatre mois après l'accident, il commença pour la première fois à quitter le lit et à marcher avec des béquilles. Cinq mois plus tard, à la fin de juillet, il ne pouvait pas même se servir de sa jambe. C'est le 31 de ce mois qu'il fit un voyage à Stockholm et vint voir l'auteur, ne sachant s'il devait aller à Toplitz, ou quel autre traitement il devait suivre. Dans un examen fait ce jour-là, on constate ce qui suit :

Ne peut marcher qu'avec une canne et en appuyant ses deux mains sur elle, de sorte que tout le poids de son corps porte sur les bras lorsqu'il soulève sa jambe saine. Quand on lui retire sa canne, il ne peut faire un seul pas parce que la jambe est absolument impuissante à soutenir le poids du corps pendant le court intervalle où l'autre doit quitter le sol. Les tentatives pour s'appuyer de ce côté sont suivies de vives douleurs dans la région de la hanche ; il n'y a ni raccourcissement ni position vicieuse de la jambe droite. Les mouvements passifs de la hanche ne sont pas limités, sauf dans les fortes abductions. Dans la flexion de la jambe avec abduction et rotation en dehors, on remarque que la tête du fémur passe sur une place inégale et rugueuse au fond de la cavité cotyloïde et on perçoit un frottement intense par l'ouïe et le toucher. La plus grande partie de la région fessière, surtout au niveau du moyen fessier et du tenseur du fascia lata ; le voisinage du trochanter sont le siège d'une infiltration diffuse, de sorte que le tissu musculaire et le tissu cellulaire sous-cutané présentent une sensation de résistance manifeste, des inégalités en même temps que de fortes douleurs à la pression. On trouve une infiltration de même nature à la partie antérieure de la cuisse, infiltration comprenant la région de l'aîne ; par la palpation, on peut suivre cette résistance en dessus du ligament de Poupart et dans l'intérieur du bassin, en arrière du pubis, sans qu'il soit possible d'arriver à ses limites postérieures et profondes. Les mouvements actifs de la hanche peuvent tous être exécutés mais ils sont plus ou moins douloureux et la puissance des muscles est affaiblie. La flexion est très douloureuse pendant ce mouvement, lesdouleurs sont intra-pelviennes et siègent au niveau du muscle iliaque.

L'infiltration des tissus de la région de la hanche, la résistance que l'on trouve à la pression dans le bassin quand on fait contracter le psoas, la douleur qui accompagne ce frottement et les inégalités de la cavité cotyloïde, qui ne pouvaient guère venir que d'un cal, conduisirent l'auteur à porter le diagnostic de fracture de la cavité cotyloïde, suivie peut-être d'un peu de coxalgie secondaire. Rien cependant n'autorisait à le supposer ; il est d'ailleurs possible qu'une coxalgie guérisse sans que les mouvements articulaires soient notablement altérés.

Le traitement a consisté en un massage aussi énergique que possible des parties infiltrées ; en mouvements passifs des muscles affaiblis et en essais systématisés de marche. Après sept mois on est arrivé à ce que le malade puisse se mouvoir sans aucun appui avec presque autant de facilité qu'à l'état normal. Il peut marcher sans peine ; c'est seulement quand il presse le pas et va très vite, qu'il remarque une certaine difficulté dans la marche ; pendant les dernières semaines, il a fait plusieurs courses à pied ; une fois même il a pu danser.

Nous avons insisté longuement sur cette partie de notre sujet, plus longuement peut-être que semble le comporter l'importance pathologique des entorses ; n'oublions pas la triste révélation que renfermait le mémoire présenté par Baudens à l'Académie des sciences ; n'oublions pas que Malgaigne, Volkman, Hüter, Duplay, ont tous insisté sur les inconvénients que peuvent avoir à longue distance de par ils accidents négligés ou traités à contre-temps.

D'un autre côté, c'est à propos de l'entorse qu'on a parlé d'abord du massage ; les travaux des premiers observateurs français, la thèse de Mezger, le premier mémoire venant de l'école d'Amsterdam sur ce sujet, s'y rapportent. On aurait le droit de nous dire si nous l'avions volontairement négligée ou touchée à la légère que le massage n'a pas tenu ses promesses et qu'on l'a abandonné dans les cas pour lesquels il avait été recommandé chaudement d'abord.

Nous espérons avoir convaincu nos lecteurs que dans la plupart des entorses, c'est la médication la plus sûre, la plus simple, la plus certaine dans ses effets ; que même dans des conditions défavorables, c'est-à-dire lorsque nous ne voyons le malade que longtemps après l'accident, lorsqu'il y a des désordres anatomiques et des troubles fonctionnels, on peut encore, avec de la persévérance, en avoir sûrement raison.

§ II.— LA THÉRAPEUTIQUE ACTUELLE DES PHLEGMASIES AIGUES DES JOINTURES
IMMOBILISATION ET MOBILITÉ

Nous aurions pu nous dispenser de faire un paragraphe à ce propos et traiter avec les accidents traumatiques déjà étudiés les arthrites et les épanchements sanguins articulaires ; nous préférons suivre une autre marche, d'autant mieux que la thérapeutique générale des maladies des jointures est si peu fixée qu'il n'est pas superflu de répéter à propos de chacune d'elles les principes qui nous ont conduit à l'application du traitement mécanique dans des cas regardés par la génération médicale précédente comme des contre-indications absolues.

La pathologie n'est guère plus certaine. Où commencent les inflammations articulaires primitives ? Dans l'une ou l'autre des parties constitutives de la jointure répondait-on ; c'est-à-dire, par les os, les cartilages, leur enveloppe séreuse. Presque personne ne parle plus de la sorte ; l'arthrite, essentielle ou traumatique, dit-on, commence le plus souvent par · la séreuse ; et bien souvent aussi elle y reste limitée, c'est pour cela que Hüter ne s'occupe guère au début que d'elle. Dans les ouvrages allemands, il est question de synovites quand on parle en France d'arthrites, d'hydarthroses ou même de tumeurs blanches.

« La capsule fibreuse articulaire, dit Volkman, est un prolongement du périoste en forme de pont à la surface des os ; elle est revêtue à sa face interne par la synoviale. Bien que, depuis un temps immémorial, on considère cette membrane comme une séreuse, il ne faut pas oublier que sous plus d'un rapport elle diffère des autres séreuses telles que

la plèvre et le péritoine... » Et après avoir énuméré les différences qu'il vient d'indiquer, l'auteur ajoute : « Par leur
structure, les synoviales occupent une place intermédiaire
entre les muqueuses et les séreuses, de sorte que nous ne
devons pas nous étonner d'y rencontrer des altérations pathologiques différentes de celles que présentent ordinairement les premières. Tel est le cas dans l'arthroméningite. »

Cette arthroméningite de Volkmann n'est pas autre chose
que la synovite de Hüter, que l'arthrite des auteurs français ; c'est ce dernier terme que nous adopterons aussi
bien pour les variétés aiguës que pour les formes chroniques.

Tout en rejetant les autres nomenclatures, nous n'hésitons
pas à admettre que la plupart des phlegmasies articulaires
partent de la synoviale. C'est précisément pour cela que
le massage réussit en pareil cas. Quel avantage aurait-il
dans une ostéite diffuse et profonde? C'est, nous l'avons dit
et répété, un agent modificateur de l'absorption ; pour qu'il
remplisse complètement son rôle, qu'il crée des vides artificiels, qu'il produise des déplétions et agisse sur le mouvement nutritif, il faut de toute nécessité qu'il rencontre des
tissus mous et non des surfaces rigides. Il ne peut venir
à l'idée de personne que la malaxation même énergique des
cylindres osseux puisse modifier le courant sanguin dans les
canaux de Havers ou activer les échanges organiques dans les
ostéoblastes.

. Toutes les fois donc que nous parlerons d'arthrite
sans rien ajouter, il faut entendre une phlegmasie de la
séreuse.

Nous avons dit que ce paragraphe était le complément et
jusqu'à un certain point l'explication du précédent : en effet,
si nous avons obtenu des résultats aussi satisfaisants et aussi
rapides contre les entorses, c'est que nous avons prévenu
les accidents inflammatoires en déterminant la résorption du
sang ou des liquides épanchés, le massage a eu des effets
anesthésiques et antiphlogistiques. Le traumatisme d'une

jointure ou de son voisinage ne produit pas nécessairement des tiraillements ou des arrachements ; la capsule fibreuse, les tendons musculaires peuvent rester intacts quand la jointure est touchée.

« Un choc assez fort produit parfois une plaie de la synoviale sans que les tissus qui l'entourent soient lésés. Cette particularité tient à des différences d'élasticité de la peau et des téguments. Bien que nous n'ayons pas de recherches précises sur l'élasticité des synoviales, on ne se trompera certainement pas en admettant que celle de la peau est plus grande. Il résulte de là que les violences externes qui compriment la première contre une couche sous-jacente molle, compriment la synoviale sur la substance osseuse qui est dure. Si par exemple en montant un escalier on frappe le genou contre le rebord d'une marche, il peut se faire qu'un fragment de la séreuse et quelques-uns de ses vaisseaux soient déchirés sans qu'il y ait la moindre trace extérieure de contusion. La suite habituelle d'une semblable circonstance, c'est qu'il se fait un épanchement sanguin intra-capsulaire d'une abondance surprenante quand on songe au petit volume des vaisseaux déchirés. L'hémorragie ne saurait être arrêtée par un mécanisme analogue à celui que l'on peut rencontrer dans d'autres contusions. Le sang en s'infiltrant dans les mailles du tissu conjonctif produit une compression des vaisseaux et en obture l'orifice. Ceux de la synoviale se trouvent dans l'épaisseur de sa tunique intime et le sang peut sourdre longtemps dans sa cavité avant qu'une pression se produise parce qu'elle est remplie. Aussi voit-on souvent, quelque temps après une contusion articulaire, la cavité distendue par une masse de sang molle et fluctuante. On a très vite ensuite une hypersécrétion séreuse produite soit par la synovite qui se développe lorsque les éléments phlogogènes du sang agissent sur les tissus ambiants ; soit par de simples troubles non inflammatoires dans la sécrétion et la résorption de la synovie, troubles produits peut-être par une obstruction de l'appareil absorbant de la jointure. On peut aussi s'assurer que les caillots fibrineux formés par la substance fibrino-plastique des globules du sang, que l'on trouve dans la synovie, ont une certaine importance relativement à la formation de cet épanchement. Au bout d'un temps variant de 24 à 48 heures, on n'a plus de sang, mais par suite de la permanence de la fluctuation on peut déduire que l'articulation est toujours remplie d'un mélange de sérosité et de caillots.

» *La synovite séreuse est le plus souvent produite par la contusion articulaire et l'épanchement du sang dans la cavité de la synoviale (1).* »

Nous ne retiendrons de cette citation que l'importance accordée par l'auteur à l'hématrose. Le sang agit comme irritant ; il détermine une hypersécrétion de la synovie ou il entrave la résorption normale de celle qui est formée. Nous avons vu quelque chose d'analogue à la suite des entorses ; d'accord avec Phélippeaux et la plupart de ceux qui ont écrit sur ce sujet, nous en avons tiré une indication relative à l'emploi du massage : servons-nous-en, disions-nous, pour diviser la masse sanguine, en favoriser la résorption et prévenir de la sorte les accidents inflammatoires ; dans le cas actuel les indications sont exactement les mêmes.

On s'explique difficilement pourquoi l'emploi de frictions est resté limité à l'entorse ; pourquoi personne jusqu'à ces dernières années n'avait songé à l'étendre aux phlegmasies aiguës de la synoviale qui, comme le fait observer Hüter, sont presque toujours traumatiques ; c'est qu'il y a eu longtemps sur ce sujet une idée dominante.

En France comme en Allemagne, on admettait la nécessité absolue de l'immobilisation dans les phlegmasies articulaires aiguës. « C'est surtout en *immobilisant*, en couvrant de topiques froids qu'on réussit à arrêter l'inflammation, dit M. Duplay (2). »

D'après Volkmann, il faut s'occuper avant tout, pour le traitement des arthrites aiguës, de fixer la jointure malade, et de placer convenablement le membre (3). Hueter emploie un

____

(1) Hueter, *loc. cit.,* p. 103. — (2) *Loc. cit.,* t. III, p. 9. — (3) *Loc. cit.,* p. 506.

paragraphe entier pour démontrer l'utilité de cette pratique : « Le repos est la condition première et essentielle du traitement antiphlogistique dans les organes soumis aux mouvements.

» Il serait superflu d'insister davantage. Ce dogme thérapeutique — car c'en est un — est établi depuis longtemps, et, si cela était nécessaire, de nouvelles observations viendraient l'étayer de plus en plus. »

On immobilisait donc sans scrupules dans les phlegmasies confirmées pour prévenir la transformation purulente de l'exsudat; à la suite de contusions et des luxations, le repos et la fixation étaient les moyens prophylactiques indispensables. Persuadé que la méthode n'avait pas le moindre inconvénient, les chirurgiens l'employèrent avec tant d'enthousiasme que beaucoup de jointures traitées de la sorte furent immobilisées pour toujours; c'était un résultat inattendu et décevant. Malgaigne, si défiant à l'égard de toutes les nouveautés, si timoré lorsqu'il s'agit d'une intervention un peu active, est obligé de reconnaître les inconvénients du repos trop prolongé et de prendre des mesures en conséquence.

. « Je suis arrivé aujourd'hui à imprimer de légers mouvements du quatrième au cinquième jour du traitement, car la pratique m'a démontré combien la roideur s'établit faiblement; mais j'arrive au rétablissement graduel des mouvements avec d'autant plus de ménagements que la luxation est plus ancienne (1). »

Estradère, après avoir cité ce passage, pousse les choses plus loin. Peu s'en faut qu'il n'arrive au massage précoce « Doit-on se contenter de faire exécuter des mouvements à l'articulation? Je crois que l'opinion d'Hippocrates et après lui de Celse et de Paul d'Égines est préférable, car ils prescrivent le massage. En effet, ce n'est pas seulement l'articulation qui a besoin de reprendre son jeu, mais bien tout le membre, afin de reprendre ses fonctions et d'éviter les lésions en-

_____

(1) *Orthopédie*, p. 13.

gendrées par le manque d'exercice des fonctions physiologiques (1). »

Malgré cela, la doctrine de l'immobilisation n'a guère perdu de terrain ; si l'on parle de mouvements actifs et passifs, c'est toujours à propos des désordres déjà établis qu'il s'agit de faire disparaître ; ceux qui songent à les prévenir ne supposent pas un instant qu'il soit utile ou nécessaire pour cela de commencer pendant la période aiguë.

Au mois de décembre 1879, une discussion intéressante eut lieu à la chirurgie de Paris, sur la thérapeutique des affections des jointures. Le professeur Léon Lefort, qui traita la question avec une grande autorité, eut soin d'établir qu'il ne fallait jamais songer aux mouvements tant qu'il existait des accidents inflammatoires ; il allait même plus loin et prescrivait l'immobilisation absolue dans l'arthrite fongueuse.

M. Armand Desprès, s'appuyant sur l'autorité de Boyer, voulait bien ajouter la compression à la fixation ; mais pas plus que son collègue il n'admettait les mouvements d'aucune sorte tant qu'il existait de la douleur.

Dans un mémoire sur le massage, lu quelques années auparavant à la Société de médecine de Helsingfors, le professeur Estlander avait également déclaré que les frictions ne sont pas indiquées pendant le stade inflammatoire des arthropaties (2).

On peut donc dire, d'une façon générale, que Hüter a parfaitement raison en appelant dogme la doctrine de l'immobilisation thérapeutique dans les maladies des jointures ; que jusqu'aujourd'hui, il y a eu fort peu de dissidents sur ce point.

En présence d'une théorie aussi arrêtée, il fallait un certain courage pour se poser franchement en réformateur et en hérésiarque ; pour manipuler un genou et un coude quelques heures après un traumatisme, lorsque les accidents inflammatoires étaient en pleine activité ; pour ordonner de marcher

_____

(1) *Loc. cit.*, p. 152. — (2) *Dit terapeutiska värdet af gnideningar saadana anvandas in vaar folkmedicin.* Finska-Läkaresällsk.-Handl. 1872, n° p. 23.

à des personnes qui pouvaient à peine le faire, surtout lorsque
leurs médecins eux-mêmes étaient disposés à regarder cette
pratique comme illogique et téméraire et à en attendre d'irréparables malheurs ; c'est ce que Mezger a fait. N'eût-il fait
que cela, nous devrions le considérer comme un révolution-
naire et lui accorder la première place parmi ceux qui ont
écrit sur le massage.

Il fallait que sa conviction fût bien profonde, que les faits
fussent bien démonstratifs, car presque tous ses élèves ont
reproduit sa doctrine sans faux-fuyants, sans ces atténuations
timides auxquelles on a recours quand on hasarde une opinion
insolite.

« Parmi les affections articulaires dont nous avons parlé,
disent MM. Berghman et Helleday, les synovites aiguës sauf
celles de la hanche, sont tout à fait appropriées pour le massage. Nous avons eu l'occasion de les suivre et de les traiter
nous-mêmes aux articulations du pied ; elles dataient de quelques heures ou de quelques jours ; dans toutes il y avait un
gonflement notable et de violentes douleurs lors des tentatives
faites pour marcher. Après huit séances, en moyenne, la tuméfaction et la douleur disparurent et les malades purent faire
usage de leur membre. Il n'y eut pas de récidive au moins
pendant toute la durée du séjour qu'ils ont fait chez Mezger.

Dans un cas de synovite aiguë traumatique avec distension
de la capsule par un épanchement, il y eut un tel changement
après trois séances que l'on ne pouvait plus découvrir la moindre fluctuation ; la marche, auparavant très douloureuse, ne
l'est plus ; la malade, qui est domestique, peut continuer son
travail (1). »

Cette audace et ses heureux effets surprenaient vivement
tous les praticiens qui visitaient pour la première fois le dis-
pensaire d'Amsterdam.

« J'ai été témoin de faits qui montrent l'influence énorme
du massage sur la résorption, disait le docteur F. Witt, à l'as-
semblée générale des médecins du Schleswig-Holstein, tenue

____

(1) *Loc. cit.*, p. 16.

le 12 août 1874 à Flensburg, et vous pouvez vous-mêmes, messieurs, vous en assurer tous les jours en traitant par le massage les contusions avec épanchement sanguin ; on croirait à peine avec quelle rapidité les ecchymoses sous-cutanées disparaissent par ce procédé.

» Dans les maladies des jointures, on emploie en même temps que le massage les mouvements articulaires, mais ce qu'il faut avant tout, c'est n'avoir aucune indécision. Je ne saurais nier qu'au début j'ai souvent éprouvé une vive inquiétude ; j'ai vu le docteur Mezger qui est solidement bâti et très vigoureux déployer une véritable force dans le traitement des contractures articulaires chez des petits garçons ou des petites filles grêles et débiles (1) ».

M. Berghman ne s'est pas contenté de la mention sommaire renfermée dans le compte rendu qu'il a publié en collaboration avec Helleday ; il a fait précéder sa statistique personnelle d'un exposé de principes représentant probablement l'expression la plus exacte et la plus complète qui existe de la doctrine de Mezger.

« Quelles armes, se demande-t-il, possède aujourd'hui la thérapeutique pour conjurer ou combattre les périls qui peuvent menacer les articulations blessées ! Le traitement a pour but de faire disparaître les symptômes inflammatoires et nous savons comment on s'y prend : on emploie d'abord les antiphlogistiques contre la stase sanguine, l'œdème et la douleur ; c'est rationnel. Nous nous servons encore de la réfrigération par la glace ; plus tard, des compresses mouillées, des saignées locales, des dérivatifs et des résolutifs, comme les badigeonnages à la teinture d'iode ou à l'onguent napolitain. Quand tous les topiques ont échoué, nous avons le *repos,* et pour peu que la lésion soit grave, *l'immobilisation* de la jointure, c'est une condition *sine quâ non ;* c'est le terrain sur lequel nous devons combattre si nous voulons aboutir au succès final.

» Les résultats obtenus dans de pareilles conditions ne sont pas toujours brillants. Sans doute nous atteignons quelquefois

____

(1) *Langeubutz* 13 *Archiv.* XVIII, Bd. 1875, p. 282.

notre but, de telle sorte qu'il ne reste aucun inconvénient ultérieur. Mais nous sommes obligés d'avouer que même dans ces cas légers, le traitement est laborieux ; qu'il faut longtemps avant que le membre ait repris ses fonctions. Dans les cas graves, nous ne sommes pas sans inquiétude en pensant à la durée du traitement et à son impuissance pour nous conduire à la restitution fonctionnelle.

» Je ne veux pas parler de ces blessures extrêmement graves dans lesquelles on sait dès le premier jour que le pronostic est très mauvais aussi bien pour la vie que pour l'intégrité de la jointure ; je sais parfaitement que l'on ne peut alors ni réclamer, ni espérer un résultat brillant. Quand le traitement réussit le mieux, il reste un point noir, un inconvénient pénible pour tout le monde, extrêmement sérieux pour beaucoup de personnes, c'est l'immobilité consécutive.

» Combien de malades ne s'occupent pas de leurs affections articulaires à cause du danger d'être privés dans l'avenir de l'usage d'un membre et de ne pouvoir plus subvenir à leurs besoins, ni à ceux de leur famille ! Combien n'ont pu se soumettre au traitement prolongé par des raisons économiques. Et quand les accidents inflammatoires sont passés, quand on permet au malade de remuer son membre, quelles difficultés il éprouve !

» Depuis deux ou trois ans nos idées sur le traitement des affections articulaires ont éprouvé, en Suède du moins, de sérieuses modifications.

» Quelques-uns de nos collègues les plus éminents, ayant eu l'occasion de suivre la clinique du docteur Mezger, ont vu les résultats obtenus par une méthode de traitement diamétralement opposée à celle qui était généralement reçue. Ils ont constaté, non sans une certaine surprise, que l'on employait les mouvements comme moyen curatif en même temps que le massage et qu'ils atteignaient leur but avec sécurité et rapidité. Cette base pratique est moins une révolution dans le traitement des articulations qu'une application nouvelle de la méthode antiphlogistique.

» Ce chirurgien est le premier qui ait utilisé le massage en se basant sur les données de la physiologie moderne ; le premier aussi, il a démontré qu'il était applicable dans les affections articulaires aiguës au même titre que les autres antiphlogistiques. Les mouvements actifs et passifs, au lieu de produire l'inflammation, interviennent comme lui pour la prévenir en même temps qu'ils évitent les rigidités articulaires. Ils permettent au malade de se livrer à ses occupations pendant tout le cours du traitement (1) ».

Puis, l'auteur passe en revue les recherches physiologiques de Löven dont nous avons donné le résumé, il justifie par des faits, comme nous avons essayé de le faire, la théorie relative à l'action résorbante de la méthode.

Le massage est donc un antiphlogistique puissant ; il fait disparaître la stase veineuse, active la résorption de l'agent immédiat des phlegmasies ; rétablit les choses dans l'état normal. Tout en pareil cas se réduit donc à une question d'opportunité ; aux vieux aphorismes, si longtemps appliqués, déclarant qu'il fallait laisser les choses en état et attendre de la nature la neutralisation et la disposition du sang et de la sérosité, on oppose hardiment la nécessité d'une intervention précoce. Quand les chirurgiens s'efforçaient de soustraire une jointure au frottement des draps, par crainte de la douleur et de conséquences plus graves, nous pratiquons l'effleurage ; nous soumettons le membre à des extensions et des flexions systématiques ; quand on prescrivait l'immobilité absolue, nous engageons les malades à marcher, au besoin, nous les y forçons.

Les accidents aigus au lieu d'être un obstacle deviennent une indication. Dans une situation aussi tranchée, le problème est facile à poser : ou l'immobilisation n'a pas les avantages qu'on lui attribue et elle n'est ni nécessaire, ni utile. Si au contraire elle les possède, avec la méthode opposée, nos insuccès doivent l'emporter sur les succès.

A côté de guérisons incertaines on doit trouver d'éclatants

____

(1) *Om de acuta traumatiska ledgaangs skadorna behandling om massage.* Nord. med. Ark. 30, Bd. VII, n° 13, p. 34.

revers ; des arthrites suppurées rendant nécessaires des amputations à la suite de traumatismes légers ; des statistiques comparables à celles de Baudens. La plupart des élèves de l'école d'Amsterdam n'étaient pas convaincus lors de leur arrivée ; il est extrêmement probable que quelques-uns au moins, en présence d'échecs palpables du massage, auraient mis le public en garde.

Nous ne trouvons rien de cela : Witt tremblait en voyant la hardiesse de Mezger, et Witt n'hésite pas à dire à ses confrères : « Faites comme lui. » C'est là, il nous semble, un argument péremptoire.

Nous allons en trouver d'autres dans les faits, et notre prochain paragraphe sera consacré précisément à son action dans les arthropathies aiguës.

§ 3. — MASSAGE DANS LES ARTHRITES AIGUËS ET LES ÉPANCHE-MENTS SANGUINS ARTICULAIRES.

Nous arrivons à l'application immédiate des principes formulés, c'est-à-dire au massage et à la mobilisation précoce dans le traitement des affections aiguës des jointures.

» Il faut de l'expérience et des précautions ; l'intervention maladroite des empiriques a plus contribué que tout autre chose à faire accepter la nécessité de l'immobilisation. L'action du massage doit être sédative et antiphlogistique non irritante. On doit bien se garder, au début des affections aiguës, de manœuvres violentes ; on se contentera de l'effleurage. Tant superficiel et tant doux soit-il, il produira presque toujours une douleur d'autant plus vive que la tension est plus prononcée dans les parties enflammées ; mais cette douleur disparaîtra au bout de quelques minutes, aussitôt que la sérosité a été refoulée dans les voies lymphatiques ; alors l'énergie de la pression peut être légèrement augmentée. Les séances dureront au moins un quart d'heure ; on les répétera plusieurs fois le jour pour ne pas donner à l'œdème et à la stase veineuse le temps de se reproduire. Les manipulations porteront sur toutes les parties chaudes ou tuméfiées. On place immédiatement après la séance un bandage assez serré qui donne au malade plus de facilité et plus de sûreté pour marcher, de plus, il exerce une certaine pression et s'oppose à ce que l'œdème se reforme. »

(BERGMANN).

Cette pratique est à peu de chose près la nôtre ; toutefois nous ne prolongeons pas les séances plus de dix minutes et nous nous bornons à deux par jour. L'auteur que nous venons de citer insiste, et il a raison, sur la nécessité des mouvements ; nous faisons lever les malades et nous leur ordonnons de marcher le plus tôt possible.

Maintenant que nous connaissons les précautions préalables à prendre, nous allons rapporter quelques faits.

Obs X (*personnelle*)

Arthrite traumatique aiguë du genou droit. — Guérison après six séances de massage (en 3 jours).

M. G..., 35 ans, tombe de cheval, pendant un des derniers jours du mois d'octobre de l'année 1880. On est obligé de le transporter en voiture à son domicile. Je le trouvai le lendemain avec une vessie de glace sur le genou. Il y avait malgré cela de la tuméfaction, de la rougeur ; le moindre contact était extrêmement douloureux, les mouvements spontanés sont également très pénibles ; après trois séances de massage (effleurage) ayant une durée de dix minutes chacune, la douleur et la sensibilité avaient presque disparu et le malade pouvait marcher sans trop de peine sur sa jambe. Guérison complète après trois nouvelles séances (deux par jour).

Obs. XI (*personnelle*).

Arthrite traumatique aiguë et à répétition du genou. — Massage. — Guérison au bout de huit jours.

M..., 32 ans, épanchement brusque dans l'articulation fémoro-tibiale droite traité par l'application de compresses froides. L'affection disparaît au bout de quelques semaines sans laisser de traces ; pourtant le genou se fatigue vivement à la suite d'une marche un peu longue. Au mois de mai dernier, le gonflement se présente plus intense que jamais après une promenade prolongée ; il a de la peine à regagner à pied son domicile. On prescrit un liniment irritant, en même temps qu'on donne au membre une position élevée et qu'on prie le malade de ne pas remuer sa jambe.

Le lendemain je le trouve dans l'état suivant : tuméfaction considérable de la jambe ; symptômes inflammatoires locaux aigus. Tous les mouvements actifs et passifs sont assez douloureux pour arracher des cris au malade. Séance de massage (effleurage). J'insiste ensuite, comme dans le cas précédent, près du malade pour qu'il essaie de marcher. Il réussit sans trop de peine; le lendemain j'insiste pour qu'il vienne à pied deux fois par jour chez moi ; il obéit malgré les avis contraires des personnes qui l'entouraient et l'engageaient à prendre une voiture. Au bout de huit jours, l'épanchement articulaire était résorbé, il ne restait plus qu'un peu d'œdème périarticulaire. Les mouvements du genou étaient complètement libres.

Obs. XII (Gottlieb)

Arthrite à répétition. — Massage. — Guérison.

L..., âgé de 45 ans. A eu, il y a un an, une arthrite des deux genoux qu'il attribue à l'humidité de son logement, et dont il s'est du reste parfaitement guéri. Dans les deux derniers mois il n'a rien eu de particulier du côté du genou, et sans cause connue, celui-ci se tuméfia, devint rouge et douloureux ; la marche resta pénible. Il y avait un épanchement qui disparut par le repos et les dérivatifs. Flaccidité de la capsule, infiltration périarticulaire, pas d'épanchement intra-articulaire. Les parties infiltrées sont sensibles à la pression. Les mouvements sont libres et indolents; mais il y a un peu de douleur pendant la marche, il se fatigue très vite. Sous l'influence du moindre effort, l'épanchement se reproduit. Massage. — 2 juillet. L'infiltration et la sensibilité disparaissent très vite. Marche beaucoup mieux.

9 juillet. S'est fatigué en portant une grande quantité d'eau de la cave dans le jardin. Douleur dans le genou presque immédiatement, épanchement assez abondant, chaleur et sensibilité. On continue le massage.

3 août. Plus d'épanchement ni d'infiltration péri-articulaire. Peut marcher pendant longtemps, sort après 54 séances.

26 septembre. Guérison complète, pas de récidive.

Obs. XIII (Gottlieb)

Arthrite aiguë à répétition. — Massage. — Guérison en 14 jours.

X..., mécanicien, âgé de 36 ans, consulte l'auteur le 15 septembre 1874. Deux fois auparavant le malade a eu à la suite de traumatismes des arthrites légères du genou qui ont disparu spontanément. Il y a quatre jours, à la suite d'un effort, la même articulation commença à devenir douloureuse et à se tuméfier surtout pendant la marche qui du reste ne fut pas complètement entravée. Articulations des membres supérieurs tout à fait saines. Rien du côté des organes génitaux.

Tuméfaction du genou, épanchement liquide assez abondant pour donner du ballottement, pas d'épaississement inflammatoire de la capsule.

Au-dessus de la rotule, le genou mesure 38 centimètres, 36.5 et 35. Les dimensions correspondantes de l'autre côté sont : 37.5, 36.5, 35.75.

Mouvements libres, peu de douleur, marche pénible, le malade se fatigue vite. Massage.

27 octobre. Le liquide a disparu au bout de quatorze jours, il n'y a plus de flaccidité de la capsule articulaire ; les mensurations donnent 35, 35.75, 35 ; pas de gêne, de la marche. Guérison après 36 séances (1).

Obs. XIV

Plusieurs jours auparavant arthrites aiguës du genou à la suite d'un effort. Depuis deux jours, nouvelle poussée, pas d'épanchement, vives douleurs dans la marche, guérison après 12 séances.

Obs. XV

Chute la veille. Épanchement à la suite d'un effort, vive sensibilité, marche presque impossible, pas de traitement antérieur, guérison après 21 séances.

Obs. XVI

Station prolongée peu de jours auparavant, douleurs sans épanchechement, guérison après 7 séances.

Obs. XVII

Station prolongée peu de jours auparavant, douleurs sans épanchement, guérison après sept séances.

Obs. XVIII

Dix jours auparavant, entorse en dansant. Léger épanchement. Pas de douleurs. Sangsues et cataplasmes. Guérison après six séances de massage.

Obs. XIX

Épanchement rapide dans le genou avec distension de la capsule. Douleur et sensibilité. Pas de traitement au début. Guérison après 28 séances de massage. Depuis deux ans le malade a eu plusieurs synovites.

(Les six dernières observations sont de Johnsen) (2).

---

(1) Gottlieb, *Meddelelser am massage*. Ugessker. for Läger 23 décembre 1874, n° 20, p. 466. — (2) *Bidrag til massage Bekandlings statistisk*, Hopitals Tidende, 2. R. , V. n° 7, 13, 1878, p. 98.

Obs. XX (personnelle)

Arthrite traumatique aiguë du coude. — Irradiation dans la masse des muscles épicondyliens. — Immobilisation de la main en pronation. — Massage. — Guérison.

Le 30 décembre 1881, M. de Sch..., en sautant par-dessus un tas de sable, tombe si malheureusement que le coude gauche porte très fort contre le sol. Une demi-heure seulement après l'accident, il ressent une douleur relativement légère à l'endroit touché. Le lendemain matin, cette douleur était devenue beaucoup plus vive, et elle s'accompagnait de tuméfaction. A mon arrivée, je constatai que cette tuméfaction était très prononcée. En arrière et de chaque côté de l'olécrâne il y avait de la fluctuation distincte ; de plus, ces points étaient le siège d'une sensibilité plus ou moins vive au toucher. La masse musculaire de la partie externe de l'avant-bras était manifestement plus volumineux qu'à l'état normal. Elle était très douloureuse au toucher ; plus on se rapproche de l'articulation du coude, plus la sensibilité et la douleur sont vives. Il paraîtrait même que le malade n'a pu dormir pendant la nuit à cause de cette douleur. L'avant-bras est tenu ordinairement dans une situation intermédiaire entre la flexion et l'extension. Celle-ci peut être faite jusqu'à 145° environ ; la flexion va jusqu'à l'angle droit. Au delà de cette limite, elle devient très douloureuse. Mouvements actifs très restreints. La main est dans la pronation et les mouvements de supination sont absolument impossibles. Après avoir fait disparaître par le massage la plus grande partie de l'œdème, on reconnaît que les muscles épicondyliens ne sont le siège d'aucune lésion locale. Le massage, très douloureux et difficilement supporté au début, est fait deux fois par jour. Les effets immédiats furent tout à fait satisfaisants, et dès la nuit suivante, le malade put dormir. Le lendemain, la douleur était moins vive, les manipulations étaient mieux supportées. Mouvements passifs légers.

Quatrième jour. — Mouvements actifs possibles mais encore un peu gênés et moins étendus qu'à l'ordinaire. La tuméfaction a notablement diminué et il n'y a plus au voisinage de la jointure qu'une fluctuation à peine sensible. Plus de sensibilité dans les muscles de l'avant-bras.

Cinquième jour. — Le malade peut mettre seul sa redingote et son pardessus.

Sixième jour. — Mouvements passifs de flexion et d'extension indolents et aussi étendus qu'à l'état normal, mouvements passifs un peu limités ; la main n'est plus immobile dans la pronation.

Septième jour. — Il ne reste plus qu'une certaine faiblesse du bras.

21 *janvier* 1882. — Je reçois du malade, qui a quitté Paris, une lettre

m'annonçant que la guérison est complète et qu'il peut se servir de
son bras comme avant l'accident.

Obs. XXI *(personnelle)*

Arthrite traumatique des deux articulations phalangiennes de l'annu-
laire et de l'auriculaire. — Propagation à une partie de la gaine de
l'extenseur des doigts. — Trois séances de massage. — Guérison.

Mme L..., 31 ans, femme de chambre, s'y prit si malheureusement en
voulant ouvrir une armoire qu'elle se tordit le médius et l'annulaire
de la main gauche. Immédiatement douleur très vive et tuméfaction
des deux doigts en question. Au bout de trois jours, pas d'amélioration.
Au moment où je la vois pour la première fois, je constate que les deux
articulations phalangiennes sont tuméfiées et douloureuses surtout sur
le dos des doigts. La douleur s'étend le long du tendon de l'extenseur
de l'annulaire jusqu'au milieu de la région métacarpienne.

L'extension complète est impossible. Trois séances de massage (une
par jour) suffisent pour produire la guérison complète.

Dans tous les cas le massage a conduit vite et sûrement au but ; dès les premières séances on a vu la douleur et la tuméfaction diminuer et bientôt la résorption, au lieu d'être momentanée et consécutive à l'intervention, est devenue permanente. Quelques cas même semblaient peu appropriés au traitement ; on avait affaire à de véritables arthrites à répétition. Un malade se fait une entorse suivie d'une propagation inflammatoire à la synoviale articulaire, on traite le cas par les dérivatifs et au besoin les émissions sanguines en maintenant toujours, bien entendu, le membre dans une immobilité rigoureuse. Ce traitement est suivi de succès, — la chose arrive parfois.— Au bout d'un mois ou davantage, le blessé peut marcher comme avant l'accident. Cela veut-il dire qu'il y a restitution fonctionnelle et organique absolue, qu'il ne reste plus qu'un souvenir du traumatisme antérieur ? L'articulation est devenue un *locus minoris resistentiæ* ; une station debout prolongée, une marche de quelques heures s'il s'agit d'une jointure du membre inférieur suffiront pour produire de l'épanchement, de la rougeur, de l'œdème ; vous reprenez le traitement qui vous a réussi la première fois, il vous réussit encore,

mais il ne saurait en aucun cas vous mettre à l'abri des récidives.

Cette susceptibilité pathologique développée à la suite
d'un accident ne nous paraît pas confirmer l'idée d'une restitution parfaite de la jointure. Il est tout à fait probable qu'il
reste des lésions imperceptibles pour le médecin, insensibles
pour le malade, lésions compatibles avec un fonctionnement
à peu près régulier de l'articulation. Du reste c'est une loi de
pathologie générale que plus une maladie se prolonge, plus
il y a de chances qu'elle altère l'organe touché. C'est encore
là un argument en faveur du massage ; nous l'avons déjà dit
à propos de l'entorse, il guérit beaucoup plus vite que toute
autre méthode ; par conséquent il y a moins de chances
d'altérations organiques persistantes, moins de chances de
répétitions. Nous avons vu que dans les manifestations tardives, si elles ne sont pas tout à fait accidentelles, il nous donne
encore d'excellents résultats ; mais ce que nous ne saurions
dire, c'est la manière dont il impressionne l'article ; atténue-t-
il la prédisposition aux récidives ? vaut-il mieux, sous ce rapport, que les anciens procédés ? On serait tenté de répondre par
l'affirmative, en faisant observer qu'avec les seconds on n'a
pu se mettre à l'abri des accidents ultérieurs même en inter-
venant dès l'origine ; mais nous le répétons, c'est là une hypothèse d'attente qu'il sera bon de contrôler.

Les résultats avantageux qui ont été obtenus par M. Gottlieb
Johnsen et moi, et qui sont relatés dans les observations qu'on
vient de lire, ne sauraient être regardés comme de curieuses
exceptions. A côté d'eux, il y a des statistiques dont quelques-
unes portent sur des centaines d'observations ; elles démontrent ce qu'elles ont déjà démontré pour l'entorse : que le
massage guérit sûrement et rapidement.

M. Gassner a traité par le massage 24 cas d'arthrite aiguë
d'origine traumatique ainsi répartis suivant les articulations :

Coude.. 2
Poignet.. 6
Genou 7
Pied............ 9

La durée moyenne du séjour à l'hôpital fut de 8 jours $\frac{3}{10}$. Cette durée nous est fournie par les chiffres suivants :

    Arthrite du coude...................   9 jours
      —   de la main................   5   —
      —   du genou..................   9   —
      —   du pied............. ......   99 (1)

Berghman, lui aussi, a réuni de nombreux cas qu'il a eu à traiter dans une pratique de deux ans et demi. Les affections en question étaient aiguës dans l'acception propre du mot ; c'est-à-dire que l'accident avait eu lieu depuis huit jours au plus quand on commença le massage. Dans tous, sauf cinq, il y eut deux séances par jour. Les faits sont au nombre de 145 ; ils comprennent des entorses, des arthrites avec épanchement de sang ou de sérosité dans la capsule articulaire. Voici comment ils se répartissent d'après les jointures :

    Articulations tibio-tarsienne.............   70
      —   diverses du tarse............   10
      —   de la main.................   10
      —   des doigts et des orteils.......   6
      —   du genou   41
      —   du coude..................   5
      —   acromio-claviculaire.........   2
      —   scapulo-humérale   3

L'âge des malades a varié de 6 mois à 70 ans. Chez tous, sans exception la guérison a été parfaite et s'est maintenue. On peut dire, en règle générale, qu'elle a été d'autant plus prompte que le traitement a commencé plus tôt.

Dans les cas où il ne s'est pas écoulé plus de quatre jours entre le traumatisme et le début du traitement, il a fallu 1244 séances en moyenne.

(1) *Erfolge. Massage bei Gelenkz contusionen und Distorsionen.* Bay. aerztliches Intelligenzblatt, 31 aug. 1874, n° 35, p. 355.

Nous nous sommes suffisamment expliqué à propos des épanchements sanguins intra-articulaires. L'action phlogogène que leur attribue avec raison Hueter a été notée déjà par Lisfranc; il voulait à tout prix se débarrasser du sang. A vrai dire sa pratique n'a pas été universellement adoptée. « S'il y a un épanchement notable dans une articulation blessée, faut-il, se demande M. Péan, en pratiquer immédiatement l'extraction par un large débridement et réunir ensuite après avoir nettoyé l'articulation. Nous pensons comme M. Denonvilliers qu'une telle opération exposerait beaucoup plus à l'inflammation que le séjour du sang dans l'article ; et qu'elle ne devrait être pratiquée que dans le cas où l'épanchement serait très considérable (1). »

Nous ne saurions admettre la restriction finale de l'auteur, jamais au grand jamais il ne faut ouvrir une articulation dans laquelle il y a du sang. On a préconisé de nouveau la pratique de Lisfranc et s'appuyant sur l'innocuité relative des plaies pénétrantes des jointures traitées par la méthode de Lister.

Nous admirons sincèrement la chirurgie anti-septique, et les opérations qu'elle permet de faire, mais nous ne croyons pas que son adaptation soit heureuse dans la circonstance. Appliquez judicieusement le massage, vous obtiendrez une résorption aussi rapide que possible du sang contenu dans la synoviale, sans qu'il soit nécessaire de l'ouvrir.

Quand on est en présence d'une plaie pénétrante, le pansement de Lister est indispensable, mais il l'est dans ce cas-là seulement. Or jusqu'ici nous n'avons rien dit de ces accidents redoutables, contre lesquels on agit comme on peut ; notre méthode peut être utile parfois. Une observation de M. Vesterlund va nous en fournir un exemple.

Obs. XXII

Arthrite traumatique ancienne du genou droit. — Ankylose fibreuse incomplète. — Plaie pénétrante de l'articulation. — Périarthrite suppu-

(1) Nélaton, *Eléments de pathologie chirurgicale*, 2e éd., t. II, p. 677.

rée.— Bandage plâtré.— Pansement phéniqué.— Guérison de la plaie. — Ankylose fibreuse du genou. — Massage avant la fin des accidents aigus. — Flexion forcée du genou. — Destruction de l'ankylose. — Massage consécutif. — Guérison.

Johan O..., paysan, âgé de 33 ans. Dans le cours de l'année 1870, il eut de la douleur dans le genou droit à la suite d'un coup. Le genou était depuis lors un peu plus raide et un peu plus volumineux que celui du côté sain. Le 15 août 1874, il se frappe avec sa hache la jointure en question, il sort une quantité insignifiante de sang avec un peu de sérosité claire gélatineuse. Les deux jours suivants, il peut continuer à marcher; mais dans la suite il dut prendre le lit. Le 9 septembre, le docteur Vesterlund le trouva dans l'état suivant : Le genou droit est raide, rouge et douloureux. Juste au-dessus du bord supérieur de la rotule, on trouve une plaie longue de 3 centimètres dirigée de haut en bas et de dedans en dehors. Une sonde introduite par cette plaie pénètre dans une cavité longue de 10 centimètres, large de 3 ou 4 et dont les parois sont formées par les parties molles, qui s'étend vers la partie supérieure de la jambe ; il en sort un liquide séro-purulent assez abondant ; il a de fortes douleurs en particulier sur le côté interne du genou.

Diagnostic : Plaie pénétrante d'une articulation atteinte d'altération anciennes ; synovite traumatique ; abcès périarticulaire. Un appareil plâtré fenêtré est placé sur le genou étendu ; avec le pansement phéniqué, la plaie guérit en 3 semaines ; puis l'appareil plâtré étant enlevé, on observe ce qui suit : La circonférence de la jambe à la hauteur de la tête du péroné mesure 32 centimètres, au niveau du bord inférieur de la rotule 38 centimètres, près du bord supérieur 40 centimètres, au niveau du bord supérieur de la cicatrice 37 centimètres.

La circonférence du genou sain mesurée aux points correspondants est de 30 centimètres 1/2, 35 et 34 centimètres. Pas de sensibilité aux pressions légères. A la main, la région du genou paraît un peu plus chaude que le reste de la peau. Mouvements actifs impossibles ; il est facile de comprendre que l'arthrite s'est terminée par ankylose parce que de légers mouvements sont encore possibles. Peut-être les cartilages ont-ils été intéressés, le processus dure peut-être encore.

Séance de massage de 15 minutes, la circonférence diminue de 1 centimètre ; au bout de 5 séances, la tuméfaction diminue quelque peu et la mobilité augmente ; en même temps il se fait une éruption furonculeuse sur la partie de la peau sur laquelle avait été appliqué l'appareil plâtré, et qui a été soumise aux frottements. Elle est tout à fait guérie le 20 octobre. Son état s'est beaucoup amélioré, il peut marcher avec des béquilles.

Circonférence : Au niveau de la tête du péroné 35 centimètres ; vers les parties inférieure et supérieure de la rotule 38 et 40 centimètres. Après six séances de massage ; ces circonférences sont réduites à 33, 38 et 39 centimètres. Après chaque séance les mouvements sont plus faciles, mais au bout de quelques heures la tuméfaction et la rigidité redeviennent ce qu'elles étaient.

On prescrit des mouvements actifs pendant une demi-heure après chaque séance de massage. Le 31, le malade essaye de marcher sans canne. La jambe peut être fléchie à 140° sur sa cuisse. La tuméfaction ne diminuera plus parce qu'on a été obligé d'interrompre le massage à cause de l'éruption. A partir d'un des furoncles on peut suivre un lymphatique enflammé jusqu'à un ganglion de l'aîne qui est tuméfié et douloureux. Le massage est repris ; il est moins énergique et moins étendu qu'auparavant. Le 5 novembre, après un repos de quelques jours, on fait la flexion forcée pendant la narcose chloroformique ; après un craquement perceptible correspondant à la rupture des néomembranes constituant l'ankylose, on peut arriver jusqu'à une flexion normale. Immédiatement après, massage énergique. Le lendemain, le malade se trouvant assez bien, on continue le massage que l'on répète chaque jour. 11 novembre : La jambe peut être fléchie sans douleur jusqu'à 60° vers la cuisse. Le malade ne garde plus le repos, il peut marcher assez longtemps sans fatigue. Pas de douleur, ni de sensibilité au voisinage de la jointure. La circonférence au niveau des parties en question mesure 32, 36 et 37 centimètres. Complètement satisfait du résultat obtenu, le malade retourne chez lui. L'auteur a su par une lettre reçue quelques mois plus tard que la guérison était complète (1).

C'est là, dira-t-on, un de ces hasards qu'on propose à l'admiration mais non à l'imitation des médecins. Pourquoi non ? Le chirurgien n'a été ni audacieux, ni téméraire ; il est intervenu lorsque le processus inflammatoire n'était pas complètement fini et il a eu raison.

Le massage a ici, comme toujours, produit ses effets sédatifs ou antiphlogistiques. Un peu plus tard il n'a pas hésité à détruire la fausse ankylose et à conjurer, par le même moyen, les accidents inflammatoires qui auraient pu suivre cette intervention hardie. Tout cela est absolument rationnel, Mezger procède de la même manière, et, comme nous l'avons dit, il n'y a point dans la littérature ·

(1) F. W. Versterlunde *Tio Fall af massage*. Finska Lakaresällskapets Handl Bd, XVII, 1875, nᵒˢ 3 et 4, p. 142.

d'exemples capables de faire mettre en doute la légitimité
d'un tel procédé.

Puisque nous en sommes aux exceptions; nous terminerons
par un exemple emprunté à Gottlieb et dans lequel le massage a été employé contre une affection articulaire aiguë spontanée, une arthrite blennhorragique.

Obs. XXIII

Arthrite blennhorragique du genou ; massage ; guérison.

Un employé de magasin, âgé de 22 ans, consulte M. Gottlieb, le
30 juillet 1874. Blennhorragie. Depuis 4 à 5 jours, il a vu survenir
sans causes connues des douleurs et une sensibilité anormale au niveau
du genou, parfaitement sain jusque-là. Les douleurs ont continué les
derniers jours de telle sorte que le malade est obligé de garder le lit.
Un peu de fièvre et de malaise ; légère collection liquide dans le genou
droit. Les autres articulations sont saines. Pas d'écoulement par l'u-
rèthre. Massage, injections uréthrales.

1er août. Le genou paraît complètement normal sans collection ni
infiltration. Les mouvements et la marche sont absolument libres. Pas
d'écoulement uréthral. Sort après 11 séances.

Nous avons trop peu d'expérience sur ce sujet pour hasarder des réflexions et préconiser sa méthode en pareil cas.
Nous citons le fait parce qu'il est curieux en attendant que
d'autres viennent s'y joindre.

(1) Gottlieb, *loc. cit.*

§ IV. — ARTHRITES CHRONIQUES

Nous nous trouvons ici en face de divergences plus prononcées encore que celles que nous signalions dans la première partie de ce chapitre.

Il est extrêmement difficile d'établir une concordance entre les écrivains qui emploient la nomenclature ancienne, et ceux qui ont adopté celle de Hüter avec ses subdivisions.

Le massage trouve son emploi dans une partie des affections que nous allons passer en revue ; dans d'autres il est inutile ou nuisible ; il peut accélérer ou déterminer les réparations de certaines lésions, tandis qu'il est impuissant contre d'autres ; il peut enrayer certains processus, les guérir très vite et radicalement à une époque rapprochée du début ; d'autres marcheront malgré tout ; peut-être aurait-on tort de se servir contre eux d'une médication qui a pour but d'accélérer l'absorption, car on pourrait ainsi favoriser la diffusion dans l'économie de produits dont la généralisation est toujours à craindre. Il est donc indispensable d'étudier rapidement ces états ; de voir ceux contre lesquels nous pouvons quelque chose et ceux que nous devons abandonner volontairement.

Les chirurgiens français divisent ordinairement les arthrites chroniques en trois variétés : la première caractérisée par la présence d'un épanchement plus ou moins abondant, avec ou sans lésions, c'est l'hydartrose ; la seconde est l'arthrite sèche ou déformante ; les tumeurs blanches de toute sorte constituent la troisième. La première a été considérée longtemps comme seule susceptible d'être améliorée par le massage :

« Dans les hydropisies de la synoviale articulaire ou hydartrose, dit Estradère, lorsque tous les accidents inflammatoires ont complètement cessé, il fait résoudre l'épanchement, bien entendu si la cause déterminante a disparu. D'ailleurs, en facilitant le jeu des muscles voisins, le massage facilite la circulation générale, et par suite, la résorption du liquide épanché (1). »

Si nous acceptons cette division si commode, notre chapitre ne renfermera guère que des observations et des remarques épicritiques à leur sujet. Depuis l'époque où les lignes qu'on vient de lire ont été écrites, on a employé plus qu'on ne l'avait fait jusque-là le massage dans le traitement des hydartroses et on a obtenu des résultats presque certains ; on y a même eu recours contre des affections qu'on eût rangées naguère, sans hésitation, parmi les tumeurs blanches ; enfin, on cite plusieurs cas d'amélioration d'arthrite déformante par le même moyen ;· malheureusement les choses ne sont pas aussi simples qu'elles le paraissent. On a guéri quelques tumeurs blanches, d'autres ont résisté ; des épanchements articulaires, simples en apparence, n'ont été modifiés que momentanément par le massage : c'est qu'ils étaient l'indice d'altérations graves et progressives, contre lesquelles les traitements les plus rationnels ne peuvent souvent pas grand'chose. Il y a donc des différences capitales au point de vue de l'étiologie et de l'anatomie pathologique entre les maladies en question ; si à un certain degré ces différences sautent aux yeux ; il n'en est plus de même au début, c'est-à-dire quand nous pouvons être utiles. « Quelquefois et surtout dans les hydartroses très anciennes, la cavité de la synoviale contient de fausses membranes adhérentes à sa face interne, ou bien de petites masses molles grisâtres, des grains hordéiformes, que l'on assimile aux corps étrangers articulaires (2). »

L'hydartrose n'est donc plus une simple hydropisie, c'est

____

(1) *Loc. cit.*, p. 153. — (2) Folin et Duplay, *loc. cit.*, p. 17.

une phlegmasie à marche lente capable de donner lieu à un exsudat liquide et à des produits néo-membraneux ; dans d'autres cas elle s'accompagne de lésions plus caractéristiques : « La surface interne de l'articulation est fortement vascularisée ; les vaisseaux des franges synoviales sont surtout très marqués ; celles-ci sont plus grosses que d'habitude et elles n'occupent plus seulement les bords des cartilages articulaires, mais elles font saillie çà et là sur la surface libre sous forme de petites nodosités rouges du volume d'une tête d'épingle. Après qu'elle est restée plus ou moins longtemps dans cet état, la synoviale commence à s'épaissir et à prendre une structure fibroïde. Peu à peu l'irritation s'étend aux couches conjonctives externes, qui se sclérosent deviennent fibreuses et moins vasculaires. Dans les cas les plus graves l'épithélium est détruit, et à sa place les franges synoviales commencent à se développer très fortement, et recouvrent toute la surface libre de la capsule de masses frangées, flottantes dans la synovie (arthroméningite prolifère (1). »

Cet état particulier n'est peut-être pas très éloigné du premier stade des fongosités articulaires considérées pendant longtemps comme la lésion spéciale des tumeurs blanches. Volkman fait remarquer très justement que les altérations qu'il note se retrouvent beaucoup plus souvent dans l'arthrite sèche. Ainsi donc il n'y a pas de distinction absolue et constante entre les différentes formes de l'arthrite chronique ; on trouve des variétés de transition presque impossibles à ranger dans une des catégories anciennes.

C'est précisément pour cela qu'on a accordé aux études anatomiques plus de place qu'elles n'en tenaient. Dans un mémoire couronné par l'Académie de médecine en 1839, M. Richet, qui s'occupait depuis longtemps déjà des maladies des jointures, essayait de localiser les diverses variétés de tumeurs blanches : il distinguait des synovites pseudo-membraneuses, fongueuses, des ostéo-synovites de même nature ; enfin des ostéites progressives.

(1) Volkman. Krankh. d. Gelenk. p. 512, in Pitha et Billroth Handb.

On a été plus loin dans cette voie, la synoviale a acquis une véritable prédominance pathologique ; les cartilages et les os sont devenus de simples organes du voisinage, et d'après des idées actuellement très répandues, il n'y aurait plus ni hydartrose, ni tumeur blanche, mais des synovites capables de se propager plus ou moins loin, suivant la nature du terrain. C'est Hüter, nous l'avons déjà dit, qui a défendu et systématisé cette théorie. Il y a, d'après lui, des synovites séreuses, séro-fibrineuses, suppurées ; puis une variété qui correspond assez bien aux formes d'arthrites que nous étudions actuellement, ce sont les synovites hyperplastiques ; elles se subdivisent d'après leurs caractères anatomiques en légères ou panneuses. Celles-ci font souvent suite aux synovites séreuses et correspondent à la variété pseudo-membraneuse de M. Richet et aux synovites fongueuses. Une dernière division est constituée par la synovite tubéreuse. Il n'y a guère que le nom de nouveau, la maladie est connue depuis longtemps ; c'est elle qu'a décrite Volkmann dans les lignes que nous avons rapportées plus haut.

« Cette forme, dit Hüter, établit le lien entre les inflammations et les tumeurs ; elle est caractérisée par la formation de végétations inflammatoires noueuses, due à une irritabilité spéciale de la synoviale, lorsqu'elle a peu de prédisposition à produire les exsudats liquides ou solides des autres variétés et que l'irritation dure longtemps ; elle peut représenter un stade terminal, c'est-à-dire l'épaississement et la dégénérescence fibreuse de la séreuse et des tissus voisins. »

Cette classification peut contenir la plus grande partie des désordres anatomiques que l'on trouve dans le cours des tumeurs blanches ; il y a la période hyperplasique du début avec épanchement ; la période des fongosités ; enfin une période ultime avec un état spécial et stationnaire des tissus.

Les cartilages, les os sont envahis secondairement et leurs phlegmasies passent par toutes ces phases. Il n'y aurait donc pas d'affections amenant fatalement la désorganisation de la jointure, mais des inflammations simples à marche chronique ayant pour origine tantôt l'une tantôt l'autre de ces parties. La vieille domination de Wiseman disparaîtrait complètement que nous n'y verrions pas d'inconvénient si la chose disparaissait du même coup ; mais quelle que soit la nomenclature adoptée, quel que soit le point de départ des accidents, certaines arthrites ont une marche particulière et si nous ne pouvons les définir avec précision, nous sommes malheureusement obligés de les reconnaître.

« On voit souvent, dit Volkmann, chez les individus jeunes, des arthropaties chroniques qui se distinguent par leur tendance à la formation du pus et des granulations ; dans leurs formes graves elles ont un caractère essentiellement destructif, elles mettent le membre et la vie en péril ; dans leurs formes légères, elles déterminent des troubles fonctionnels tels que la jointure reste plus ou moins roide, parfois immobile durant toute la vie. Ces arthrites font partie des affections chirurgicales les plus graves ; on ne saurait apporter trop de soin à leur étude, d'autant mieux que le traitement doit être prolongé longtemps et que le tableau clinique se modifie d'un moment à l'autre. »

La classification de Hüter a donc un inconvénient grave ; elle ne tient aucun compte du sujet : l'auteur l'a compris et pour y obvier il a décrit dans des chapitres particuliers les localisations articulaires des deux grandes diathèses héréditaires, la scrofule et la tuberculose : elles imprimeraient leur cachet aux phlegmasies de la synoviale et des parties voisines. Les tumeurs blanches seraient ou des tuberculisations articulaires, ou des synovites bâtardes que la scrofule aggrave et transforme. Il y a dans ces idées du vrai et du faux.

On a raison de tenir compte du milieu organique, mais c'est pousser les choses à l'excès que de déclarer « qu'il n'y a plus de maladies mais des malades ». Ces états diathésiques qui interviennent si à propos pour expliquer la genèse d'un phénomène inattendu, sont-ils toujours parfaitement déterminés ? La tuberculose a une caractéristique anatomique que nous retrouverons à la surface des synoviales dans l'épaisseur des extrémités osseuses, aussi bien que dans le parenchyme pulmonaire ou les ganglions lymphatiques, la scrofule n'en a pas. Les phlegmasies articulaires qu'elle engendre ou modifie ont-elles au moins quelque trait saillant ! A défaut de particularités micrographiques, trouverons-nous dans leur physionomie clinique des linéaments toujours reconnaissables ? La description de Hüter ne nous les montre guère. « La scrofule articulaire, dit-il, est une des manifestations les plus tardives de la diathèse, elle se développe après que les accidents cutanés et ganglionnaires ont disparu depuis longtemps. Souvent on a en même temps que l'arthrite ou à sa suite une inflammation scrofuleuse de la moelle osseuse.

» Il est très vraisemblable que, dans beaucoup de cas, la première est une métastase sécrétoire à la suite de laquelle des irritants renfermés dans le sang passent dans la synovie et exercent une excitation énergique sur la séreuse. »

Cette idée ingénieuse ne nous donne ni critérium anatomique, ni critérium clinique. Dans le paragraphe suivant, l'auteur est même obligé de rejeter la diathèse au second plan. Au lieu d'être la cause essentielle et immédiate, elle devient une simple influence nocive capable de donner aux processus étudiés une direction propre, de changer une synovite hyperplastique en synovite fongueuse : « On a généralement trop de tendance à considérer l'inflammation comme la conséquence de la contusion seule. Si l'on admet que, dans la scrofule, tous les tissus du corps présentent une prédisposition telle pour l'inflammation qu'elle s'y développe sous l'influence du moindre choc, nous serons tout disposé à accorder un rôle de première importance aux extravasats sanguins qui se font à la suite des contusions dans la cavité articulaire ou dans l'épaisseur de la moelle des os. Si le sang contient un irritant phlogogène, celui-ci peut être plus abondant dans les extravasats et exercer plus énergiquement son action sur les organes qui les entourent. La plaie est donc un adjuvant direct qui facilite le contact des éléments qu'elle renferme avec les tissus. »

La forme habituelle de l'arthrite scrofuleuse est la forme granuleuse.

Elle correspond selon toute probabilité à une irritation faible et prolongée. Il est souvent difficile de savoir si la phlegmasie part de la séreuse ou des os ; très souvent on trouve simultanément sur des préparations qui viennent d'extrémités articulaires réséquées ou prises dans une autopsie de la phlébite et de la myélite granuleuse. Nous avons déjà parlé de la susceptibilité des extrémités osseuses placées près des cartilages épiphysaires ; beaucoup d'ostéo-myélites se propagent par leur intermédiaire à la jointure voisine.

Dans la synovite comme la myélite granuleuse des scrofuleux, il existe une grande tendance aux régressions purulentes partielles du tissu des fongosités. A une période plus avancée de la maladie, les abcès sous-cutanés viennent s'ouvrir au dehors par plusieurs orifices spontanés ou artificiels ; on les regarde comme des fistules. Ils conduisent au dehors le pus des parties profondes et laissent pénétrer facilement la sonde dans les recherches qu'on fait pour le diagnostic. Aussitôt que ces fistules se sont produites, on peut d'après la vieille nomenclature clinique appeler la maladie une carie articulaire : beaucoup d'anciens écrivains parlaient à ce propos de carie scrofuleuse des articulations et des os. D'ailleurs les ostéites ou les arthrites développées chez des sujets scrofuleux, au lieu de suivre leur cours ordinaire, sont souvent la cause de suppurations aiguës graves surtout à la suite des contusions. »

Il ne saurait rentrer dans notre cadre de prendre la discussion à son véritable point de départ et de voir avec Hueter la nature même de la scrofule et les conditions anatomiques que déterminent ses localisations. C'est une cause débilitante et cela nous suffit ; qu'elle aggrave une phlegmasie, qu'une synovite plastique ou séreuse, une simple hydartrose, en un mot, puisse acquérir grâce à elle une étendue qu'elle n'aurait point dans tout autre cas, que les dépôts nouvellement formés au lieu de s'organiser et de cloisonner la cavité synoviale deviennent fongeux cela ne fait pas de doute pour nous. Nous voyons précisément là une de ces difficultés dont nous avons parlé. La scrofule est mal définie ; le cachet de la diathèse, c'est-à-dire les adénopathies, peut faire longtemps défaut ou manquer toujours, de telle sorte que quand nous avons diagnostiqué une synovite hyperplasique nous devons réserver l'avenir, et nous demander si cette phlegmasie accidentelle n'est point le début d'une tumeur blanche à forme grave. Cela veut-il dire qu'il faut pousser la précaution à l'excès, attendre avec anxiété que les désordres s'accusent ou rétrocèdent ? En aucune façon : Le pronostic est incertain même quand le sujet est en puissance d'une scrofule confirmée ; il a droit comme un autre aux synovites simples et il peut espérer une guérison variable pour peu qu'on la favorise ; c'est ce qui est arrivé dans l'observation suivante.

OBS. XXIV (personnelle)

Arthrite chronique fongueuse (?) du poignet chez une strumeuse ;
massage ; amélioration.

Mlle S., 19 ans, strumeuse, cicatrices nombreuses sur le cou et les jambes, consécutives à des adénopathies et à des affections osseuses suppurées. Il y a deux ans scarlatine, peu de temps après tuméfaction de l'articulation du poignet gauche, puis les mouvements devinrent difficiles et si douloureux qu'elle ne put plus écrire, elle put encore s'habiller. Traitements empiriques nombreux et en particulier frictions avec des topiques irritants sur la région.

Les symptômes n'ont éprouvé aucune modification. Au mois de septembre 1881, à l'époque où je vois pour la première fois cette malade, elle présente une tuméfaction notable du poignet aussi prononcée du côté de la face dorsale que du côté de la face palmaire ; cette tuméfaction, qui date de quatre ans, descend jusqu'au métacarpe. Elle est régulière et égale, sans bosselures, elle n'est pas fluctuante. Il y a toujours des douleurs spontanées, mais moins vives qu'au début ; flexion légère de la main ; mouvements actifs presque supprimés ; flexions et extensions douloureuses ; pronation et supination impossibles.

Le massage, très douloureux au début, est bien supporté au bout de trois semaines. La tumeur a diminué de volume et la mobilité a augmenté. La flexion et surtout l'extension sont plus étendues ; la tuméfaction est moindre ; on n'a rien obtenu du côté de la pronation et de la supination.

27 septembre. Il reste un peu de gonflement et de la difficulté dans les mouvements de flexion et de supination.

Toutes les questions nous paraissent parfaitement tranchées: la malade avait des cicatrices cervicales, elle a eu des adénopathies, des accidents osseux ; pour que le tableau fût complet il ne manquait plus que les accidents articulaires ; mais où l'irrégularité commence, c'est que le poignet ne s'est pas pris à la suite d'un traumatisme, l'arthrite ne s'est pas produite sous l'influence de ce stimulus dyscrasique admis par Hueter.

Si l'on voulait à toute force chercher une cause générale, c'est au rhumatisme qu'il faudrait s'adresser. L'arthrite est survenue presque pendant la convalescence d'une fièvre éruptive qui la détermine souvent : très problablement le premier diagnostic porté a été rhumatisme scarlatin : et ce rhumatisme est resté uniarticulaire, il n'est point disparu sans laisser de traces comme cela arrive si souvent. Quand nous avons vu la malade, nous étions en présence d'une synovite hyperplasique et nous l'avons traitée comme telle sans nous préoccuper outre mesure de la scrofule préexistante.

La tuberculose articulaire est une réalité ; on ne peut pas plus discuter sa nature que son existence. Au mois de décembre 1874 entrait dans le service de M. le docteur Péan à l'hôpital Saint-Louis un garçon de magasin âgé de 27 ans. Il avait eu des adénopathies suppurées ; de plus il avait craché du sang ; les deux articulations fémoro-tibiales étaient prises ; autour de la droite, il y avait des trajets fistuleux dont quelques-uns donnaient passage à des petites masses fongueuses ; à gauche, les mouvements étaient limités et douloureux. Malgré un traitement approprié ; malgré l'usage constant des toniques, l'état de ce malade ne fit qu'empirer et il succomba au bout de deux mois emporté par la fièvre hectique après avoir présenté dans les derniers jours de sa vie des symptômes manifestes de tuberculisation des sommets. A l'autopsie, l'articulation fémoro-tibiale droite présentait l'état suivant :

Les surfaces osseuses articulaires étaient dénudées ; une partie des cartilages avait complètement disparu, une autre était détachée et nécrosée ; le tissu osseux dénudé et raréfié *était infiltré par places de granulations tuberculeuses.* A gauche l'articulation est remplie d'un liquide jaune citron et de coagula fibrineux, les cartilages poisseux sont recouverts de pus. Il y avait aux deux sommets des poumons des tubercules et un semis de granulations (1). »

Cette observation a été rangée avec raison parmi les tumeurs blanches ; si l'on voulait préciser devantage c'est une tuberculose articulaire.

Le malade est mort de phtisie mais de phtisie irrégulière, la diathèse avait deux foyers d'élection, le sommet et les jointures.

On avait négligé à tort certainement depuis quelques années l'étude de ces accidents dans lesquels la tuberculose n'est qu'une manifestation secondaire ; il existe entre elle et les fongosités articulaires des relations importantes qui peuvent modifier singulièrement le pronostic. Volkman a eu raison de s'attacher à leur étude ; ses idées un peu absolues peut-être méritent d'être sérieusement discutées. D'après lui, tous les processus diffus qui se développent soit sur la capsule soit sur les extrémités osseuses sont secondaires ; ils résultent ou d'une infection générale ou d'une inflammation prolongée à la réparation de laquelle ils servent dans certains cas. Ces phlegmasies fongueuses, chez les enfants surtout, ne commencent que très rarement par la capsule ; ce sont plutôt des ostéites primitives développées autour d'un foyer caséeux ou tuberculeux très limité. Leur propagation à la jointure résulte de circonstances tout à fait accidentelles. Le péril commence pour celle-ci quand le ramollissement des masses caséeuses amène une suppuration assez abondante dans son voisinage immédiat ; quand les tissus sains se trouvent en contact avec du pus renfermant du virus tuberculeux, celui-ci est absorbé, disséminé dans l'économie, et tout se termine par une éruption de tubercules miliaires ; on en trouve dans la moelle des os, dans les culs-de-sac synovaux, dans les parois des abcès sous ou périostés, intermusculaires et quand ces foyers secondaires se caséifient et suppurent à leur tour, ils deviennent le point de départ d'une nouvelle poussée infec-

____

(1) *Clinique de l'hôpital Saint-Louis,* t. I, p. 378-79.

tieuse ; c'est pour cela que les accidents inflammatoires locaux sont si rebelles, que les trajets fistuleux ne se cicatrisent point, qu'il se développe un pus portant des granulations de mauvaise nature. Il y a une forme plus rare de tuberculose de la synoviale, c'est la forme noueuse ; on trouve des foyers de granulations spécifiques isolés ou réunis formant parfois de petites excroissances polypoïdes dans la cavité.

« Je ne veux pas nier, dit l'auteur, qu'il existe une synovite fongueuse primitive, mais elle est très rare. On la rencontre presque exclusivement chez l'adulte, et dans ces cas elle dérive d'une tuberculose synoviale antérieure » (1).

Ces idées ont reçu un appui sérieux dans un travail plus récent de M. König (2). Sur 71 préparations de tumeur blanche, cet auteur a trouvé 61 fois une tuberculose osseuse primitive. Il fait remarquer à ce propos que le nombre était peut-être plus grand, parce que dans les résections un petit foyer osseux peut parfaitement rester inaperçu.

D'après Bœgehold, qui a eu l'occasion d'observer beaucoup de tumeurs blanches chez les enfants à l'hôpital Béthanie de Berlin, la tuberculose primitive des séreuses articulaires est moins rare que ne l'indique Volkmann. Après en avoir rapporté cinq observations il ajoute : ces faits démontrent que la maladie a malgré tout une certaine bénignité ; on trouva chez un seul enfant un foyer pulmonaire, et les produits articulaires n'avaient pas de tendance à la régression...

Il a été démontré par des expériences faites sur des animaux (3) que l'on peut produire des arthrites tuberculeuses en introduisant dans l'économie des matières tuberculeuses. Je ne veux pas nier qu'une affection osseuse de cette nature puisse produire une arthrite secondaire tuberculeuse.

« Dans ces cas que j'ai réunis à l'hôpital Béthanie, les premières sont de beaucoup les plus fréquentes, on trouverait

---

(1) *Uœber den Charactere und die Bedeutung des fongösen Gelenkentzündungs. Sammlt klin. Vortr.* — (2) Deutsche Zeitschr. für Chir, Bd XI, pp. 531-168-169. — (3) *Schüler,* Centralbl. f. Chir. 1878, n° 43 — *et Hueter. Die Experimentelle Erzenyung der Synovites hyperplastica am Hunde und die Beziehungen dieses Gelenenkrank zur Tuberculose.* Zeitschr. f. Chirurgie, Bd II, p. 317.

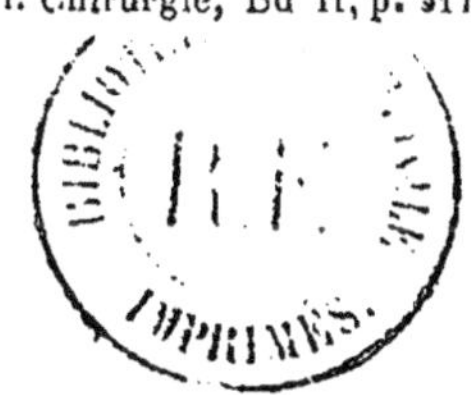

7

tout au plus une arthropatie pour cinq ostéites tuberculeuses primitives. A l'autopsie d'un ouvrier âgé de 19 ans mort avec une coxalgie tuberculeuse primitive contre laquelle on ne tenta aucune intervention opératoire à cause d'une affection pulmonaire concomitante, on trouva un gros tubercule dans la synoviale, la capsule était remplie de pus mélangé à des grumeaux caséeux, il y avait de plus une destruction étendue des cartilages, de la tuberculose pulmonaire et péritonéale. »

Comme on a pu s'en rendre compte, la question des altérations diathésiques des jointures est singulièrement compliquée, et encore nous avons laissé de côté un point discuté, la dégénération tuberculeuse secondaire ; nous trouverions là peut-être la transition possible entre un état caractérisé par un aspect extérieur spécial, par une prédiposition organique du système lymphatique dont nous ne connaissons pas la nature et la tuberculose vraie.

La question est si complexe, les doctrines sont si peu fixées que nous n'avons pas voulu ajouter à un point de pathologie spécial obscur par lui-même un problème de pathologie générale dont la solution est réservée à l'avenir.

Que pouvons-nous conclure de ce que nous venons de passer en revue? Si nous avons oublié un moment le massage et rapporté des opinions contradictoires, ce n'est nullement dans le but d'agrémenter notre travail d'une digression érudite.

Nous l'avons dit et répété, les meilleurs traitements appliqués à l'aveugle sont plus nuisibles qu'utiles. Si la thérapeutique a marché trop lentement jusqu'à nos jours, cela tient peutêtre à ce qu'on n'a pas tenté de poser nettement les problèmes, de regarder en face les difficultés ; l'expérience pure et simple a tenu la place du raisonnement et les échecs comme les succès sont restés inexpliqués.

Nous avons des affections articulaires ayant pour caractère commun une marche lente, une tendance constante à produire des exsudats; ces phlegmasies peuvent débuter par une partie ou une autre de la jointure mais presque toujours la séreuse est touchée en premier lieu ; ils peuvent y rester limités ou gagner les partiesvoisines: l'exsudat peut se résoudre, perdre une partie de ses éléments liquides, donner lieu à la production d'un revêtement solide, qui parfois s'organisera lui-même de telle sorte que la cavité sera parcourue par des tractus conjonctifs ou fibreux. Les états généraux amenant un affaiblissement de l'organisme, la scrofule si l'on veut, en prenant le mot dans son acception la plus large, ne prémunissent nullement contre ces affections articulaires ; mais lorsqu'ils existent, ils prolongent leur marche et leur impriment un cachet particulier : l'organisation des exsudats n'est pas franche, au lieu de substance conjonctive, on a des masses granuleuses, des fongosités, absolument comme à la suite de certaines adénites suppurées du cou, ou d'ostéo-périostites situées loin des jointures ; il y a de plus une tendance manifeste aux suppurations partielles, la guérison spontanée et complète est absolument rare.

La tuberculose se développera de préférence dans les tissus les plus vasculaires comme la moelle osseuse ou la substance spongieuse. La synoviale sera rarement intéressée de prime abord ; la maladie évolue ici comme partout ; le produit parasite détermine une inflammation éliminatrice de voisinage, mais malheureusement le foyer primitif reste rarement isolé et nous avons affaire à une destruction graduelle de la jointure, à des accidents généraux septiques absolument comme dans certaines formes de tuberculisation pulmonaire qui ne donnent lieu d'abord qu'à de la pneumonie du sommet et plus tard envahissent tout le parenchyme.

Dans quels cas le massage est-il applicable ? Toutes les fois que nous avons un exsudat dont la résorption est possible et n'est pas dangereuse, il nous rendra des services : dans les épanchements séreux, les vulgaires hydarthroses, il nous rendra service qu'il y ait des productions plastiques viables ou non. Mais pour celles-ci il faut modifier le procédé opératoire de telle sorte que les adhérences soient rompues, que les fongosités s'il y en a soient désagrégées, que le sang épanché puisse se résorber et que les produits qui restent subissent la transformation graisseuse.

Avons-nous de la suppuration ?

Les probabilités sont-elles en faveur d'une synovite ou d'une ostéite tuberculeuse? Gardons-nous de masser. Il n'est pas possible de formuler une indication générale conçue de la sorte : Hydarthrose, massage ; synovite de n'importe quelle nature, massage ; tumeur blanche, expectation ou traitement différent quel que soit le diagnostic porté au moment où nous voyons le malade pour la première fois. Posons-nous avant tout ces deux questions : Y a-t-il du pus? y a-t-il des granulations tuberculeuses? Si les probabilités sont pour la négative, nous pouvons intervenir hardiment et presque toujours nous obtiendrons un succès.

Obs. XXV (personnelle)

Hydarthrose du genou droit. — Massage. — Guérison.

Mme B., âgée de 54 ans, raconte qu'il y a quinze jours, à la suite d'un bain, le genou droit s'était tuméfié sans cause connue ni symptômes subjectifs. La marche est devenue très difficile. Repos, élévation du membre, badigeonnage iodé sur la jointure; pas d'amélioration. Au moment où nous voyons cette malade, elle marche difficilement à l'aide d'une canne. L'épanchement est souvent abondant dans la portion sus-rotulienne de la synoviale. Pas de changement de coloration de la peau, mouvements actifs très limités. Mouvements passifs possibles. Extension de 30° moins élevée que l'extension normale. Flexion très douloureuse quand on approche de l'angle droit. La première séance de massage est suivie d'une amélioration assez sérieuse. Je prescris à la malade de revenir à pied chez moi. Au bout de quelques jours la douleur et le gonflement sont moins prononcés. A la fin de la semaine, la malade peut marcher sans le secours d'un bâton. Il ne reste plus qu'une légère infiltration périarticulaire, mouvements passifs de la jointure; sept séances.

Obs. XXVI (personnelle)

Hydarthrose des deux genoux. — Massage. — Guérison.

Mme L., 34 ans, a eu à diverses reprises des épanchements dans les genoux ; les deux n'ont jamais été pris en même temps ; le genou gauche parait l'avoir été plus souvent que le droit. La marche est devenue de plus en plus pénible ; elle est même souvent obligée de s'arrêter pendant les promenades qu'elle fait à pied ; depuis l'année dernière, elle ne peut plus que difficilement monter ou descendre les escaliers ; toutes les médications usitées en pareil cas ont été employées sans succès ; sangsues sur le genou ; compresses froides, hydro thérapie ; séjours à Biarritz, Luçon, Aix-les-Bains. Immobilisation du genou par un appareil plâtré. Le malade l'a gardé deux mois sans en retirer avantage.

Au contraire, quand on enleva l'appareil, l'atrophie des muscles des jambes avait augmenté, et l'état général s'était plutôt aggravé qu'amélioré.

Gonflement des deux genoux, moins prononcé toutefois du côté droit. Fluctuation peu prononcée au niveau des parties de la synoviale qui se trouvent au-dessus de la rotule. Les téguments du genou sont de couleur sombre et ils sont sillonnés par des veines dilatées. Les mouvements passifs sont légèrement entravés, il est probable que les téguments sont épaissis ; après deux mois et demi de traitement par le massage, le genou a repris sa forme, plus d'épanchement intra-articulaire ni d'infiltration périsynoviale. La marche est indolente, la malade n'éprouve pas autre chose que de la fatigue après une promenade à pied prolongée ; huit mois plus tard, cette malade pouvait faire de longues courses à pied.

Obs. XXVII (personnelle)

Hydarthrose tibio-tarsienne. — Synovite de la gaine des extenseurs
des orteils. — Massage. — Guérison

M. B., 48 ans, a depuis trois mois des douleurs dans le pied, qui l'empêchent de faire de longues marches. La douleur a son maximum au niveau de l'articulation tibio-tarsienne ; mais au bout de quelques temps, elle s'irradie vers le haut et vers le bas. Frictions avec du baume tranquille, bains russes, bains de Barèges, sans résultat. Fluctuation intermalléolaire au niveau de la partie antérieure de l'articulation. Douleurs vives sous l'influence des pressions un peu fortes. Épanchement dans la gaine des tendons des extenseurs des orteils. Le gonflement augmente après une marche prolongée et remonte plus haut dans la région de la jambe, mouvements passifs des pieds limités et très douloureux, guérison complète après quatre semaines de massage.

Obs. XXVIII (personnelle)

Arthrite chronique du genou. — Massage. — Guérison.

Mlle A., 33 ans, souffre depuis de longues années de douleurs qui paraissent avoir leur siège principal dans le genou ; a employé successivement contre elles les bains de Barèges et l'hydrothérapie. Du reste, la malade a employé sans succès de nombreux médicaments. Immobilité soit au lit, soit avec la jambe étendue sur une chaise ; ne pouvait marcher sans béquilles. Les genoux paraissaient normaux ; à première vue on ne constatait ni épanchement ni altération organique. Au niveau du genou droit il y avait un épaississement marqué de la synoviale, surtout dans l'extension, et qui siégeait au-dessus de la rotule. Douleur à la pression au même niveau, s'irradiant sur les parties environnantes. Mouvement actif limité par suite de la douleur.

Massage, diminution sensible de l'épaississement au bout de cinq semaines ; la malade peut marcher sans béquilles ; guérison complète au bout de dix semaines.

Obs. XXIX (personnelle)

Arthrite chronique du genou gauche. — Massage. — Extension et flexions forcées. — Amélioration notable après trois mois de traitement.

Mlle A. L., 16 ans, strumeuse ; tombée en jouant sur le genou droit il y a sept ans. Tuméfaction immédiate ; peut cependant continuer à marcher malgré la douleur. Les accidents inflammatoires disparurent mais la tuméfaction persista, badigeonnages iodés sans résultat. Immobilisation pendant six semaines ; au bout de ce temps la douleur et la difficulté de la marche étaient plus prononcées qu'au début. Depuis lors il y a eu diverses alternatives d'amélioration et d'aggravation.

5 août 1880. Tuméfaction prononcée du genou droit correspondant à la forme et à l'étendue de la capsule articulaire. Empâtement dans le tissu périarticulaire, pas de liquide dans la jointure, douleur à la pression, mobilité limitée en tous sens. Flexion à la jambe sur la cuisse sous un angle de 140°. Pas de craquements, les cartilages et les os paraissent intacts. Pas de douleur spontanée ; douleur pendant les mouvements que fait la malade, impossible de marcher sans appui.

Massage combiné à l'extension et à la flexion forcée. Réaction favorable survenant très rapidement après 90 jours de traitement, la jointure a diminué notablement de volume ; la capsule, le tissu conjonctif périarticulaire sont moins infiltrés, plus fermes. La jambe peut être étendue jusqu'à 170°. Marche beaucoup moins difficile.

Obs. XXX (personnelle)

Arthrite chronique d'origine traumatique. Épaississement et probablement végétation granuleuse de la synoviale. — Massage. Guérison.

M. N. L., 33 ans, de constitution faible, lymphatique.

A 28 ans est tombé d'une balançoire ; le genou droit a porté si malheureusement qu'il a été obligé de se mettre au lit. Tuméfaction et douleurs très vives, 12 sangsues, compresses froides, disparition des accidents inflammatoires aigus. Il reste de la roideur et de la difficulté pour marcher. Après toutes les marches prolongées, il se faisait une poussée aiguë avec tuméfaction et douleur, et le malade devait garder le lit pendant plusieurs semaines. Application sans résultat des vésicatoires et de diverses espèces de pommades, hydrothérapie, séjour dans plusieurs stations minérales ; pas de résultat. La roideur ne tarda pas à s'accuser.

6 novembre 1880, traîne la jambe et ne peut marcher sans béquilles. Atrophie marquée de la jambe et de la cuisse.

Les condyles fémoraux, augmentés de volume, font saillie sous la peau, mobilité notablement diminuée. Extension jusqu'à 150°, flexion jusqu'à 10°, légère subluxation du fémur en arrière et en dehors, avec un peu de rotation en dedans ; sensibilité très marquée à la pression au niveau des ligaments rotatifs. Pas de liquide libre dans la cavité du genou, on sent une sorte de résistance comme si cette cavité était remplie par une masse élastique et volumineuse.

Amélioration rapide par le massage combiné à l'extension et à la flexion ; après sept semaines de traitement, le malade peut faire de petites promenades dans sa chambre sans se servir de ses béquilles.

Le 25 mars 1881, il peut marcher sans appui et sans gêne.

La flexion s'étend presque à l'angle droit. L'état général s'est en même temps amélioré.

Obs. XXXI (personnelle)

Arthrites chroniques des deux genoux. — Rhumatisme chronique à poussées aiguës. — Nodosités d'Heberden. — Synovites chroniques des gaines tendineuses de la main. — Massage. — Guérison des accidents locaux. — Massage général ultérieur.

M. M. S., 62 ans, atteint, depuis dix ans, de rhumatisme chronique avec poussées aiguës apparaissant régulièrement vers les mois de septembre et de janvier. Le genou gauche est touché de préférence. Un traumatisme léger, un simple effort sont suffisants pour obliger le malade à garder le lit des semaines ou des mois : de temps en temps l'attaque a le caractère d'une violente sciatique. A la fin du mois d'avril 1879, l'accès porta sur le genou gauche ; il fut suivi d'une immobilisation presque complète de la jointure : pas de douleurs spontanées, mais les mouvements sont très limités, et le malade ne peut faire que quelques pas dans sa chambre en s'appuyant sur une canne. Flexion légère de la jambe sur la cuisse, angle poplité 120°. On a traité l'affection par le repos, les bains chauds, les badigeonnages iodés, le colchique et le salicylate de soude à l'intérieur. Flexion ou extension forcée très douloureuses.

On commence par l'effleurage, puis on fait des frictions plus énergiques ; mouvements passifs. Après trois semaines de ce traitement, le malade a recouvré presque toute la mobilité de l'articulation. Il reste encore un peu de faiblesse du membre consécutive à une légère atrophie des muscles. Au bout d'une quinzaine de jours, elle disparut complètement sans qu'on fît rien contre elle ; le malade fait sans peine des promenades fréquentes et assez longues. A la suite des attaques antérieures, les mouvements de sa main étaient restés limités surtout au niveau des articulations métacarpo-phalangiennes du côté gauche (main en griffe). Nodosités d'Heberden au niveau des articulations des doigts. Massage des membres et des doigts. Le massage porte sur la face antérieure de l'avant-bras, surtout sur les tendons des fléchisseurs ; extension forcée des doigts incurvés ; cette manœuvre est très douloureuse. Après. six semaines de traitement, la mobilité est en partie revenue et le malade peut faire des efforts ou des mouvements assez énergiques sans provoquer une attaque. Le massage fut pratiqué sur l'autre bras, mais le malade ayant dû partir pour la campagne, le nombre des séances fut trop restreint pour qu'on pût obtenir quelque chose, d'autant mieux que redoutant une nouvelle attaque, il ne voulait pas se soumettre à une extension assez énergique pour que les adhérences entre les tendons et leurs gaines pussent être rompues.

Ce malade revient à Paris au mois de novembre suivant : En septembre, il avait eu un malaise général sans accès de rhumatisme proprement dit.

Un examen soigneux de toutes les jointures antérieurement touchées nous permit de constater à ce moment l'état suivant : Au niveau des deux genoux épaississement des éléments fibreux périarticulaires ; infiltrations des ligaments latéraux surtout du côté gauche. Pas de douleurs spontanées ni provoquées par la pression. A la main, synovite chronique de la gaine du tendon de l'abducteur du pouce et du fléchisseur de l'index. Massage sur le trajet de ces tendons ; à peine a-t-on une amélioration qu'une poussée rhumatismale se fait dans l'articulation du poignet ; elle est beaucoup moins forte que les poussées antérieures ; mais elle laisse quand même à sa suite un gonflement périarticulaire. L'articulation du poignet gauche est ensuite touchée à son tour, mais très faiblement. Rien du côté des genoux.

Après un repos de quelques jours, le massage est repris.

On fait disparaître sans difficulté les symptômes qui persistent et il ne reste plus au malade que des douleurs erratiques ; il est beaucoup mieux qu'il ne l'a été depuis dix ans. Massage général destiné à faciliter l'élimination du principe rhumatismal ; le malade est encore en traitement.

Obs. XXXII (personnelle)

*Arthrite chronique de nature rhumatismale de la main et du poignet.
Synovite tendineuses de même nature des muscles de l'avant-bras. —
Massage. — Amélioration.*

M. N., américain, âgé de 36 ans, rhumatisant, a depuis longtemps des
douleurs dans différentes régions mais surtout dans l'avant-bras droit, à
la suite desquelles tous les mouvements des doigts et des articulations
de la main sont devenus difficiles.

Il ne peut ni s'habiller seul, ni écrire. Bains des Barèges, saison à
Aix-les-Bains, hydrothérapie sans résultat.

Massage énergique des muscles de la région antérieure de l'avant-
bras surtout des tendons des fléchisseurs ; mouvements passifs d'extension des doigts et de toute la main. Ceux-ci sont très douloureux et
accompagnés d'une sorte de déchirure des fausses membranes.

Les muscles de la région postérieure étant légèrement atrophiés, on
les masse à leur tour et on recommande aux malades les mouvements
actifs de la main. Amélioration très notable après un traitement de
trois mois ; la tuméfaction des jointures a diminué.

Peut faire tous les mouvements de la main, s'habiller et écrire
sans difficulté.

Obs. XXXIII (personnelle)

*Arthrites chroniques de nature goutteuse des deux genoux ? — Massage. —
Amélioration.*

M. M., 28 ans, se plaint d'une sensation de fatigue habituelle dans la
région poplitée après une marche un peu longue, cette sensation fait
place à une véritable douleur. Ces accidents étaient apparus quelques
années auparavant à la suite d'une attaque de goutte. Chaque matin
après s'être levé, les deux genoux sont roides, et après quelques
heures seulement l'articulation s'assouplit et la marche devient plus
facile ; gêne prononcée surtout pour monter les escaliers. En examinant les jointures on reconnait une légère dilatation de leur capsule,
produite par un épanchement très modéré (du côté gauche surtout).
Du côté droit, l'épanchement est plus sensible au dessus de la rotule ; du
côté gauche, de chaque côté des ligaments latéraux, on n'a de douleurs
qu'à des pressions un peu fortes. Synovite de la gaine du tendon du
biceps fémoral. Sensibilité plus accusée le long de ce tendon. La capsule
est un peu flasque ; elle ne présente aucun épaississement appréciable. Les
mouvements actifs et passifs sont tout à fait libres. Vers la fin de ceux-ci

on éprouve une certaine résistance ; en même temps, un craquement est perçu par le malade.

Amélioration rapide par le massage ; au bout de deux mois, on ne sent plus de fluctuation. La capsule a repris sa consistance normale et l'état du malade est sensiblement amélioré. A ce moment, le malade part pour la campagne.

Nous avons groupé à dessein les observations d'après la nature des accidents observés. Au moment où nous vîmes pour la première fois les malades, les circonstances étaient relativement favorables ; on avait affaire à de simples épanchements liquides. Rien ne faisait supposer qu'ils fussent accompagnés de lésions plus profondes. On réussit vite à obtenir une résorption parfaite (Obs. XXV et XXVI).

Dans les deux faits suivants, la maladie était arrivée à une phase plus avancée ; le liquide avait déjà disparu. On était en présence d'épaississements limités de la synoviale, correspondant à des dépôts plastiques en voie d'organisation (Obs. XXVII et XXVIII).

Dans l'observation XXIX il y avait selon toute probabilité des fongosités ; le malade était faible, lymphatique ; l'affection s'était développée trois ans auparavant à la suite d'un traumatisme ; on pouvait supposer qu'il y avait de l'ostéite secondaire, car les condyles fémoraux faisaient saillie sous la peau ; les muscles du voisinage étaient en voie d'atrophie. Malgré ces symptômes défavorables, on eut un succès complet par le massage. Dans les observations XXIX et XXX, les arthrites s'étaient développées sous l'influence du rhumatisme, dans un cas ; de la goutte, dans un autre. Le même procédé nous a donné le résultat désiré : c'est-à-dire la disparition des accidents locaux et la restitution des mouvements ; malheureusement nous ne sommes pas aussi rassuré pour l'avenir que dans les autres cas. Les arthropathies étaient l'expression de causes générales qui probablement interviendront de nouveau dans l'avenir ; le massage local ne peut rien contre elles. Aussi nous avons procédé d'une autre façon ; d'après l'opinion, dominant aujourd'hui, le rhumatisme serait une affection miasmatique et parasitaire. Dans ces conditions, on pourrait peut-être, par des manœuvres générales, simplifier ou faciliter l'expulsion des microbes. « Quand le massage s'étend sur une grande surface, dit M. Carl Güssenbauer, il active les échanges organiques ; en excitant les vaisseaux, il facilite la circulation des parties malades et par contre-coup leur nutrition.

» Outre son action purement mécanique sur la résorption de l'exsudat, il agit sur la nutrition générale. Dans plusieurs cas de rhumatisme polyarticulaire, que j'ai eus en traitement à ma clinique, j'ai pu comme d'autres constater son utilité à ces deux points de vue (1). »

Les principes que nous avons exposés dans ce chapitre sont aussi ceux de la plupart des partisans de l'École d'Amsterdam ; les mêmes résultats ont été obtenus partout où le massage a été appliqué avec persévérance.

MM. Berghman et Helleday font justement remarquer qu'il y a bien peu d'arthropathies chroniques dans lesquelles cette méthode ne soit pas indiquée ; il arrive souvent qu'une affection mal déterminée d'un membre inférieur a pour origine une lésion limitée d'une jointure qu'on pourra reconnaître avec un examen attentif. « Nous avons été vivement frappés, disent ces auteurs, du premier cas de cette nature que nous avons eu l'occasion de voir. Il s'agissait d'un vieillard qui souffrait, depuis trois mois, d'une faiblesse de la jambe droite ; celle-ci avait peu à peu augmenté, de telle sorte qu'après une courte marche il devait s'arrêter ; il lui était même presque impossible de monter les escaliers. Pas de douleurs, mais un sentiment constant de fatigue dans la jambe. Pas de traumatisme ni d'affection aiguë des articulations ; il a vu de nombreux médecins, les uns lui ont dit que c'était une affection rhumatoïde, les autres que c'étaient des accidents nerveux. Une fois on diagnostiqua une parésie des muscles de la jambe consécutive à une spondylite guérie depuis longtemps. Quand Mezger fit l'examen, il ne trouva pas la moindre anomalie sur la colonne vertébrale. Les muscles de

(1) *Erfahrnngenüber Massage*, 1881, p. 14.

la jambe intéressée étaient en voie d'atrophie et la température était un peu plus basse que du côté sain ; les articulations coxo-fémorales et tibio-tarsiennes ne présentaient rien d'anormal. Les mouvements actifs et passifs des genoux n'étaient pas limités, il n'y avait pas d'épanchement et leurs contours étaient réguliers.

Tout à coup, Mezger mit le doigt sur un point parfaitement limité à côté de la rotule ; « C'est là, dit-il, » et en effet, le malade poussa un cri de douleur. On diagnostiqua une synovite chronique circonscrite, et la flaccidité des muscles de la jambe fut attribuée à un trouble de nutrition consécutif à une immobilité relative de longue durée. Après quatre semaines de massage, il ne restait plus qu'un peu de fatigue en montant les escaliers ».

Il s'agit évidemment d'un cas rare, et c'est pour cela que nous l'avons donné presque *in extenso*. Ces arthrites à forme spéciale limitées à un point de la synoviale, s'accompagnant de désordres hors de proportion avec les altérations locales, sont peut-être de proches parentes de la *morbus coxæ senilis* ; l'âge même du malade ne contredit nullement cette supposition.

C'est dans les phlegmasies chroniques limitées de la séreuse que les résultats ont été les meilleurs. « Une hydarthrose est guérie plus sûrement par ce moyen que par les rubéfiants et les révulsifs, dit M. Kiener (un élève de Mezger), les autres méthodes ne prémunissent pas plus que le massage le malade contre les récidives. » Mosengeil fait cependant des réserves relativement à quelques formes. « Dans l'hydropisie chronique de l'articulation si fréquente au genou, je n'ai rien obtenu de merveilleux. Cela tient peut-être à ce que les voies de résorption sont obstruées de telle sorte que la synovie et la sérosité intra-articulaire sont difficilement reprises. »

Cette remarque est fondée peut être au point de vue théorique ; cependant les résultats obtenus dans la pratique sont meilleurs que ne le ferait supposer la réserve de Mosengeil. Sans doute les vieilles hydarthroses, accompagnées de relâchement de la synoviale, sont plus rebelles que les synovites récentes ; il est relativement difficile dans ces conditions d'intervenir assez énergiquement dans la nutrition des tissus articulaires et périarticulaires pour en déterminer une résorption rapide ; mais il ne faut pas dès le premier jour perdre courage et recourir à une autre méthode ; même en pareil cas, le massage seul suffit à guérir complètement la maladie.

Dans la statistique de Johnsen comprenant 43 hydarthroses anciennes réunies sous le nom générique de synovites séreuses chroniques, nous trouvons 34 cas de guérison radicale, et 9 améliorations ; le nombre des séances a varié de 19 à 85 ; dans un seul cas on a dû aller jusqu'à 116 : la maladie datait de 3 mois ; elle s'était développée à la suite d'un travail prolongé à genoux ; il y avait un épanchement abondant avec épaississement de la capsule et de violentes douleurs pendant la marche qui était presque impossible. On avait eu recours d'abord aux badigeonnages iodés, à l'immobilisation, aux bains de vapeur, et l'on n'avait rien obtenu, le massage donna un succès complet (Obs. VI de Johnsen).

Dans le cas même où l'on n'eut qu'une amélioration, on n'est pas toujours autorisé à déclarer la méthode insuffisante ; parfois les malades ont interrompu le traitement et repris leurs occupations dès que les mouvements ont été moins douloureux.

La même statistique renferme un autre paragraphe ayant pour titre ramollissement de la capsule ; il renferme 20 observations et dans 19 la guérison a été complète. Dans ces cas surtout la capacité de résorption de la séreuse avait dû notablement souffrir, quelques-uns même de ces faits présentaient un caractère de gravité particulier. Dans l'obs. VII le malade avait depuis plus de 30 mois une luxation de la rotule. Il y avait un épaississement notable et irrégulier de la capsule articulaire ; les muscles de la jambe avaient subi une atrophie marquée, le malade ne pouvait marcher sans bâton. On avait comme toujours eu recours sans résultat au repos, aux badigeonnages iodés, aux bains ; la guérison fut complète après 139 séances.

Nous nous sommes suffisamment expliqué à propos des différentes formes de tumeurs blanches; nous avons montré combien il était difficile de fixer une ligne de démarcation entre les affections diathésiques primitives rapidement suivies d'une désorganisation de toutes les parties constituantes de la jointure et la synovite hyperplastique granuleuse qui peut elle aussi à la longue intéresser le cartilage et même l'os. A moins que la rapidité du développement et l'évolution des symptômes ne laissent aucun doute sur la nature de la maladie, on fera bien d'essayer le traitement que nous recommandons. Mosengeil, qui formule la même réserve que nous à propos des ostéites, a réussi à guérir certains cas dans lesquels des productions osseuses nouvelles se trouvaient déjà formées à la surface des saillies articulaires.

« Les cas de synovite hyperplastique dans lesquels le processus s'est étendu aux cartilages et aux os ne valent rien pour le massage, mais ce ne sont certainement pas les plus fréquents. On a souvent l'occasion de voir des tumeurs blanches qui durent depuis des années et dans lesquelles il y a un gonflement notable de la région du genou, de la sensibilité à la pression et de la douleur dans la marche ; parfois même les troubles sont assez prononcés pour qu'il y ait de la contracture, de la rotation en dehors et une subluxation du tibia en dedans ; malgré cela, le résultat du traitement est excellent » (BERGHMAN ET HELLEDAY).

« Dans les phlegmasies chroniques accompagnées de granulations, dit M. Gottlieb, que l'on appelait naguère des tumeurs blanches, il y a des stases veineuses et lymphatiques, issue des globules blancs et formation de capillaires nouveaux. Au moyen du massage, on diminue la stase, on refoule dans les voies d'absorption le plasma et les globules blancs, on déchire les capillaires nouveaux qui subissent la dégénérescence graisseuse. De cette manière on peut obtenir une résolution complète du tissu granuleux.

Dans les formes compliquées de lésions des cartilages ou des os, comme cela se produit à certaines places, le massage n'est pas absolument contre-indiqué quand la synovite est primitive et que le cartilage n'est que légèrement touché. Il est certain que, dans ce cas, la formation de tissu granuleux dans la capsule exercera une influence favorable sur l'affection du cartilage (1). »

(1) *Meddelelser om Massage*. — Ugeskrift f. Leåger, 19 décembre 1874, n° 29 p. 119.

§ V. — MASSAGE DANS LES LUXATIONS.

Ambroise Paré avait recommandé les mouvements passifs pour faciliter la réduction de certaines luxations. Afin de résoudre l'humeur épanchée et de mieux étendre les fibres des muscles et des ligaments. Cette pratique avait aussi pour but de faire disparaître l'obstacle à la réduction qui pouvait provenir des muscles, de fatiguer leurs fibres et d'amener ainsi la disparition des contractures temporaires. La découverte du chloroforme a rendu ce procédé inutile, et l'on atteint plus vite et plus sûrement son but avec la narcose qu'avec aucune manœuvre. Les Anciens prescrivaient, comme nous l'avons vu, le massage aussitôt après la réduction pour rendre plus vite aux muscles leurs fonctions. Malgaigne lui-même, qui pousse si loin la circonspection, est obligé de reconnaître, comme nous l'avons vu, qu'à la suite des luxations, il faut recourir de bonne heure aux mouvements passifs pour prévenir les roideurs consécutives.

Le massage, tel que nous l'employons, est indiqué en pareil cas, au même titre que dans les entorses ; la luxation la plus simple est toujours accompagnée de froissements, de déchirures et par conséquent d'un peu d'épanchement sanguin immédiat et plus tard d'arthrite ou de synovite de voisinage ; dans les deux cas, il faut activer la résorption, c'est le meilleur moyen d'enrayer le processus. « J'ai fait usage du massage, dit M. Gerst, immédiatement après la réduction, pour activer la résorption de l'épanchement sanguin souscutané et faire disparaître la douleur et le gonflement ; pour accélérer la circulation et les échanges organiques et faciliter ainsi la réunion des ligaments déchirés. Parmi les différents procédés de Mezger, on choisit au début l'effleurage, et dans l'intervalle des séances, l'articulation malade est maintenue fixe au moyen d'attelles. Plus tard, on emploie en dehors de l'effleurage des mouvements actifs et passifs et des bains chauds. Dans un cas de luxation en dedans et en bas des secondes phalanges des deux index, arrivée durant les exercices de voltige, on a eu une guérison complète en vingt-deux jours par ce procédé ; les mouvements passifs furent commencés au bout de huit jours.

Dans un second cas, il y avait eu dans les mêmes conditions une luxation en bas de l'index droit au niveau de son articulation métacarpo-phalangienne ; on commença les mouvements passifs au bout de cinq jours, et le blessé put reprendre son service au bout de neuf (1) ».

Obs. XXXIV *(personnelle)*

Luxation de l'épaule gauche. — Contusion. — Myosite aiguë et paralysie consécutive du deltoïde. — Myosite et parésie des fléchisseurs et des extenseurs des doigts. — Parésie du nerf cubital.

M. R. S., 43 ans, tombe si malheureusement à la fin du mois de juin 1880, que la partie interne de l'avant-bras porte sur le sol et qu'il se fait une luxation de l'épaule en avant. On applique immédiatement sur le moignon de l'épaule un sachet rempli de glace ; la luxation ne fut réduite que dix-sept heures plus tard sans difficulté. Il restait toujours du gonflement dans la région de l'épaule, et la région cubitale de l'avant-bras ; ce gonflement disparut au bout de quelques jours, mais le bras avait en partie perdu sa force. Il restait pendant le long du tronc et toutes les tentatives d'élévation étaient infructueuses ; les mouvements de la main eux-mêmes étaient limités et très pénibles ; la flexion des doigts était incomplète. Pendant un séjour de trois semaines que le malade fit à Vichy, il fut traité par la faradisation et n'obtint pas la moindre amélioration.

24 octobre 1880. L'état précédemment indiqué existe toujours ; l'élévation complète du bras est impossible. Les muscles extenseurs et fléchisseurs de l'avant-bras semblent intacts ; il est impossible d'étendre les doigts et de fermer complètement la main ; à peine peut-on mettre

(1) *Loc. cit.,* p. 22

l'extrémité de l'index en contact avec celle du pouce ; le malade ne peut ni tenir une plume, ni boutonner son faux-col. Le médius, l'annulaire et l'auriculaire ont un aspect violacé ; ils sont froids, parfois même la nuit cette sensation de froid est si accusée qu'elle réveille le malade et qu'il est obligé de remuer ses doigts et de les frotter : cette sensation remonte en haut sur tout le bord cubital de l'avant-bras. La sensibilité cutanée n'est pas diminuée. Les articulations ne sont pas atteintes. Les mouvements passifs se font librement ; du reste il n'y a pas de douleur spontanée dans les parties affectées. Les muscles du côté sur lequel est tombé le malade semblent un peu tuméfiés et la pression exercée sur eux est très douloureuse.

Le deltoïde, les muscles de l'avant-bras, surtout ceux de la région cubitale sont soumis à un massage énergique. En même temps on conseille au malade de faire le plus souvent possible des mouvements actifs au moyen des muscles affectés.

Au bout de 19 séances, le malade pouvait élever le bras au-dessus de l'horizontale ; pour la main, le résultat était moins avantageux ; cependant l'extension complète était possible, les extrémités de l'index et du pouce pouvaient être rapprochées ; la main se fermait plus aisément qu'au début du traitement ; il y avait toujours une sensation de froid, mais elle était moins intense qu'auparavant. Le malade, obligé de partir pour l'Italie, dut cesser à ce moment le traitement. Il était du reste très satisfait de l'amélioration qu'il avait obtenue.

Pendant qu'il était en traitement, il attira mon attention par un autre phénomène qu'il éprouvait depuis de longues années. Quand il a beaucoup travaillé, et surtout quand il a veillé plusieurs nuits de suite, il éprouve en arrière dans la région des omoplates, une fatigue persistante très pénible qui va jusqu'à la douleur. Après un examen attentif, je reconnais l'existence d'un foyer de myosite dans la portion du trapèze qui s'insère sur l'acromion. Ce muscle est plus rigide qu'à l'état normal ; en le faisant contracter on a la sensation d'une sorte de frottement dont le malade lui-même a conscience. Après une dizaine de séances de massage, amélioration manifeste. Nous aurons l'occasion de revenir sur des faits semblables.

Cette observation est un exemple frappant des heureux résultats du massage dans les suites des luxations. L'accident originel était passé depuis longtemps, la réduction avait été bien faite, et cependant les fonctions du bras ne se rétablissaient point ; c'est que le déplacement de la tête humérale avait produit dans le voisinage des désordres musculaires qui ne s'étaient pas réparés. Au moment même de la chute, il y avait eu une contusion violente probablement suivie de myosites partielles des muscles de l'avant-bras. La luxation de l'épaule ayant absorbé l'attention, on avait laissé marcher les choses, et si nous ne fussions intervenu à temps, il est possible que tout se fût terminé par une infirmité. Du reste, nous n'avons pas insisté autrement ici sur ce chapitre; les accidents que nous avons à combattre au moment de la réduction ou peu auparavant sont les mêmes que dans les entorses et les phlegmasies aiguës, et nous avons déjà discuté les indications physiologiques; quant aux désordres ultérieurs, nous y reviendrons.

§ VI. — MASSAGE DANS LES HYGROMAS ET LES AFFECTIONS DES BOURSES SÉREUSES SOUS-MUSCULAIRES.

Le massage est indiqué dans l'hygroma, au même titre que dans l'hydarthrose chronique ; nous n'avons pas eu jusqu'ici l'occasion de l'appliquer dans celui du genou, et la plupart des travaux que nous avons consultés ne disent rien sur ce sujet.

L'hygroma du genou est une affection professionnelle ; on pourrait presque l'appeler la maladie des raboteurs de parquets ; la plupart des individus qui en sont atteints ne s'en inquiètent que fort tard, quand ils sont notablement gênés ; dès qu'une interruption de travail devient nécessaire, ils entrent à l'hôpital et sont traités par les moyens classiques ; la compression, les badigeonnages iodés, parfois l'incision. C'est probablement pour cela que les observations de cette nature sont si rares en France et à l'étranger. En revanche, nous avons vu et traité à plusieurs reprises une affection comparable à l'hygroma au point de vue anatomo-pathologique. Il y a pourtant entre les deux cette différence que la seconde n'est point professionnelle ; qu'on la trouve à tout âge, dans toutes les classes de la société ; que son origine, le plus souvent traumatique, peut être spontanée. Elle est aiguë ou chronique ; elle est douloureuse et produit une gêne des mouvements du bras assez prononcée pour constituer parfois une véritable infirmité ; nous voulons parler de l'inflammation de la bourse muqueuse sous-deltoïdienne.

Dans un travail sur la *Luxation du tendon de la longue portion du biceps huméral,* publié en 1867, Jarjavay faisait observer qu'à la suite des contusions de l'épaule et des torsions du bras, on a fréquemment une inflammation de la bourse séreuse sous-acromiale ; cette phlegmasie ayant un caractère aigu a pour symptômes principaux un gonflement du moignon de l'épaule ; une douleur qui gêne les mouvements du bras, les empêche parfois. Ce travail était resté à peu près inaperçu, lorsqu'en 1872, M. Duplay qui avait pu vérifier par lui-même l'exactitude de l'opinion de Jarjavay, décrivit une forme chronique de la maladie (1).

« L'affection, disait cet auteur, est extrêmement commune, et il ne se passe guère de mois sans qu'on ait l'occasion d'en observer quelques cas à la consultation d'un des grands hôpitaux de Paris. Malgré cette fréquence, la périarthrite de l'épaule me paraît assez mal connue, ou du moins je ne sache pas qu'elle ait été complètement décrite jusqu'à ce jour, et qu'on ait rigoureusement déterminé sa nature et le mode de traitement qui lui convient (2). »

Après avoir étudié longuement l'anatomie pathologique, les symptômes, discuté le diagnostic et les méthodes de traitement, M. Duplay résumait ce qu'il avait vu dans les conclusions suivantes :

« 1° Les traumatismes directs ou indirects de l'épaule sont très fréquemment suivis d'une inflammation des tissus qui entourent l'articulation scapulo-humérale ; et cette périarthrite, en se localisant plus particulièrement dans la bourse séreuse sous-acromiale et dans le tissu cellulaire sous-deltoïdien, détermine l'épaississement, l'induration du tissu cellulaire et des parois de la bourse sous-acromiale, la formation d'adhérences, de brides fibreuses, qui gênent ou empêchent complètement le glissement de l'extrémité supérieure de l'humérus au-dessous de la voûte acromiale et de la face profonde du deltoïde.

» 2° Cette périarthrite se distinguera d'une affection intra-articulaire par l'absence de déformation, de gonflement ; celui-ci lorsqu'il existe à la période aiguë n'occupe que les moignons de

(1) *Gaz. méd.*, 1867, 2ᵉ série, t. IV, p. 325. — (2) De la périarthrite scapulo-humérale et des raideurs de l'épaule qui en sont la conséquence. *Arch. gén. de médecine*, 6ᵉ série, t. XX, nov. 1872, p. 513.

l'épaule. La périarthrite se caractérise par les symptômes suivants :

» *a*. Gêne des mouvements de l'épaule, quelquefois assez marquée pour que le bras ne puisse atteindre l'horizontale. Dans tous les mouvements, on peut s'assurer que les rapports de l'humérus avec l'omoplate ne changent pas et que ce dernier os bascule autour de ses articulations claviculaires. Dans quelques cas ces mouvements s'accompagnent de crépitation.

» *b*. Douleurs provoquées par les mouvements et siégeant non pas au niveau même de l'articulation, mais au-dessous de l'acromion, au niveau des attaches de l'apophyse coracoïde. Parfois, sensation de fourmillement, d'engourdissement le long du bras, de l'avant-bras et de la main.

» *c*. Quelquefois demi-flexion de l'avant-bras, dont l'extension s'accompagne de douleur au pli du coude et au voisinage de l'apophyse coracoïde.

» 3° La périarthrite de l'épaule doit être évitée avec soin à son début si l'on veut éviter les raideurs qui en sont la conséquence. La gymnastique du membre, l'électricité, les douches, le massage, constituent le meilleur traitement.

» 4° Lorsque l'on a affaire à la périarthrite chronique, le seul moyen de procurer une guérison rapide et complète, c'est de rompre de vive force en une seule séance les adhérences et les brides fibreuses. Pour cette opération, qui peut à la rigueur être répétée si le résultat obtenu n'est pas satisfaisant, le chloroforme est indispensable.

» 5° Enfin, après la rupture des adhérences, il faut soumettre pendant quelque temps le malade aux mêmes moyens qui ont été précédemment indiqués : gymnastique, électricité, douches, massage, jusqu'à ce que l'épaule ait recouvré l'intégrité de ses mouvements. »

Quelques années plus tard, l'attention d'un de mes compatriotes, M. Wretlind, était attirée sur un complexus symptomatique mal décrit dans les livres classiques ; il s'agissait d'une sorte de fausse ankylose de l'épaule, ordinairement d'origine traumatique à la suite de laquelle la plupart des mouvements,

surtout celui d'élévation, étaient notablement gênés. Après
avoir observé un assez grand nombre de cas de cette nature,
après en avoir traité quelques-uns avec succès par le massage,
l'auteur finit par se rappeler qu'il avait lu naguère dans un
journal hebdomadaire de Copenhague l'analyse d'un mémoire
français qui parlait de quelque chose d'analogue. Ce travail
était probablement celui de M. Duplay; Wretlind, qui publiait
simplement des notes écrites sur les cas qu'il avait observés, n'a
pas cité son nom, mais il a adopté sa manière de voir, et il
attribue comme lui l'ensemble des manifestations à une inflammation de la bourse muqueuse sous-deltoïdienne (1).

« Avant d'abandonner les maladies des articulations, dit-il, je
dirai quelques mots d'une affection de l'épaule qui n'est pas
rare mais que souvent les médecins ne voient pas ou qu'ils
méconnaissent ; de telle sorte que l'articulation peut devenir
moins utile qu'elle ne devrait l'être. J'ai vu souvent de tels
cas ; beaucoup étaient très anciens. Comme ils semblaient
incurables, on ne les traitait point. J'en ai soigné quelques
autres soit avant que la méthode du massage ne fût connue,
soit depuis. Ces maladies surviennent après des luxations,
après des entorses de l'épaule, des chutes ou des coups
sur la région, parfois après des douleurs rhumatoïdes ou
sans cause connue. Elles produisent de la raideur, la mobilité est diminuée partout en haut et en arrière.

» Le malade lève difficilement le bras; il est très gêné pour
mettre ses habits et réussit difficilement à porter la main
surtout par sa face palmaire jusqu'à la colonne vertébrale.
Il n'éprouve de douleurs dans l'épaule que pendant les
mouvements ou les efforts et croit, souvent d'après ce que
lui a dit le médecin, que son bras est en partie paralysé où
ankylosé ; ce n'est pas le cas. Tous les muscles fonction-
nent et le malade peut faire des mouvements actifs presque
aussi étendus que les mouvements passifs imprimés au
membre. A un examen superficiel, il semble que l'affection
est constituée essentiellement par une adhérence anormale du bras à l'omoplate, parce que cet os suit plus ri-

(1) *Eira* 1877, n° 23.

goureusement qu'à l'état normal tous les mouvements du bras. En examinant avec un peu plus de soin, on s'aperçoit que le membre peut être élevé activement ou passivement, sans que l'omoplate prenne part à ce mouvement ; de plus, on ne provoque pas la moindre douleur ; l'omoplate commence à suivre le mouvement du bras en haut quand celui-ci s'élève au-dessus du plan horizontal.

» Dans ces conditions, le bras ne peut se mouvoir librement de côté au delà d'un angle de 20 à 30 degrés.

» Tout ceci montre qu'il n'y a point d'adhérences anormales dans l'articulation. Il n'y a ni œdème, ni induration de voisinage ; on ne trouve pas autre chose que la sensibilité sur une surface de 1 cent. carré entre la clavicule et l'acromion.

» Cette maladie, ajoute l'auteur, me paraissait très difficile à expliquer. Il y a quelques années j'ai lu dans l'*Ugeskrift for Laeger* l'analyse d'un travail français sur ce sujet. L'auteur la considère comme une inflammation de la bourse muqueuse placée entre le deltoïde et la capsule articulaire.

» Par suite de cette phlegmasie, il peut se faire entre eux des adhérences capables d'entraver les mouvements, opinion fondée sur des recherches anatomo-pathologiques.Je n'ai pas eu l'occasion d'en faire moi-même, malgré cela elle me paraît vraisemblable ; dans le cas en question, mon traitement a consisté en tapotements, ou frictions autour de l'articulation, en mouvements actifs et passifs énergiques. »

Nous avons vu nous-même des faits analogues à ceux dont avaient parlé MM. Jarjavay et Duplay. Il paraît même que l'inflammation décrite par eux n'est pas toujours secondaire et d'origine traumatique ; elle peut se développer spontanément sous l'influence d'une cause générale, le rhumatisme probablement.

L'observation qu'on va lire avait pour sujet une dame très intelligente, déjà traitée par le massage pour une maladie du genou. L'épaule se prit pendant la nuit ; elle fut réveillée par une violente douleur accompagnée de fièvre et de difficulté des mouvements ; tout cela s'était développé spontanément sans qu'il y eût eu ni choc, ni effort d'aucune espèce.

Obs. XXXV (*personnelle*).

Inflammation aiguë de la bourse sous-deltoïdienne droite. — Massage. — Guérison.

Mme X., traitée auparavant par le massage d'une affection chronique du genou, est prise tout à coup pendant la nuit, au mois de juin 1880, d'une douleur extrêmement vive dans la région de l'épaule droite ; douleur accompagnée de légers frissons. Chaque tentative faite pour remuer le bras en augmente l'intensité. Bras pendant le long du tronc ; la malade n'osait se hasarder à faire les moindres mouvements tant ils étaient pénibles. L'élévation ne pouvait aller jusqu'à l'horizontale. Dans la région on trouvait un gonflement prononcé partout dans la partie antérieure et externe. C'est au point où la tuméfaction avait son maximum que la douleur était aussi la plus vive ; il y avait au même niveau une fluctuation parfaitement distincte. Dans l'élévation du bras, la tumeur diminuait de volume, mais elle devenait plus dure et plus résistante.

Rien du côté de l'humérus, ni de la capsule articulaire. En introduisant les doigts dans l'aisselle, il est impossible de trouver la moindre distension de la capsule même quand l'autre main embrassant l'épaule exerce une distension en bas. La fièvre et la douleur enlevaient tout sommeil à la malade. L'affection semblait spontanée ; il n'y avait eu ni traumatisme ni efforts.

On arrivait facilement, en tenant compte des troubles fonctionnels du siège de la tuméfaction et de la douleur, à localiser la maladie dans la bourse séreuse sous-deltoïdienne. Une séance de massage par jour ; après la sixième il y avait déjà une amélioration très notable : la malade dormait plusieurs heures par nuit ; en même temps les mouvements du bras étaient plus étendus et plus faciles ; l'élévation pouvait être portée jusqu'à l'horizontale. Les mouvements d'avant en arrière étaient presque normaux.

La guérison fut complète au bout de dix jours ; les mouvements du bras étaient absolument libres et indolents.

Dans cet autre cas, au contraire, la maladie était essentiellement chronique ; les moyens ordinaires n'auraient rien pu contre elle.

Obs. XXXVI (personnelle)

Inflammation chronique de la bourse séreuse sous-deltoïdienne droite
datant de trois ans. — Massage. — Guérison.

Mme X., 54 ans, atteinte depuis douze ans d'une affection qu'elle
croyait rhumatismale. Élévation du bras très pénible ; ne peut se
peigner. Massage, mouvements actifs et passifs ; après deux mois et
demi de traitement, la malade pouvait se servir assez bien de son bras
pour faire son ménage. L'amélioration s'est maintenue.

Nous terminons par une dernière observation empruntée à
Wretlind et dans laquelle le massage combiné aux mouvements actifs et passifs, comme le recommande M. Duplay,
donna encore un éclatant succès :

Obs. XXXVII

Contusion de l'épaule. — Inflammation chronique de la bourse sous-
deltoïdienne. — Massage. — Guérison.

E. L., 65 ans, vient me trouver le 17 avril 1874 pour une douleur de
l'épaule. Ce malade qui avait toujours été bien portant, est tombé d'un
escalier à l'époque de Noël, de telle sorte que le dos et l'épaule ont
porté. Depuis ce moment, il a toujours éprouvé de la raideur et de la
douleur dans les deux articulations de l'épaule. Le bras ne saurait
être élevé au delà d'un angle de 45° et l'omoplate suit les mouvements
du bras. Dans les mouvements passifs, on peut porter le bras droit jusqu'à l'horizontale, mais le gauche ne peut être élevé aussi haut. Le
droit peut être porté un peu en avant, le gauche, non. Le malade ne peut
toucher sa tête avec ses mains sans l'abaisser fortement. Des deux côtés
il éprouve une vive douleur au point en question. Il y a également
de la sensibilité de l'épaule en arrière de la jointure. Le traitement fut
celui que l'on a indiqué plus haut.

21 avril. Le bras droit peut être élevé jusqu'à 100, le gauche jusqu'à 90°.

29 avril. Le bras droit peut être élevé activement à 130°, le gauche
à 100.

15 mai. L'élévation du bras droit est aussi complète que possible, le
bras gauche peut être élevé jusqu'à 130°. La douleur pendant le massage est notablement diminuée.

30 mai. Les deux mains peuvent être portées aussi haut que possible
sans la moindre difficulté ; elles peuvent toucher les dernières côtes
dans toute leur étendue. Plus de sensibilité au voisinage de l'épaule.

§ VII. — RHUMATISME ARTICULAIRE AIGU ET CHRONIQUE. ARTHRITE SÈCHE. GOUTTE.

A côté des maladies contre lesquelles le massage est sûrement utile, on en trouve un certain nombre d'autres dont la nature est moins franche, dont le traitement est plus incertain et plus difficile. Nous avons réuni à dessein ici un certain nombre d'affections dont la nature est indéterminée, qui n'ont pour caractéristique commune qu'une sorte de substratum organique dont la nature est loin d'être déterminée ; c'est la diathèse rhumatismale ou goutteuse. Il est certain que l'arthrite déformante de l'épaule ou de la hanche présente avec les nodosités d'Heberden par exemple un air de parenté qu'on ne saurait méconnaître.

Quelle est l'utilité réelle du massage ? Les arthropathies rhumatismales le réclament-elles ? Il y a entre elles et les phlegmasies simples et accidentelles des jointures, des différences capitales dont nous devons tenir compte : si nous guérissons une arthrite simple ou traumatique, nous ramenons le membre à ses conditions physiologiques et par cela seul que la maladie est localisée et primitive rien ne nous autorise à craindre un retour offensif. Dans le rhumatisme c'est autre chose : des manœuvres ingénieuses et limitées ne peuvent modifier du jour au lendemain le mode de nutrition des éléments histologiques et faire disparaître la cause génératrice. Les déterminations qu'elle a produites une première fois, elle peut les produire une seconde ; c'est là une vérité banale. On la connaissait à une époque où l'étude de la médecine consistait à déchiffrer les papyrus qui n'avaient pas servi à allumer les feux des campements barbares : « La santé ose à peine revenir, disait Cassiodore, là où le rhumatisme est entré. » « Infelicia relinquens abscedens : et more gentium barbararum hospitium, corporis occupatum suis judiciis violenta defendit : ubi ferox illa cœpit succedere, adversa illas iterum sanitas audeat fortassis intrare. »

Le massage local ne peut absolument rien, inutile de le dire, contre le rhumatisme lui-même ; le massage général dont nous avons parlé plus haut servirait tout au plus comme adjuvant pour l'élimination du poison. Mais dans la détermination diathésique, il y a un élément qui ne l'est pas ; une arthrite rhumatismale produit des déformations, des altérations anatomiques absolument semblables à celles que nous rencontrons dans l'arthrite vulgaire. C'est contre ces accidents tardifs et secondaires que nous pouvons intervenir mécaniquement avec avantage : « Les lésions du rhumatisme chronique, dit Senator, sont celles que produirait une autre irritation inflammatoire ; elles aboutissent à une végétation et à un épaississement du tissu de la synoviale et des cartilages ; plus tard de la capsule articulaire et des parties voisines (1). »

« La lymphe plastique déposée durant une inflammation rhumatismale du cœur, dit M. Maclagan à propos de l'endocardite, ne diffère à aucun point de vue de celle qui est excrétée durant une inflammation non rhumatismale (2). »

On a donc songé à tirer parti de l'action résorbante du massage dans des affections chroniques de nature rhumatoïde et les tentatives faites dans ce sens ont souvent abouti à des résultats qui ne sont nullement à dédaigner, comme nous le verrons dans les exemples qui vont suivre.

Les considérations très brèves que nous avons présentées sur le rhumatisme en général, semblent exclure le massage des médications à employer contre la polyarthrite aiguë.

(1) Senator, *Ziemssen's* Handb. XIII Bd. 1to Hfte, p. 90. — (2) *Rhumatisme,* p. 274.

Dans ce cas surtout, l'état général semble exclusivement intéressé ; la cause déterminante elle-même ne saurait constituer à aucun point de vue une indication. Cette cause, étrangère à l'économie, est considérée aujourd'hui comme un virus d'une espèce particulière, comme un microbe qui ressemble sous plus d'un rapport à celui des fièvres palustres ou des autres maladies infectieuses. Il entre nous ne savons trop par quelle voie, et quand il est localisé sur un tissu il est déjà hors de notre atteinte. Une seule variété de massage, le massage général, pourrait nous servir pour activer l'élimination, parce que ce procédé accélère la circulation et active les échanges organiques. Les premiers auteurs qui se sont occupés de la question n'ont parlé du rhumatisme articulaire aigu que pour mémoire. « Ce n'est pas lui, dit Estradère, qu'il faut traiter par le massage, mais bien le rhumatisme chronique sans phénomènes fébriles d'aucune nature. »

Les auteurs plus récents sont moins affirmatifs ; sans espérer des résultats merveilleux, ils ne sont guère éloignés de conseiller une médication dont les effets anesthésiques ont été utilisés même dans les névralgies.

D'après Berghman, Mezger a souvent employé le massage dans le rhumatisme articulaire aigu. Il paraît que quand on le fait dès les premiers jours, son action est à peu près nulle et que la maladie suit son cours ; plus tard quand la température reste élevée, on a pu avec son emploi judicieux diminuer la durée et amener une défervescence thermique. « Son expérience, dit Berghman, est encore trop restreinte pour qu'on puisse déterminer à quel moment précis doit commencer le traitement. » La maladie aurait deux stades ; le premier correspondrait au développement et à l'accumulation du poison. Dans le second, il n'y aurait que des processus locaux capables de maintenir la température à une certaine élévation. Mezger a traité par le massage un des plus illustres chirurgiens hollandais qui au début du traitement était absolument cloué au lit ; dès le troisième jour il pouvait se lever et remuer sans trop de difficulté les bras et les jambes.

D'après M. Carl Güssenbauer, le massage diminue la durée de la maladie et permet aux jointures lésées de reprendre plus vite leurs fonctions.

« On comprend parfaitement, ajoute cet auteur, que l'on ne puisse s'en servir tant que persistent les accidents aigus généraux et locaux ; aussitôt que ceux-ci sont disparus, il active la résorption de l'exsudat et prévient les adhérences qui se forment parfois dans les jointures et les gaînes tendineuses à la suite des immobilisations prolongées appelées par le rhumatisme articulaire aigu (1). »

L'action physiologique du massage dans le rhumatisme articulaire chronique a été suffisamment étudiée au chapitre des arthrites pour qu'il soit inutile d'y revenir ici. Il amène, avons-nous dit, la résorption des produits nouvellement formés, comme dans les phlegmasies simples. Sans doute le traitement ne donne pas toujours les résultats désirés. Quand la maladie arrive à un certain degré, quand elle a donné lieu à la formation de végétations osseuses ou cartilagineuses nouvelles, il est inutile d'espérer la résorption. « Lorsque l'arthrite déformante est arrêtée, dit M. Faye, un élève de Mezger, ce que l'on peut aisément reconnaître, et qu'elle a laissé après elle des lésions graves, telles que des exostoses ou l'usure des cartilages, son pronostic est extrêmement mauvais (2). »

Senator mentionne le massage parmi les procédés chirurgicaux employés dans les cas de rhumatisme chronique ; il en parle avec bienveillance sans doute, mais sans conviction ; c'est une médication symptomatique qui en vaut une autre peut-être, mais qui ne s'est pas jusqu'ici imposée par des résultats indiscutables.

Plus affirmatif à propos de l'arthrite déformante : « Il est important, dit-il, dans toutes les formes de la maladie, de conserver la capacité fonctionnelle des jointures intéressées par des mouvements actifs et passifs ; le repos absolu conduit souvent à la raideur, à l'immobilisation dans une position vicieuse, à l'atrophie des muscles correspondants. C'est

____

(1) *Erfahrungen über Massage,* Prag, 1881, p. 13. — (2) Norsk Mag. for Lagevidsk. III. R. 11 Bd. II Hfte.

à ce point de vue que le massage rend des services (1). »

Nous nous sommes surtout servi dans ce paragraphe d'opinions plausibles et de conceptions hypothétiques ; il est bien difficile, dira-t-on, de tirer d'un tel fonds des indications thérapeutiques ; nous l'admettons volontiers. Il en est du massage comme de tous les agents dont nous disposons ; dans certains cas ils agissent toujours, dans d'autres ils agissent quelquefois. Le rôle du médecin est de s'orienter, d'établir des limites rationnelles à ce quelquefois ; de chercher dans l'observation la raison d'être et les lois de ces bizarreries. La littérature médicale ne nous permet guère aujourd'hui de serrer la discussion et d'en interpréter les faits. Ceux qui existent sont peu nombreux, peu probants ; nous en soumettons au lecteur un certain nombre propres à l'éclairer et à l'encourager plutôt qu'à le convaincre.

Obs. XXXVIII

Arthrites rhumatismales des articulations du pied. — Extension et flexion forcées. — Massage. — Guérison.

M. N. N. de Trier, âgé de 30 ans, a fait la campagne de 1866 contre l'Autriche ; à ce moment, il eut un rhumatisme des deux articulations tibio-tarsiennes qui disparut peu à peu ; fait la campagne de France en 1870 ; nouvelle poussée rhumatismale du côté des articulations du pied ; raideur, infiltration sensible des ligaments au-dessous des malléoles. La marche sur un terrain uni est très difficile, à cause de la rigidité des jointures intéressées ; il a été traité sans succès par les moyens ordinaires Massage au-dessous des malléoles ; extension, flexion et rotation de manière à détruire les pseudo-membranes. L'infiltration disparut peu à peu, la marche redevint libre et le 29 août, après 14 jours de traitement, il était complètement guéri.

Obs. XXXIX (*Gottlieb*)

Rhumatisme subaigu. — Arthrites multiples. Massage. Amélioration.

Mme K., 40 ans, vue pour la première fois au mois de mars 1874 ; cette personne qui avait toujours été bien portante jusque-là fut prise d'accidents fébriles suivis de douleurs dans la plupart des articulations, surtout dans celles du genou et de la hanche. Traitement par le repos au

---

(1) *Loc. cit.*, p. 131-132.

lit, les bains chauds, les badigeonnages iodés sans résultat ; cette malade s'appuie sur la jambe droite ; elle marche courbée, et ne peut marcher longtemps. Il y a au voisinage de l'articulation coxo-fémorale droite une infiltration notable avec de vives douleurs à la pression et dans les mouvements. La pression de la tête du fémur contre le fond de la cavité cotyloïde ne produit aucune douleur. La jambe droite est légèrement fléchie et dans l'abduction. Il y a un épanchement assez abondant dans le genou, et une vive sensibilité à la pression. Les mensurations au dessus et au-dessous de la rotule donnent 44 cent. 1/2, 43 cent. 1/2, 42 cent. 1/2. La jambe est un peu fléchie, mais la flexion ne peut dépasser 83 ; les mouvements sont douloureux.

Le genou gauche est normalement étendu. Il renferme également un épanchement assez sensible mesure 44 cent. 1/2, 42 cent. 1/2, 39 cent. 1/2. Infiltration de la synoviale avec sensibilité à la pression ; flexion jusqu'à 100° ; mouvements douloureux ; les autres articulations sont également prises.

24 novembre. Le malade est venu irrégulièrement, de sorte que le traitement a été interrompu par de très longs intervalles pendant lesquels elle s'est contentée d'appliquer des cataplasmes de miel et de farine de seigle qui naturellement n'ont rien produit. Après 46 séances régulièrement suivies, peut marcher plus longtemps ; pas de douleurs spontanées.

L'infiltration et la sensibilité du voisinage de la hanche ont presque entièrement disparu. Plus de traces d'épanchement dans le genou droit ; celui du genou gauche a lui-même sensiblement diminué. Les deux capsules du genou sont infiltrées. Quelques parties sont très sensibles ; les mouvements sont beaucoup plus libres. Le genou droit mesure 42, 43 et 39 cent.; le gauche 41 1/2 et 39 cent.

Obs. XL

Arthrite noueuse datant de 2 ans et demi.— Massage.— Amélioration (1).

Mme W. femme d'un maître charpentier, âgée de 34 ans, mère de 5 enfants, n'a jamais eu d'autres maladies qu'un ulcère chronique de la jambe droite à l'âge de 18 ans ; ni ses parents, ni ses frères et sœurs n'ont souffert d'affections rhumatismales. Il y a 2 ans 1/2, Mme W., qui vit dans de bonnes conditions hygiéniques et matérielles, fut atteinte d'une affection rhumatismale qui gagna peu à peu les épaules, les genoux, les doigts et se localisa dans quelques-uns des muscles correspondants. Les articulations des doigts, des orteils, des genoux se

____

(1) Cronfeld (D). Mittheilung mehrerer chronische Fälle, welche mittelst der Massage mit Erfolg behandelt worden sind. *Berl. klin. Wochenschr.* 1879, p. 772.

tuméfièrent et le mouvement de flexion de ces parties devint douloureux, de telle sorte que Mme B. ne pouvait ni travailler ni se tenir
droite.

Quand la malade vint pour la première fois se soumettre à mon traitement le 13 juin, on avait employé tous les moyens internes antirhumatismaux et cela sans résultat ; iodure de potassium, bains résineux, séjour à Tœplitz pendant le printemps et l'été de 1878.

A ce moment, on constate l'état suivant :

Mme W... est de taille moyenne et assez mince, poids total 47 kilog.,
n'est pas manifestement anémique. On doit porter cette personne qui
ne peut monter l'escalier. On fléchit l'articulation du genou très difficilement et cette flexion est extrêmement pénible ; du côté droit on
entend très bien un frottement pendant cette manœuvre ; le genou gauche est tuméfié et douloureux à la pression. Au niveau des articulations phalangiennes, il y a de la tuméfaction et pour les fléchir, il faut
déployer une certaine force ; les deux phalanges du pouce sont ankylosées. La colonne vertébrale ne peut être fléchie qu'avec beaucoup de
peine.

Massage, frictions énergiques des jointures avec effleurage consécutif, pétrissage des muscles ramollis et exercice de l'articulation par des
mouvements actifs et passifs. Au bout de 8 séances, la malade marche
sans peine avec un bâton, elle monte trois ou quatre marches d'un
escalier, ce qu'elle n'avait pu faire jusqu'alors. Après 14 séances, la
malade marche sans bâton, et fléchit bien qu'avec une certaine difficulté la partie supérieure du corps. Le traitement fut terminé après
28 séances. A ce moment, elle était dans l'état suivant : La contracture
des genoux a complètement disparu, de telle sorte que les jambes peuvent être fléchies et étendues sans difficulté. La marche est normale,
aussi bien sur le sol que pour monter les escaliers ; fléchit notablement la partie supérieure du corps. L'état des doigts et des orteils s'est
amélioré, il ne reste plus que l'ankylose des phalanges du pouce ; la
malade peut tricoter, l'état général est bon ; l'appétit est meilleur. Cette
personne qui à Tœplitz avait perdu de son poids, a regagné deux kilog.
par le traitement avec le massage, l'amélioration s'est maintenue.

Obs. XLI (*Berghman et Helleday*)

*Rhumatisme chronique. — Nodosités d'Heberden — Extension et flexion
forcées. — Massage. — Amélioration.*

Le comte N. N., polonais, âgé de 58 ans, a éprouvé à diverses reprises
des manifestations rhumatismales, et dans ces dernières années, il a eu
de l'infiltration au niveau des phalanges avec de la rigidité de tous les

doigts à l'exception du pouce et dans les articulations du carpe des
deux côtés. Il a employé divers traitements, a pris des bains à Tœplitz,
Carlsbad, Aix, le tout sans grand avantage. Au moment où il se présente à Mezger, les doigts sont raides et immobiles, il ne peut ni s'habiller ni même fermer une porte. Ce cas présente une grande analogie avec
l'arthrite déformante. Il y eut une amélioration sensible après des
flexions et des extensions forcées des doigts, accompagnées de craquements, la mobilité des phalanges était suffisante pour qu'il pût écrire.

Obs. XLII (*Berghman et Helleday*)

*Arthrites sèches des deux hanches (Morbus coxæ senilis). — Massage. —
Amélioration.*

N., charpentier, 55 ans, vu pour la première fois le 4 août 1874. Il y
a six ans, il commença à ressentir sans cause comme des douleurs dans
les deux hanches ; bien qu'il eût toujours été bien portant jusque-là ;
pendant la marche, ces douleurs s'irradiaient jusqu'au voisinage des
genoux. Légères douleurs spontanées. Il a employé divers traitements,
entre autres les bains et le repos au lit: malgré cela l'état n'a fait qu'empirer, de telle sorte que maintenant il marche difficilement en s'appuyant sur deux bâtons. Infiltration sensible autour de l'articulation coxo-
fémorale du côté droit. Tuméfaction au-dessous du muscle tenseur du
fascia lata. Pas de fluctuation ; les parties infiltrées sont très douloureuses à la pression. Du côté droit, on trouve une infiltration analogue
mais beaucoup moins prononcée. Les deux jambes sont dans l'abduction et ne peuvent être rapprochées, de telle sorte qu'il reste entre les
deux rotules une distance moindre de 40 cent. Il y a un peu de rotation en dehors et de flexion au niveau de la hanche ; quand
le malade marche, il est un peu courbé en avant. Du côté droit
l'extension maximum a 101° ; du côté gauche, elle est de 148° ; la flexion
du côté droit est de 95°, celle du côté gauche est de 94°. Les mouvements
ordinaires sont indolents, mais les mouvements forcés sont douloureux
et accompagnés d'une crépitation osseuse énergique. Pression contre
l'acetabulum indolente ; rien dans les autres jointures.

Massage. Le 10 novembre, le malade qui est venu irrégulièrement a
pu faire à pied une course de deux milles. Il peut marcher sans bâton
et se tient bien. Pas de douleurs ni spontanées ni à la pression. L'infiltration périarticulaire a disparu. Du côté droit, l'extension va jusqu'à 160° ; du côté gauche à 165° ; la flexion du côté droit va jusqu'à
92°, du côté gauche à 87°. La distance entre les deux rotules n'est plus
que de 20 centimètres.

Obs. XLIII (*Berghman et Helleday*)

Arthrites déformantes multiples. — Massage. — Amélioration.

M^mo K., 60 ans, toujours bien portante jusqu'à 56 ans. A ce moment, douleur, tuméfaction et gonflement au niveau de plusieurs jointures ; alternatives d'exacerbation et d'amélioration. Dans ces derniers temps, la marche est devenue difficile, elle ne peut rien saisir avec les mains. On trouve dans les articulations tibio-tarsiennes la forme caractéristique de l'arthrite déformante, bien qu'il n'y ait pas encore de tuméfaction appréciable. Les articulations du carpe, plusieurs articulations des doigts sont tuméfiées, sensibles, limitées dans leurs mouvements ; en quelques points on trouve sous la peau des nodosités très sensibles. Massage.

22 septembre. La tuméfaction et la douleur des jointures ont peu à peu disparu, les mouvements sont plus libres ; la malade peut faire d'assez longues marches à pied et travailler avec ses mains.

12 octobre. Le 23 septembre, la malade a eu une poussée douloureuse dans les jointures intéressées ; de sorte qu'elle a dû garder le lit pendant quelques jours. Le traitement est arrêté après 29 séances.

Les cas qu'on vient de voir se rapportent à des affections différentes par leur siège, par leur marche, par leur gravité ; elles n'ont qu'un caractère commun, la préexistence d'une diathèse dont les manifestations se succèdent en alternant. Il y en a de subaiguës qui ne diffèrent de la polyarthrite fébrile que par l'intensité moindre du processus initial et des symptômes qui l'accompagnent ; il y en a de chroniques ; on n'a même pas besoin d'un grand effort intellectuel pour établir une transition entre eux et certains cas rapportés antérieurement parmi les arthropaties simples.

Si l'on voulait pousser un peu plus loin la recherche des nuances et tirer toutes les conclusions possibles, on arriverait très vite à la goutte et à ses variétés. On a employé aussi le massage dans ces cas ; il est utile peut-être mais son usage est trop aléatoire, et trop peu répandu pour qu'on puisse le recommander en connaissance de cause.

§ VIII.— MASSAGE DANS CERTAINES AFFECTIONS SECONDAIRES DES JOINTURES : RAIDEURS ARTICULAIRES, FAUSSES ANKYLOSES.

Jusqu'à présent nous avons eu exclusivement en vue des accidents de date récente, ou des processus en voie d'évolution ; malheureusement la pathologie des articulations ne finit pas avec l'étude de ces affections ; l'inflammation arrêtée laisse trop souvent après elle des reliquats suffisants pour entraver la mobilité. Beaucoup d'observations se terminent de la sorte : guérison avec ankylose vraie ou fausse, c'est-à-dire que le malade est guéri sans l'être, qu'il a conservé un membre inutile s'il n'est pas nuisible. Nous avons vu la jambe immobilisée former un angle droit avec la cuisse ; les malades déclaraient eux-mêmes que s'ils avaient pu prévoir une pareille éventualité, ils eussent réclamé énergiquement l'amputation. Dans les vallées basses et humides où les arthrites sont fréquentes, on n'hésite point à sacrifier des membres lorsqu'on pourrait les conserver. Mais nous n'avons pas à nous occuper ici des ankyloses vraies osseuses ou cartilagineuses ; il faut pour en avoir raison, quand elles intéressent d'importantes jointures, des opérations sanglantes telles que les ostéoclasies ou les résections. Au contraire dans les fausses ankyloses, dans les roideurs tenant à unaltération de la synoviale des tendons ou des muscles, le massage est indiqué ; on peut l'employer seul comme adjuvant d'une autre méthode. Avant d'arriver aux résultats qu'il donne, il nous paraît bon d'insister sur les différentes variétés de roideurs articulaires et leur pathogénie.

« Les deux mots ankylose et contracture, dit Hueter, ont leur histoire, si l'on tient compte des différents sens qu'on leur a donnés, et cette histoire n'est pas finie. » L'auteur essaye ensuite de limiter mieux qu'on ne l'a fait avant lui le sens de chaque expression. « J'appelle contracture, dit-il, toute diminution de la mobilité articulaire. » L'ankylose est sa suppression absolue ; c'est restreindre le sens de la dernière expression et supprimer une variété admise par tous les chirurgiens anciens et bon nombre des chirurgiens modernes.

« On divise habituellement l'ankylose en vraie ou fausse, disait Chelius dans son ouvrage, classique il y a vingt ans en Allemagne. La première correspond à la perte de mouvements produite par l'adhérence des surfaces articulaires ; la seconde est un état particulier de la jointure dans lequel les mêmes mouvements sont plus ou moins entravés, soit par suite d'une arthrite de longue durée, d'un gonflement, d'une tumeur ou d'une contracture des muscles du voisinage (1). »

La fausse ankylose est donc aujourd'hui rejetée parmi les contractures : peu importe d'ailleurs le nom puisque tout le monde s'entend sur la chose. Hueter admet comme Chélius des lésions persistantes des différentes parties de l'article ou du voisinage; il les prend même pour bases de sa classification Il y a d'après lui des contractures cicatricielles : arthrogènes, myogènes quand les muscles ont souffert directement ou secondairement à la suite d'une altération des filets nerveux qui les animent.

Nous retrouverons dans l'étiologie de tous ces états un facteur dont nous avons parlé ailleurs, l'immobilisation. Sans doute, la phlegmasie joue un rôle important, épaissit les ligaments, cloisonne la cavité, unit les os par des liens fibreux nouveaux d'une résistance extrême; mais peut-être n'eût-elle pas agi de la sorte si on ne l'eût pas laissée tranquillement accomplir ce travail. Dès 1821, Jules Cloquet déclarait qu'à « la suite d'immobilisations prolongées, la synovie disparaît, et que les cartilages adhèrent (2) ».Vingt ans plus

____

(1) *Hand. d. Chir. Abth.* 2. p. 13, 833.— (2) *Dict.* en 21 vol., t. VI.

tard, Teissier, de Lyon, publiait quatre cas montrant tout à fait à son début le processus de l'adhérence. Un homme de 60 ans meurt trois mois après s'être fait une fracture de cuisse ; pendant tout ce temps le membre avait été immobilisé. Or voici ce que l'on trouva dans l'articulation du genou correspondante : le cartilage semi-lunaire interne présente en arrière une perte de substance d'un centimètre de diamètre s'étendant à toute l'épaisseur du cartilage. Il y en avait une autre de même caractère sur le cartilage correspondant du condyle fémoral ; l'articulation était remplie de sérosité sanglante et l'on voyait sur le reste des surfaces articulaires des érosions au début et une injection généralisée (1). Dans les trois autres faits de Teissier, dans deux observés par Bonnet, les choses étaient à peu près les mêmes (2) Ces auteurs concluent l'un et l'autre que l'immobilité prolongée des articulations produit : 1° une excrétion séro-sanguinolente dans la cavité de la synoviale ; 2° l'injection de celle-ci et la formation d'une pseudo-membrane à sa surface ; 3° des altérations des cartilages à la suite desquelles ils sont usés et parfois détachés.

De son côté, Volkman a observé, dans vingt cas d'immobilisation, des hydartroses aiguës présentant une grande tendance à passer à l'état chronique et à récidiver (3).

Menzel, ayant eu l'occasion d'observer un certain nombre de cas de même ordre à la clinique de Billroth, résolut de rechercher, par des expériences, quelle était la nature du processus. Elles sont intéressantes au point de vue pratique, parce qu'elles démontrent que chez des animaux robustes comme le chien, l'immobilité seule suffit pour produire une altération constante des cartilages, qui aboutirait certainement à une ankylose, si on l'abandonnait longtemps à elle-même (4).

M. Reyher ayant entrepris, en 1873, de nouvelles expériences sur ce sujet, a obtenu les mêmes résultats ; mais

---

(1) *Gaz. méd.* de Paris, 1841, p. 609 et 625. — (2) *Traité des maladies des articulations*, Paris, 1855. — (3) *Berl. Klin. Wochenschr.*, 1870, n⁰ˢ 30 et 31. — (4) *Uber Erkrankung der Gelenke bei dauernder Ruhe derselben.* Langeubeck's Archiv., t. XII, p. 990.

il les interprète autrement que Menzel. D'après lui, lorsque des articulations qui n'étaient pas primitivement malades s'ankylosent par le fait de l'immobilité, les franges synoviales, se trouvant au voisinage du point de contact des cartilages, établissent des adhérences entre eux. Elles ne résulteraient pas de l'immobilisation, mais des mouvements qui l'interrompent et déterminent des irritations de la synoviale, ou bien de la propagation à celle-ci d'accidents inflammatoires nés dans le voisinage (1).

Les recherches de Menzel et de Reyher prouvent peu de chose, si l'on ne tient pas compte des conditions dans lesquelles les auteurs les ont faites. L'un d'eux déclare que l'immobilisation ne retentit ni sur la synoviale, ni sur les tissus adjacents ; l'autre croit que tous les accidents observés tiennent aux mouvements accidentels ou à la propagation d'une inflammation de voisinage.

Mais les malades observés à l'hôpital ne sont nullement dans les conditions des animaux en expérience ; ceux-ci sont bien portants. Leurs jointures ne sont point enflammées à l'avance ; quelques-uns même sont rebelles aux phlegmasies. Pourtant, l'immobilisation a été suffisante pour amener des accidents qui ne se fussent pas développés en dehors d'elle. Admettons qu'il y ait eu un processus en pleine activité, elle le dirigera dans un certain sens, aidera à sa transmission aux cartilages articulaires ; ce n'est pas tout à fait le but qu'on se propose dans le traitement des arthropaties.

« Les révulsifs de toute sorte, dit M. Estlander, les emplâtres irritants, la teinture d'iode, les petits vésicatoires, sont les moyens les plus fréquemment employés contre les arthrites ; on ne doit pas perdre de vue qu'ils déterminent une énergique hypérémie dans la peau et les tissus sous-jacents ; qu'ils entravent la résorption des produits étrangers, consécutifs aux inflammations ou aux transsudations (luxation ou entorse). De cette manière, on peut déterminer un épaississement du tissu cellulaire sous-cutané qui n'existait pas, en même temps

<hr>

(1) *Ueb. d. Verander. d. Gelenk. bei dauernder Ruhe.* Deutsche Zeitschr. f. Chir., 1873, p. 187.

qu'une tuméfaction et une roideur de la jointure qui la rendent.inutile.

En admettant que le repos prolongé d'une jointure soit pour quelque chose dans la production des fausses ankyloses, ou d'une façon plus générale de toutes les raideurs articulaires, cela ne nous montre point comment agit le massage et à quel titre il peut être utile. On a préconisé des procédés de traitement nombreux dont les indications sont loin d'être constantes; il y a les procédés de mobilisation de Bonnet, le redressement progressif et le redressement brusque employés dès le XVII° siècle par Gersdorf et que Louvrier a rajeunis en 1839.

La méthode de Bonnet, c'est-à-dire la mobilisation graduelle, est probablement celle que l'on emploie le plus souvent et qui donne les meilleurs résultats. « Elle est cependant passible de quelques reproches, dit M. Duplay. D'abord elle est lente et exige du malade une persévérance soutenue ; souvent elle est inefficace, le malade s'arrêtant là où la douleur commence. D'autre part, elle ne doit être employée qu'avec ˜circonspection, et Ollier cite un fait où des manœuvres de ce genre ont reproduit une fracture des malléoles dont la guérison avait laissé une roideur articulaire (1). »

On peut reprocher à presque toutes les méthodes de ne donner que des résultats incomplets, de produire des accidents inflammatoires capables à eux seuls de rendre la jointure inutile. Le massage peut donc nous servir de deux façons : 1° comme traitement essentiel ; 2° comme adjuvant. Dans le premier cas, il répond aux indications générales formulées plus haut, c'est-à-dire qu'il favorisera la résorption des produits entravant le mouvement de la jointure ; dans le second il agit comme dans le cours des entorses ou des épanchements articulaires aigus, comme antiphlogistique.

« Les frictions sont le meilleur procédé que je connaisse

____

(1) Follin et Duplay, *Pathologie externe*, t. III, p. 438.

contre ces sortes de roideurs, dit M. Estlander. Par la compression et l'immobilisation, on aide certainement à la résorption de l'exsudat mais on doit ajouter des exercices gymnastiques et des mouvements pour rétablir l'élasticité. Par l'excitation des nerfs au moyen d'un courant faradique, on peut également activer la résorption ; mais ce moyen n'a pas d'influence directe sur la mobilité de la jointure. La gymnastique, grâce à la tension qu'elle exerce, agit de la même manière ; seulement elle est très douloureuse, il faut que le traitement soit prolongé longtemps. Les frictions combinées aux mouvements passifs, en aidant la résorption, restituent aux tissus leur élasticité ; comme ils diminuent en même temps la sensibilité, on atteint beaucoup plus vite avec eux qu'avec tout autre moyen le but qu'on veut atteindre. Il est étonnant combien ces manipulations augmentent les échanges organiques. »

Les observations vont vous le démontrer.

Obs. XLIV (*Estlander*).

Fausse ankylose du genou droit. — Massage. — Guérison

Mlle B., 16 ans, de la Finlande occidentale, a eu une arthrite du genou droit à la suite d'une chute qu'elle a faite sur la glace en patinant. Cette personne a été traitée chez elle par les révulsifs et l'immobilisation ; on a même appliqué deux fois des appareils inamovibles ; mais comme elle n'en avait éprouvé aucune amélioration, elle se décide à faire le voyage de Helsingfors. Le 20 mai, tuméfaction des parties molles au voisinage de la jointure qui devient douloureuse dans les mouvements un peu énergiques. La jambe droite est immobile ; toutes les tentatives faites pour la plier sont extrêmement douloureuses ; chaque fois que la malade essaie de marcher, elle ressent également des douleurs très violentes, mais quand le bandage a été enlevé depuis une heure, il est impossible de découvrir aucun changement de température des parties malades.

Massage à friction. Séance de 10 minutes. Au début, cette manœuvre détermine une vive douleur ; plus tard elle est bien supportée. Après cette première séance, on a déjà une mobilité de 45°, bandage un peu plus serré que d'habitude.

Le lendemain, nouvelle séance ; la flexion peut être portée à 45° : marche dans la chambre avec une certaine difficulté ; après plusieurs autres séances, peut se promener sans difficulté dans la ville ; la guérison s'est maintenue.

M. Mezger emploie le massage dans le traitement des cas de même nature. Il pratique le redressement forcé, de manière à amener après la deuxième ou la troisième tentative le membre dans la situation qu'il veut lui donner. Lorsque les accidents inflammatoires menacent, il s'arrête et les combat par l'effleurement d'abord, puis par un massage plus énergique.

Dans l'extension lente et graduelle au moyen de poids, il est indispensable de masser la jointure ; le premier procédé seul amène l'élongation des ligaments et des tendons, mais il ne produit pas la résorption des néoformations inflammatoires ; il faut pour cela activer l'absorption ; on ne saurait recourir trop tôt au meilleur agent dont nous disposions.

Obs. XLV (*Berghman et Helleday*)

Roideur de l'articulation coxo-fémorale datant de 4 ans chez un enfant de 5 ans.— Massage. Extension progressive. Amélioration.— Guérison.

Un petit garçon âgé de cinq ans n'a jamais pu apprendre à marcher parce que, avant même la fin de la première année, la jambe avait été déjà déviée vers le bassin. Cette contracture a quelque peu augmenté depuis lors et les muscles de la jambe se sont en partie atrophiés. La mère ne donne aucun renseignement qui permette de savoir s'il y a eu à ce moment une arthrite coxo-fémorale. Il y a six mois environ, il a commencé à se servir un peu de sa jambe en marchant sur les pieds et sur les mains comme les quadrupèdes. A ce moment la cuisse est fléchie presque à angle droit sur le bassin. Dans la narcose par le chloroforme, on voit qu'il existe encore un certain degré de mobilité, mais l'extension est entravée par les parties molles qui se trouvent en avant du col du fémur ; il est impossible de vaincre la résistance offerte par le tendon droit antérieur, et par le ligament capsulaire. Il semble impossible d'avoir raison d'une semblable résistance avec des frictions, cependant après 4 séances séparées par des intervalles de 4 à 5 jours, on peut étendre assez bien le membre ; l'extension est maintenue au moyen d'un poids fixé par le pied. Les muscles de la cuisse et de la hanche ont gagné notablement en force, et le petit malade a pu marcher quoique la mobilité articulaire ne soit pas complète.

Par son origine et par ses conséquences, ce cas présentait une gravité toute particulière ; il est probable que si l'on n'eût pas réussi à faire disparaître de bonne heure la contracture de la cuisse, le développement de tout le membre inférieur aurait sérieusement souffert et que l'enfant aurait conservé une déformation et une infirmité permanentes ; l'emploi des bandages inamovibles aurait presque sûrement conduit à ce résultat.

Le massage même employé à titre de simple adjuvant est donc capable de rendre de sérieux services en pareil cas. « Nous ne pouvons avoir raison des raideurs articulaires anciennes, dit M. Güssenbauer, qu'en massant les articulations intéressées et en rétablissant peu à peu la mobilité par des mouvements passifs. » Le même auteur conseille également les fomentations, les frictions, les douches froides. « D'après ma propre expérience, ajoute-t-il, on peut avoir raison en un temps relativement très court des accidents en question. »

La diminution de la mobilité, l'induration et la rétraction des ligaments et de la synoviale ne sont pas les seuls accidents avec lesquels on doive compter. Il arrive parfois, lorsqu'une capsule fibreuse a été longuement distendue par un épanchement torpide, qu'au lieu de réagir elle se laisse distendre ; ce n'est plus alors à la rigidité, mais à une laxité pathologique que nous avons affaire.

« Le relâchement articulaire s'observe fréquemment à la suite de diverses affections traumatiques ou spontanées des jointures, et succède principalement aux entorses, aux luxations, aux plaies articulaires, aux arthropaties aiguës ou chroniques qui ont pour effet de distendre outre mesure, de déchirer ou de détruire partiellement les ligaments articulaires. La paralysie peut aussi devenir une cause de relâchement des jointures qui, maintenues par les seuls ligaments, deviennent plus mobiles et perdent de leur solidité. Le relâchement articulaire se traduit en effet par un excès quelquefois très léger, mais qui peut être porté au point que le membre ballotte pour ainsi dire dans tous les sens. Au genou, par exemple, où ce relâchement excessif n'est pas très rare à la suite d'hydartroses, d'arthrites chroniques, on a caractérisé la mobilité du membre par l'expression de jambe de polichinelle. » (FOLLIN ET DUPLAY.)

Le relâchement des surfaces articulaires est une maladie grave, incompatible avec le fonctionnement régulier du membre. Les auteurs que nous venons de citer ne parlent à propos d'elle que d'un traitement palliatif au moyen d'appareils de prothèse. Il suffit de signaler la possibilité d'une semblable terminaison pour ajouter un argument sérieux à tous ceux que nous avons déjà fait valoir au sujet de l'utilité du massage dans les arthrites chroniques avec épanchement ; il diminue la durée de la maladie, hâte la résorption des liquides, augmente les phénomènes nutritifs locaux et par conséquent nous met sérieusement en garde contre le relâchement des jointures. En revanche peut-il être de quelque utilité lorsque cette laxité est établie? On pourrait répondre négativement en s'appuyant sur des raisons théoriques ; le massage est un agent de résorption. Or, en pareil cas, la capacité de résorption est perdue depuis longtemps et il n'y a pas de raison d'espérer que les manœuvres puissent ramener les éléments fibreux à leur volume normal. Qu'il produise une excitation salutaire et active les phénomènes locaux, c'est tout ce que nous pouvons légitimement lui demander.

Cette fois comme tant d'autres la pratique a donné tort à la théorie ; sans doute, nous n'avons nous-même sur ce point qu'une expérience très limitée ; de plus, beaucoup de ceux qui avant nous ont écrit sur le massage n'ont rien dit du relâchement articulaire ; ils semblent l'avoir oublié ou passé volontairement sous silence faute de documents. Un travail fait exception : c'est l'excellente statistique de Johnsen.

Elle renferme quinze observations et il y a eu avec le massage quatorze guérisons complètes et une amélioration.

Certains cas sortaient de la moyenne ; les conditions du début, la durée de la maladie, leur donnaient une gravité particulière. Dans une observation par exemple, la cause de tout avait été une luxation de la rotule datant de trente-six mois. Quand l'auteur vit pour la première fois le malade, il avait une laxité générale de la capsule, épaissie seulement par places ; de plus la jambe était si atrophiée qu'il ne pouvait marcher sans bâton.

La circonférence au niveau de la rotule était inférieure de 4 centimètres à celle du côté sain. On avait employé le repos, les cataplasmes, les eaux minérales de Bourbonne, sans avantage ; la guérison fut complète après *cent quarante-neuf séances de massage*.

Nous avons vu dans le chapitre que nous terminons des affections de différente nature et de différent siège susceptibles d'être traitées par le même procédé ; nous avons dû réfuter des opinions respectables et classiques dans la science, dont l'inconvénient principal est de restreindre les indications du massage et d'ôter aux praticiens la hardiesse et la confiance. Dans les cas aigus comme dans les cas chroniques, lorsqu'il y a un épanchement de sang, de sérosité, des bourgeons charnus à l'intérieur d'une jointure, on obtient toujours avec de la persévérance le résultat qu'on désire, c'est-à-dire la disparition des produits et la restitution fonctionnelle. Notre expérience confirmée et corroborée par l'expérience des autres, nous permet d'affirmer *a posteriori* la réalité et la constance des résultats que nous avait fait entrevoir la théorie. Nous avons même obtenu des avantages indiscutables dans le traitement d'arthropaties qui n'étaient que la localisation du rhumatisme ; d'accidents éloignés et regardés jusqu'à ces derniers temps comme incurables ; sans doute, la médaille a son revers, il y a des demi-succès ou même des insuccès. Quelle médication n'en a pas ?

En thérapeutique l'absolu n'existe pas, c'est donc sur le relatif que nous devons baser nos jugements ; étant donnée la moyenne des guérisons obtenue, il me paraît difficile de ne pas admettre aujourd'hui que le massage est la méthode la plus simple et la plus sûre que nous possédions actuellement contre beaucoup de maladies articulaires.

CHAPITRE V

MASSAGE DANS LES MALADIES DES OS

Nous n'avons pas d'observations personnelles relatives au massage dans les fractures. Il en a été beaucoup question dans ces derniers temps surtout. On ne saurait dire que tous les problèmes soulevés à ce propos soient définitivement résolus. Il y a longtemps déjà qu'on a essayé de remédier mécaniquement aux accidents consécutifs à une consolidation défectueuse des fractures :

« Une fois le cal formé, dit Estradère, et dès que l'on a attendu un temps suffisant pour ne pas craindre de le détruire par des manipulations qu'on doit faire en massant, on peut se livrer à quelques manipulations douces d'abord, puis de plus en plus complètes, et enfin arriver à tous les mouvements de la partie fracturée avant de permettre au malade d'en exécuter à lui seul. Quelle heureuse influence ne pourra-t-on pas retirer d'un massage très sagement fait! Par lui toutes les fonctions du membre fracturé recevront une stimulation nouvelle, et la vie végétative se maintenant dans cette partie privée de son activité primitive et nécessaire à sa conservation, sera à l'abri des conséquences ennuyeuses, sinon dangereuses, du repos trop prolongé.

» Je dis même plus : l'activité des fonctions générales du membre excitera la vitalité de l'os ; la régénération osseuse pourra en être influencée, et le cal se faire plus rapidement, en même temps que plus solide. »

Outre cette intervention tardive, de pis-aller, si l'on veut, on a proposé ces derniers temps d'utiliser le massage à une époque beaucoup plus rapprochée de l'accident.

« Dans les cas où il existe une fracture, dit Podrazky à propos de la luxation tibio-tarsienne, un ou deux massages n'auraient pas d'inconvénient ; ils ne pourraient être qu'avantageux pour la consolidation de la fracture surtout dans les cas où les fragments sont écartés par un épanchement. »

Si un ou deux massages sont avantageux, rien ne prouve qu'en appliquant la méthode avec plus d'énergie et de persévérance on n'arrive pas à un résultat satisfaisant. Malheureusement elle n'est pas compatible avec la nécessité de l'immobilisation absolue, admise par presque par tout le monde dans le traitement des fractures. Nous nous retrouvons en présence de la même controverse doctrinale que dans la thérapeutique des arthropaties. L'indication fondamentale pour le traitement de toute solution de continuité du système osseux, c'est de favoriser par tous les moyens possibles la réunion, c'est-à-dire la formation d'un cal solide ; les mouvements, les pressions, le simple effleurage sont autant de circonstances que l'on doit éviter ; et le type idéal d'un bon appareil à fracture c'est un manchon fermé qui maintienne rigoureusement immobiles dans une situation convenable les deux fragments osseux. Est-il démontré que le massage bien fait dès l'origine entrave la consolidation ? Nullement. Peu de chirurgiens préconisent le placement précoce d'un appareil sur un membre tuméfié ; l'immobilisation immédiate de fragments séparés et déplacés par une masse de sang plus ou moins abondante. La plupart mettent un appareil d'attente et laissent à la nature le soin de faire disparaître les accidents primitifs avant d'établir une contention pour longtemps. Il nous semble qu'il est tout naturel de l'aider et de hâter la résorption des liquides nuisibles. Ce que nous avons obtenu dans les hémartroses traumatiques, dans les phlegmasies articulaires accompagnées d'épanchement, nous pouvons l'obtenir ici : sans plus d'inconvénients que dans le premier cas. Le massage est donc indiqué comme médication précoce capable de servir d'introduction à une autre et de lui frayer la voie.

Il est indiqué même à une autre époque ; cette règle de la contention absolue est sujette à bien des exceptions ; son application rigoureuse a des inconvénients graves, même dans des cas de pratique journalière.

« L'appareil plâtré, dit M. A. Menzel, ne me paraît pas indiqué dans toutes les fractures ; je l'ai absolument abandonné dans les fractures du radius. La roideur des doigts et des mains, que l'on trouve souvent à sa suite, est aussi désagréable pour le médecin que pour le malade. Chez les jeunes sujets, elle disparaît très vite, il est vrai ; mais chez les individus plus âgés, elle persiste longtemps ; les femmes surtout crient à la moindre tentative de mouvement passif. Depuis que j'emploie des attelles partie droites, partie courbes à la surface ou sur les bords et que je fais faire au moins tous les deux jours des mouvements passifs, je n'ai plus à me plaindre de rien de semblable (1). »

Les accidents qui avaient attiré l'attention du chirurgien de Trieste en ont ému d'autres. En 1879, il fut question à la Société de chirurgie de Paris de la mobilisation des articulations ; nous avons parlé ailleurs des arguments que l'on fit valoir en sa faveur : c'était précisément à propos des fractures du radius que M. Desprès rejetait, comme M. Menzel, un repos forcé trop long.

« Pour toutes les raideurs consécutives aux fractures, M. Desprès laisse l'appareil en place le moins longtemps possible ; dans les fractures du radius, il n'aime pas les gouttières plâtrées ; il recommande bien de s'abstenir d'enfermer la paume de la main et les articulations carpiennes pendant six ou

(1) *Central bl. f. Chir.* 1877, L.º 2. p. 18.

huit semaines. Sa pratique est celle-ci dans ces sortes de fractures : appareil de Nélaton les huit premiers jours, puis bandage silicaté pendant un mois, sans immobiliser le carpe.

Pour les fractures du coude, de l'olécrâne, pas d'appareils (Giraldès) ; pour les fractures de jambe, pas de gouttières immobilisant l'articulation tibio-tarsienne et le tarse, mais application d'une simple attelle plâtrée pour laisser libre les articulations (1). »

Cette reconnaissance des inconvénients d'une méthode largement répandue était un progrès, sans doute, mais un progrès tout négatif. Existait-il un moyen de les pallier ? Peut-on formuler à propos de l'application méthodique du massage et des mouvements passifs dans ces cas des règles qui puissent servir de *vade-mecum* à tous les praticiens ; que tous pussent s'en servir sans crainte et sans remords, certains d'avance que les patients ne paieraient par les frais des tentatives nouvelles ? On a essayé.

M. Bruberger donne les préceptes suivants relativement à l'application du massage dans les fractures : « Après le premier examen, on comprime la région de la fracture par une bande en caoutchouc, qu'on laisse en place une demi-heure, 2 ou même 4 heures, suivant la commodité du malade. Après l'avoir enlevée, on masse de manière à pousser l'extravasat sanguin dans la direction des voies lymphatiques ; on le fait ainsi très vite disparaître, les limites des fragments se dessinent, et il est possible d'entreprendre la réduction. Quand on emploie des appareils plâtrés, rigides et fermés, on néglige souvent un facteur important dans la guérison du cas, les mouvements passifs, parce que l'on craint de produire de violentes douleurs...

» M. O. St-Starke préfère aux appareils ordinaires une sorte de cataplasme de gypse qui après son durcissement produit une capsule artificielle que l'on peut enlever et replacer à volonté. Si l'on s'habitue à saisir hardiment le foyer de la frac-

(1) Séance de la Société de chirurgie résumée *in Paris médical*, 1879, p. 230.

ture après l'enlèvement du cataplasme, tandis qu'un aide fait l'extension de la manière ordinaire, les douleurs sont très légères, et l'on peut s'assurer jour par jour des progrès de la consolidation et de l'état de la fracture. Ces examens fréquents sont avantageux surtout dans le voisinage des jointures, quand le foyer des fractures est rempli de sang. L'auteur fait alors des mouvements dans toutes les directions. Il croit après la guérison obtenir par ce moyen une mobilité beaucoup plus prononcée que par un autre ; il emploie de préférence les mouvements passifs dans les fractures de l'apophyse styloïde du radius, avec hémartrose du poignet ; dans la fracture du péroné où le contrôle continu est d'autant plus nécessaire que le traitement peut laisser au malade un pied valgus. S'agit-il de faire disparaître des caillots solides? On doit les étendre largement de manière à augmenter leur surface et à les diviser. La pression est très utile, mais il faut qu'elle soit continue, de telle sorte qu'il ne se fasse point de reflux du centre vers la périphérie ; les valvules des veines et des lymphatiques sont ici d'un très grand secours. Afin d'atteindre ce but, l'auteur emploie une bande de caoutchouc élastique non vulcanisé, de la largeur d'une bande de flanelle ordinaire. Lorsqu'il y a des exsudats récents, surtout des hémartroses ou des hydartroses aiguës à la suite des contusions violentes, des infiltrations sanguines ou séreuses des parties molles d'une grande importance, il place la bande lui-même et s'assure du degré de réaction du malade. Le plus souvent, la pression circulaire qui donne une sensation de fixité et de sûreté est très supportable au moins au début. On la maintient pendant un quart d'heure ou une demi-heure, puis on la cesse et on commence le massage pour refouler les parties liquides de l'extravasat dans les voies d'absorption centripète, et vers les points où dans les circonstances ordinaires se trouvent des bouches lymphatiques par lesquelles elles peuvent être conduites jusque dans la circulation générale. »

Ces principes ont été heureusement appliqués par M. Gerst chez le malade dont on va lire l'observation.

Obs. XLVI

*Fracture du tiers inférieur du radius. — Massage précoce contre la
tuméfaction et la douleur. — Réduction et appareil plâtré. —
Guérison.*

Joseph Wirsching, de la 10ᵉ compagnie du 9ᵉ régiment d'infanterie,
tombe le 15 août 1877 d'une chaise sur le sol. Le bras gauche est étendu,
il cherche à se protéger avec la main ouverte. Aussitôt après la
chute, il ressent de violentes douleurs dans l'avant-bras et on l'apporte
à l'hôpital de la garnison à cause d'une fracture du radius. A son entrée,
on peut constater, outre une tuméfaction très douloureuse surtout pendant les mouvements de l'articulation du poignet et siégeant au
niveau du 1/3 inférieur du radius gauche, la déformation qui caractérise la fracture de cet os, de plus il y a de la crépitation perceptible dans les mouvements de pronation et de supination. Après
avoir enlevé les habits, on fait l'effleurage qui n'est pas douloureux ;
puis réduction par deux aides, dont l'un pratique l'extension sur la
main, et l'autre la contre-extension sur le coude. Afin de ne pas perdre
les avantages de l'effleurage, on recommande à l'aide qui fait la contre-
extension sur le coude de le saisir en arrière, en dedans et en dehors,
de manière à ne pas comprimer les gros troncs veineux de la partie
antérieure de l'avant-bras. L'effleurage fait longitudinalement (de bas en
haut) fut suivi d'une diminution notable de la tuméfaction et de la douleur, puis on fixa le membre dans une légère élévation au moyen de deux
attelles ouatées. Au bout de deux heures, la douleur revint, on reprit
l'effleurage. Après la quatrième séance elle avait tout à fait disparu, de
même que le gonflement ; on put placer un appareil plâtré. Ce dernier fut
enlevé le 2 septembre et on constata l'état suivant : consolidation osseuse
de la fracture, cal presque imperceptible, mouvements des doigts, de pronation et de supination à peine gênés. Contre la rigidité des doigts et
de l'articulation du poignet, on prescrit des mouvements actifs et passifs ;
des bains de bras, et après vingt-cinq jours de traitement le malade put
retourner au corps complètement guéri.

Tout ceci n'est qu'une répétition, ou plutôt une confirmation amplifiée de ce qu'avait dit Podrazky ; mais la question
n'a été envisagée que d'un seul côté. On ferait une application bien restreinte et bien parcimonieuse de la méthode,
si on la conservait comme un procédé d'urgence, applicable
peu d'heures seulement après l'accident ; elle peut rendre
d'autres services, moins brillants peut-être, mais aussi utiles :

c'est pour cela que l'auteur réserve un paragraphe au traitement des accidents éloignés consécutifs aux fractures : « Quand la consolidation est faite ou si à la suite d'une entorse les ligaments sont redevenus assez fermes, il faut avoir recours aux exercices musculaires. Au commencement, ces exercices sont faits dans le lit ; ils consistent en élévation du pied, extension et flexion de la jambe, rotations exercées d'après une méthode donnée... Plus tard, quand ces mouvements sont faciles, on recommande au malade d'essayer de marcher. Au début, tout consiste en simples oscillations du membre, le corps est fixé soigneusement par des aides.

» Quand ces oscillations se font bien, il se sert de béquilles ; au début on fait des oscillations sur place pour mouvement de progression ; il n'y a jamais de fatigue ; le malade reprend peu à peu confiance en son membre et marche hardiment en avant. Quand, après la consolidation, le voisinage de la jointure est encore infiltré, on en vient à l'emploi de la douche (1). »

Nous pouvons donc dire en général, sans spécification de région, ni de fracture, que le massage est utile à deux époques dans le traitement des solutions de continuité du système osseux. 1° Au début, parce qu'il favorise la résorption de l'épanchement sanguin ou séreux ; parce qu'il diminue la tuméfaction et la sensibilité locale ; 2° après l'enlèvement de l'appareil. C'est avec lui seulement qu'on peut avoir raison d'impuissances fonctionnelles résultant de l'atrophie de certains muscles, d'indurations ou de rétractions voisines du cal.

Le grand reproche qu'on a fait au procédé, c'est d'entraver la consolidation ; mais si nous sommes en présence d'une fracture qui ne se consolide pas ou se consolide par un cal fibreux, une des inconnues du problème paraît éliminée. L'expérience nous a démontré trop souvent que l'appareil le mieux conçu, l'immobilisation la plus stable ne nous sont en pareil cas que d'un bien faible secours. L'indication fondamentale, celle que nous ne devons jamais perdre de

____

(1) *Deutsche militairärztliche Zeitschr.* 1877, 28 juin, p. 33.

vue, c'est que nous devons conserver la mobilité du membre. Que le malade garde une anomalie accidentelle du squelette, c'est une chose fâcheuse sans doute, mais mieux vaut une fonction normale avec un squelette anormal, qu'un squelette complet dont les segments sont soudés et immobiles pour toujours. C'est à cause de la possibilité de ces deux terminaisons que la question des fractures articulaires et de leur traitement a été abordée à différentes reprises dans des sociétés savantes.

Voici ce qui se passa à la séance du 12 avril 1880 à la Société de chirurgie de Paris :

« M. Desprès présente un enfant de 12 ans qui a fait une chute sur le coude et s'est fracturé la trochlée seule. On réduisit la fracture ; on mit deux attelles en carton et une bande serrée. Quinze jours après, il y avait roideur de la jointure, on imprima des mouvements de flexion et d'extension ; on ôta l'appareil ; aujourd'hui le bras est dans une écharpe et les mouvements sont plus étendus.

» M. Verneuil pense que l'une des causes les plus fréquentes de la limitation des mouvements est la difformité du cal, et il cite à l'appui de son opinion l'observation suivante :

» Un enfant de 12 ans se fracture le bras droit dans une chute de cheval, au-dessus de l'épiphyse de l'humérus. Saillie du fragment inférieur à travers les parties molles et plaie de 6 centimètres à la partie externe. Le membre fut placé dans une gouttière, puis immobilisé avec le plus grand soin et soumis à l'irrigation continue et aux pansements antiseptiques. Au soixante-dixième jour on cesse l'immobilisation et on imprime quelques mouvements, ils étaient très limités : on constate une paralysie du nerf radial. M. Verneuil voit l'enfant en consultation : il conseille l'électricité et fait placer le membre à angle droit. Pourquoi cette limitation des mouvements ? Le fragment inférieur a doublé d'épaisseur, et c'est cette énorme saillie, formée par le cal, qui s'oppose aux mouvements plus étendus. Les mouvements de pronation et de supination sont conservés ; donc ce n'est pas l'immobilisation prolongée qui est la cause de la limitation des mouvements de flexion et d'extension, mais le cal énorme. Pas d'arthrite. M. Verneuil cite plusieurs faits analogues. M. Lucas-Championnaire maintient que lorsqu'on n'est pas obligé, par la déformation, de réduire une fracture, il vaut mieux ne pas immobiliser; l'immobilisation étant une cause d'ankylose, l'immobilisation des articulations ne serait pas aussi bénigne que le dit M. Verneuil.

» M. Després rappelle que quant à la fracture du col du fémur, Nélaton et Velpeau, et avant eux Dupuytren et Desault commençaient par l'immobilisation, mais ne la maintenaient pas longtemps. Nélaton, dans le traitement des fractures intra-capsulaires du col du fémur, plaçait ses malades pendant vingt jours dans la gouttière de Bonnet, puis les faisait mettre dans une chaise longue : deux mois après il les faisait marcher avec des béquilles, après trois mois avec deux cannes, et ses malades ne s'en trouvaient pas plus mal que ceux de MM. Verneuil et Sée.

» Le 9 avril, M. Després revient sur le cas de fracture du coude qu'il a montré dans la dernière séance. Ce malade s'est présenté à l'hôpital quelques heures après sa chute. L'aspect était celui d'une luxation du coude, mais en recherchant les os il sentit une crépitation et diagnostiqua une fracture dans l'articulation, au moins à trois fragments. Il y avait eu subluxation du coude en arrière.

» Pour tout traitement, une simple écharpe et des cataplasmes de farine de lin. Le malade restait au lit la plus grande partie de la journée, et se levait six heures par jour et marchait. Pendant les vingt premiers jours, ce malade a conservé de la crépitation ; à partir du vingtième le gonflement a un peu augmenté ; le trente et unième jour la fracture était consolidée. Le trente-cinquième, il n'y avait pas de raideur articulaire. Le quarante-cinquième jour, quand le malade a été présenté à la Société, les mouvements de pronation et de supination, d'extension et de flexion étaient limités, mais ils existaient ; il n'y avait pas de raideur articulaire.

» Pour M. Sée, il y a des cas dans lesquels il est nécessaire d'appliquer un appareil. Quand il existe un écartement consi-

dérable de la poulie humérale, et que l'olécrâne est engagé
entre les deux fragments, il faut intervenir autrement que par
l'application d'un cataplasme.

» M. Desprès s'appuie sur ce phénomène physiologique,
que, quand le bras est dans la flexion, les muscles sont dans
le relâchement ; or, ce qui fait le déplacement dans les fractures, c'est la contraction musculaire.

» M. Verneuil rappelle que Robert, pour le traitement de la
fracture du radius et de la fracture de la clavicule, Jarjavay,
pour la fracture du radius, ne mettaient pas d'appareil. Giraldès agissait ainsi pour les fractures du coude. C'était un érudit
de premier ordre, mais il n'a jamais passé pour un praticien
faisant autorité.

» M. Verneuil pense que jusqu'à nouvel ordre il sera encore
bon de traiter les fractures du coude par l'immobilisation et
les appareils ; l'écharpe est insuffisante.

» M. Lannelongue a observé chez les enfants beaucoup de
cas de fractures de l'extrémité inférieure de l'humérus, transversales ou obliques, et des fractures en T. Quand on revoit
des malades au bout de quelque temps, on voit combien
sont mauvais les résultats obtenus par la méthode que préconise M. Després.

» Selon M. Lannelongue, il faut d'abord réduire ; la réduction de cette luxation est assez difficile. Il faut réduire avec
force, mais il faut encore maintenir les fragments réduits,
alors que l'écharpe ne suffit pas.

» On immobilise ensuite le membre à angle aigu dans une
gouttière plâtrée largement ouverte en avant pour que l'on
puisse appliquer d'autres appareils qui maintiennent la réduction. Quand la consolidation est faite, M. Lannelongue
abandonne les enfants à eux-mêmes et leur laisse faire des
mouvements. Malgré ces précautions on n'a pas toujours de
bons résultats.

» Dans les fractures du coude sus et intra-condyliennes,
M. Marjolin n'applique pas d'appareils. Il place le membre
dans la demi-flexion, prescrit des cataplasmes froids lauda-
nisés, et, quand le gonflement a disparu, il cherche à obtenir

la coaptation des fragments, entoure le membre de bandes de flanelle et le fixe contre la poitrine. Quelques jours après, il imprime des mouvements de flexion et d'extension, tout en laissant les fragments en place. Depuis l'âge de 3 ans jusqu'à l'âge de 15 ans, il ne met jamais d'appareil pour une fracture du coude.

» M. Desprès accepte cette opinion, mais quant aux fractures de l'extrémité inférieure du radius, il blâme le traitement de Gerdy qui consiste dans la simple position ; il blâme également les attelles de Blandin, l'appareil de Dupuytren, les appareils plâtrés, et donne la préférence à l'appareil de Nélaton, qui consiste en deux attelles qu'on laisse en place quinze jours, et après ce temps on met un appareil silicaté qui laisse libres les mouvements du pouce.

» M. Marc Sée rappelle qu'il était interne de Robert, quand ce dernier a tenté une révolution dans le traitement des fractures et particulièrement dans les fractures du radius, qui étaient immobilisées à ce point qu'on obtenait ce que Hervez de Chégoin appelait une main de justice, c'est-à-dire des doigts raides. C'est ce qui avait amené Robert à traiter ces fractures par la simple position. Il a obtenu des résultats tellement défectueux qu'il n'a pas tardé à renoncer à cette méthode. C'est alors qu'on revint aux appareils modifiés qu'on emploie aujourd'hui et avec lesquels on évite les raideurs d'autrefois. »

Comme on a pu le voir la discussion s'était tenue à un niveau très élevé : c'était une sorte de complément à celles qu'on avait soulevées naguère à propos des jointures. Il manquait peut-être quelque chose, une délimitation plus précise des cas que l'on avait en vue. Comme nous l'avons dit, il y a des fractures pour lesquelles, la consolidation fibreuse est de règle ; celle de l'olécrâne par exemple. « A moins que les deux fragments n'aient été maintenus dans un contact parfait, dit M. Péan, il ne s'opère point une consolidation osseuse ; une bride fibreuse plus ou moins résistante sert de moyen d'union entre les deux fragments et transmet le mouvement de l'olécrâne au reste du cubitus comme le ligament rotulien le transmet de la rotule au tibia. Sur 127 cas observés par Hamilton, il n'a pas vu un seul cal osseux. Ce mode de réunion n'est donc pas seulement exceptionnel, il est extraordinaire (1). »

Établir un traitement dans l'espoir de l'obtenir, c'est courir de gaîté de cœur à la recherche d'un prodige. Il n'est nullement étonnant que des esprits un peu entreprenants aient laissé de côté la tradition et fait table rase des méthodes classiques. Nous aurons une pseudarthrose, soit ; tâchons d'en tirer le meilleur parti possible. C'est en partant de ce principe que Peter Camper abandonnait l'immobilisation, qu'en 1851 Kluyskens recommandait une gymnastique précoce, dans sa thèse sur le traitement des fractures de la rotule et du coude.

Tenant compte de ces faits et d'une discussion que nous verrons plus loin, M. Ludwig Sellberg essayait chez un enfant de 9 ans de traiter une fracture de l'olécrâne sans contention rigide, par le massage et les mouvements passifs. Il atteignit le but qu'il se proposait, l'enfant conserva l'usage de son bras, et l'articulation huméro-cubitale menacée ne présentait à à la fin du traitement ni ankylose ni raideur. Voici le fait.

Obs. XLVII (Ludwig Sellberg).

Fracture de l'olécrâne chez un enfant de 9 ans. Massage — Conservation des mouvements de l'articulation du coude.

Le 29 avril, l'auteur eut l'occasion de voir pour la première fois le jeune Karl Johan Viktor, âgé de 9 ans, qui la veille avait roulé dans un escalier et s'était frappé le coude contre une pierre. Tuméfaction périarticulaire notable ; flexion de l'avant-bras. Olécrâne très douloureux à la palpation. L'extension était absolument impossible, il pouvait le fléchir quelque peu lui-même, mais cette flexion était douloureuse par suite de l'âge du petit malade et de l'impossibilité de le toucher, on l'endormit avec du chloroforme de manière à s'assurer de l'existence de la fracture. Il y avait de la mobilité du fragment et crépitation. Le même jour on commence le massage. 2 séances par jour avec des mouvements passifs légers. Le 29 mai après un mois de traitement le petit

(1) Nélaton, *Pathologie Chir.* 2e éd., t. II, p. 337.

malade peut retourner chez lui, l'articulation du coude a repris tous ses mouvements, et il ne reste qu'un diastasis insignifiant (1).

La question des fractures de la rotule est plus compliquée que celle des fractures de l'olécrâne. On a cru longtemps que la réunion par un cal osseux était impossible.

« Les fractures transversales les plus simples et accompagnées de ruptures complètes de la capsule fibreuse, disaient les auteurs d'un traité élémentaire de pathologie chirurgicale très répandu en Italie il y a trente ans, laissent à leur suite une incommodité permanente pour le fonctionnement du membre ; elle tient à la difficulté de maintenir les fragments en place et elle empêche la consolidation au moyen d'un cal osseux ; ou bien à ce que les flocons adipeux placés au-dessous de la rotule s'interposent entre les fragments, ou bien encore à ce que les fibres gonflées du tendon du droit antérieur empêchent la réunion régulière de la fracture ; dans tous les cas, comme il reste un certain intervalle entre les fragments, la formation du cal est imparfaite ; et à la place du tissu osseux, on a un tissu cellulo-fibreux plus ou moins résistant suivant la distance des fragments (2). »

Si la consolidation osseuse ne pouvait se faire, le problème devenait très simple ; on n'avait plus, comme nous le disions plus haut, qu'à se préoccuper de la jointure elle-même et à faire son possible pour lui conserver ses mouvements sans rien ôter à la jambe de sa puissance de sustentation.

Les premières expériences faites sur les animaux semblèrent confirmer les idées anciennes relatives à la nature du cal. Gulliver ne put jamais obtenir une soudure osseuse parfaite chez les chiens lorsqu'il y avait une déchirure complète de la capsule fibreuse. Astley Cooper ne réussit pas mieux. « Je n'ai pu ni chez le chien, ni chez le lapin, dit-il, obtenir une consolidation osseuse dans la fracture transversale. Cependant j'ai vu chez un malade du docteur Chopart, de Paris, un cas dans lequel cette consolidation me parut exister, M. Fielding de Hull a publié dernièrement un cas semblable (3). »

(1) *Eira*, 26 fév. 1881, n° 4, p. 107. — (2) *Rensis et Ciccone instituzione di patologia chirur.* t. 2, p. 403. — (3) *Œuvres chir..*, traduc. Chassaignac et Richelot, p. 164.

Depuis cette époque les faits de cette nature se sont multipliés. « J'ai vu au muséum anatomique de Berlin, dit G. Preyer, une des pièces. à propos de laquelle on ne pouvait mettre en doute la consolidation après la fracture de la rotule. »

La possibilité de la consolidation osseuse n'est donc plus discutable, mais ce qui l'est toujours, c'est de savoir si elle présente assez d'avantages pour qu'on doive la chercher ; si après elle l'articulation fémoro-tibiale pourra rendre les services ordinaires. Les chirurgiens n'ont guère envisagé jusqu'aujourd'hui la question sous cet aspect ; en revanche, ils se sont préoccupés avec raison des inconvénients d'une consolidation fibreuse trop lâche. « Le mode de réunion, dit M. Péan, apporte un obstacle insurmontable à l'exercice de certaines professions pénibles. » Le même auteur ajoute, il est vrai, qu'il a vu, dans le service de Désormeaux, un porteur à la halle, qui n'avait rien perdu de sa vigueur, bien que l'écartement des fragments fût considérable. Camper et Velpeau ont prétendu qu'il suffit d'un an dans tous les cas dé fracture de la rotule pour que le membre reprenne sa vigueur et sa mobilité. Il serait à désirer que la question fût résolue d'une manière précise par des faits ; une bride fibreuse trop longue a-t-elle plus d'inconvénients qu'un mode d'union d'une brièveté exagérée ? La roideur est-elle nécessairement temporaire et peut-on espérer qu'elle disparaîtra toujours spontanément ? De la solution dépendent les indications du massage et des mouvements passifs dans les fractures de la rotule.

On peut l'employer de trois manières: au début, tardivement, constamment. On s'en sert au début comme pour les fractures de l'olécrâne ; c'est-à-dire afin de modifier les accidents articulaires immédiats, la douleur, l'épanchement, la tuméfaction ; on s'en sert quand les appareils à immobilisation ont été enlevés pour rendre aux tendons et aux ligaments leur souplesse, pour faire disparaître les produits hyperplasiques qu'ici comme partout l'immobilisation laisse après elle. Une dame, qui s'était fracturée les deux rotules huit mois auparavant, avait perdu complètement le mouvement des genoux ; Astley Cooper réussit à les lui rendre par des exercices passifs. Stromeyer et Lutter avaient fait construire dans le même but des appareils fléchisseurs plus ou moins ingénieux; Séguin d'Alley avait même proposé le massage de la jointure. La combinaison de ces deux procédés a été heureusement faite dans le cas suivant observé par M. Gerst.

Obs. XLVIII

Fracture de la rotule.— Massage. Appareil de contention. — Guérison.

Jacob Ringeisen, de la 3ᵉ batterie montée du 3ᵉ régiment d'artillerie de campagne, reçoit le 2 mai 1877 un coup de pied de cheval dans le genou, à la suite duquel il ne peut plus se servir de la jambe. Au moment de son entrée à l'hôpital, les parties molles du voisinage du genou droit sont tuméfiées et très douloureuses au toucher. Il est impossible de sentir la rotule en totalité à travers la peau saine ; on reconnaît au contraire qu'elle est partagée en deux par une fente transversale de la largeur du petit doigt. Quand on rapproche les fragments il est possible de produire une crépitation sensible. D'ailleurs ils ne sont pas fixes, mais ils paraissent flotter en liberté dans l'articulation du genou, de telle sorte qu'ils peuvent être déplacés facilement. Il y a de plus un épanchement sanguin considérable dans la jointure. L'auteur considérant qu'il n'était propre qu'à entraver la consolidation résolut d'en favoriser la disparition par l'effleurage. En conséquence il fit placer le malade dans le décubitus dorsal, la jambe dans l'extension et tenue dans une position un peu oblique par un aide pour favoriser le reflux du sang pendant le massage. Un autre aide avec une bande de flanelle placée au-dessus du fragment supérieur de la rotule abaissait ce fragment de haut en bas et le fixait dans cette position de telle façon que pendant l'effleurage les parties molles ne fussent pas déplacées en haut et que l'on pût éviter un déchirement douloureux pour la plaie sous-cutanée. Un troisième aide fait l'effleurage en prenant soin de ne pas exercer de pressions trop concentriques sur les parties molles de la cuisse. Après la terminaison de l'effleurage (au bout d'un quart d'heure), j'enveloppe les masses musculaires du pied jusqu'au genou avec une bande de flanelle pour éviter l'étranglement veineux; en même temps les deux fragments qu'un assistant avait pendant tout ce temps maintenus rapprochés sont fixés au moyen d'un appareil approprié placé de telle sorte que la compression exercée sur les troncs veineux soit réduite au minimum.

L'effleurage exercé sans fortes pressions concentriques n'a produit qu'une aspiration assez faible, de sorte que l'extravasat est toujours assez abondant et que la pression qu'il produit sur les nerfs sensibles est très peu diminuée. Le malade se plaint toujours d'une vive douleur que l'on combat par une injection de morphine et l'application d'un sachet de glace sur le genou. Au bout de trois heures on n'a pas obtenu la plus légère amélioration ; on est obligé de défaire en partie l'appareil et de pratiquer l'effleurage sur la cuisse en exerçant une pression un peu plus énergique que la première fois. Après la séance, il y eut un peu d'amélioration. L'appareil fut replacé, on eut soin toutefois d'éviter de faire des tours de bande sur la cuisse. Depuis lors on fit quatre fois par jour l'effleurage. Dans l'intervalle on appliqua régulièrement la glace. Sous l'influence de ce traitement, la douleur diminua peu à peu et finit par disparaître et on serra en même temps de plus en plus l'appareil. Celui-ci fut enlevé 9 jours après l'accident et l'on trouva que la tuméfaction de la jointure et sa sensibilité à la pression n'existaient plus qu'à un léger degré, les deux fragments de la rotule s'étaient même facilement réunis. On plaça de nouveau le bandage et comme l'extravasat sanguin était en grande partie résorbé, on n'eut pas de nouveau recours à l'effleurage, dans la crainte d'entraver la réunion des fragments.

Le 13 juin, c'est-à-dire 33 jours après l'accident, l'appareil fut enlevé, et l'on constata l'état suivant: On peut déplacer la rotule dans sa totalité comme un corps homogène ; la formation du cal n'a pas amené de déformation du genou ; sa circonférence ne dépasse guère que de 1 c. 1/2 celle du côté sain ; il y a une rigidité prononcée ; les mouvements actifs sont limités et très douloureux. On traite cet état par le massage, les mouvements passifs, les grands bains ; de plus on conseille au malade la flexion et d'autres mouvements actifs. Peu à peu les phénomènes défavorables disparaissent, et le 21 juillet le malade peut fléchir et étendre le genou droit aussi bien que le gauche. Plus tard, ayant grimpé sur un mur il tomba, se fit une entorse du genou malade, et dut rentrer à l'hôpital ; il en sortit de nouveau guéri et capable de reprendre son service le 10 janvier 1879.

Reste la troisième manière de procéder à laquelle nous faisons allusion ; celle-ci est infiniment plus hardie que les deux précédentes ; on ne s'occupe plus cette fois de rapprocher les fragments. L'ennemi que le chirurgien tient à combattre c'est l'immobilité ultérieure. Peu importe la soudure, elle se fera comme elle pourra par la *vis naturæ medicatrix*. M. Mezger qui a introduit ce mode de traitement dans la thérapeutique ne semble avoir qu'une confiance limitée aux procédés chirurgicaux destinés à limiter l'étendue du nouveau moyen d'union des fragments. Quoi qu'on fasse, le patient conservera une anomalie du genou ; le mieux c'est qu'il s'habitue à en ressentir le moins possible les effets ; qu'il puisse de très bonne heure s'habituer à la flexion, à l'extension, à la sustentation, comme si rien ne s'était passé ; les mouvements actifs et passifs sont commencés le lendemain même de l'accident, dès que par le massage on a pu les rendre tolérables. Cette innovation hardie était vaguement connue en Suède, on parlait des résultats merveilleux obtenus grâce à elle. Le professeur Rossander auquel la méthode de Mezger avait déjà rendu des services résolut de l'expérimenter à nouveau et il n'eut qu'à s'en louer. Nous allons reproduire ici une discussion de la société des médecins de Stockholm à laquelle donna lieu une communication qu'il fit sur ce sujet à la séance du 11 mars 1879.

« Le professeur Rossander fait une communication relative au traitement des fractures de la rotule ; elle consiste à prévenir par le massage les épanchements articulaires ; il laisse les malades se lever, en ayant soin de mettre seulement autour du genou un bandage contentif, mais il ne place aucun appareil pour rapprocher les fragments, parce qu'il redoute beaucoup plus la raideur et l'ankylose résultant d'un tel traitement qu'un cal fibreux. L'idée appartient à Mezger.

» Le docteur Rossander a entendu parler d'un cas qui appartient à sa pratique, mais qu'il n'a pas observé lui-même. Jusqu'à ce jour les résultats ont été excellents ; cette méthode est certainement beaucoup moins désagréable que celle que l'on employait naguère. Son malade a été traité à l'hôpital Séraphim, d'où il est sorti après un séjour de trois semaines.

» *M. Berghman* : Le cas qui a conduit le professeur Rossander à se servir du massage dans les fractures de la rotule, et auquel il vient de faire allusion est très intéressant aussi bien au point de vue de la méthode employée qu'à celui de la marche et de la terminaison. Je l'ai suivi pendant le traitement ; j'avais vu le malade avant qu'il se présentât au docteur Metzger, de sorte que je connais l'observation dans ses moindres détails, même je demanderai la permission de la rapporter in extenso.

Obs. XLIX

Fracture de la rotule. — Immobilisation, cal fibreux. — Marche très difficile, équitation impossible. — Nouvelle fracture accidentelle. — Massage. — Mouvements actifs et passifs. — Écartement persistant des fragments, mais tous les mouvements du membre sont faciles.

Le malade se fit le 24 juin 1875 une fracture oblique de la rotule à la suite d'une chute dans laquelle le genou gauche porta contre une pierre. Il fut traité par le procédé ordinaire, l'immobilisation du genou dans une position telle que les fragments fussent le plus rapprochés possible et pussent se réunir. Au bout de deux mois, il se présente chez moi, espérant que je pourrais par le massage rendre quelque mobilité à l'articulation. Ce malade était officier d'état-major, et pour que sa carrière ne fût pas brisée, il fallait qu'il pût marcher et monter à cheval. La fracture était mal consolidée, les fragments osseux étaient réunis par un cal fibreux large de 2 cent., ils étaient mobiles. Il n'y avait pas de sérosité dans la jointure ; mais elle était fortement tuméfiée ; sur la capsule et dans le voisinage, zones d'hyperplasie douloureuse à la pression. Les muscles de la cuisse avaient subi un certain degré d'atrophie surtout sur le côté interne. La jambe était dans l'extension complète (à 180°), les mouvements passifs étaient à peu près nuls, même quand on employait toute sa force pour les produire. Je pris le malade en traitement, je fis un massage énergique dans l'espoir de ramollir et de diviser les tissus hyperplasiés, en même temps j'essayai par des tentatives énergiques et journalières de flexion d'obtenir quelque mobilité dans ce sens. Après trois mois de traitement, la tuméfaction du genou avait notablement diminué, la douleur à la pression avait disparu, et par l'emploi d'une grande force, on pouvait plier le genou jusqu'à 121°. Il y avait donc une amélioration notable ; le genou peut être fléchi à 120° mais pour cela il faut, il est vrai, déployer une assez grande force. Le malade ne marche pas sensiblement, mais la jambe est moins raide ; il a toujours beaucoup de peine à monter les escaliers ; naturellement il ne pourra pas songer à l'équitation tant que la jambe ne pourra pas être fléchie à 90° ; mais je ne conservais guère d'espoir de gagner au delà de ce qu'on avait déjà gagné jusqu'alors. A ce moment le malade fut obligé de faire un voyage en France pour des raisons de famille ; je lui conseille d'en profiter pour aller à Amsterdam prendre l'avis du docteur Mezger au sujet du pronostic. Il le vit le 1er février 1876 ; à ce moment l'affection du genou avait 7 mois de date. Mezger après l'avoir examiné lui déclara qu'il ne croyait pas que dans les circonstances présentes il pût obtenir plus de flexion qu'il n'en avait. Il se retirait désolé, lorsque en descendant l'escalier de la maison même, il tomba et se cassa la rotule de nouveau en trois fragments cette fois. Il fit appeler de nouveau Mezger. A son grand étonnement, celui-ci lui déclara que l'accident était le plus grand bonheur sur lequel il pût compter et qu'il espérait bien pouvoir lui rendre un membre absolument utile.

Le malade qui était très intelligent et suivait avec intérêt un traitement si différent de celui qu'il avait suivi d'abord, prit jour par jour des notes en utilisant les avis de Mezger. Il a eu la bonté de me les communiquer ; je me propose de vous les lire :

1/2 11 h. du matin. J'ai glissé dans l'escalier, j'ai vu Mezger à 2 heures ; il a un peu manipulé le genou en vue d'arriver à la réduction, puis l'a immobilisé avec une bande de flanelle.

2/2. La tuméfaction n'a pas augmenté, il n'est pas plus chaud que d'habitude ; j'ai passé une nuit tranquille sans douleur. J'apprends qu'il y a du sang dans la jointure ; le bandage est enlevé : je puis lever la jambe et la plier bien qu'avec difficulté.

3/2. Tout va bien ; léger massage : on reconnaît qu'il ne peut être toléré. Je soulève le genou et je le plie moi-même.

4/2. Sensibilité beaucoup moindre ; massage énergique qui me fait très mal. Le repos n'est plus exigé, je dois de temps en temps étendre la jambe hors du lit de manière qu'elle se fléchisse par son propre poids et que les fragments de la rotule s'écartent. Cet exercice n'a pas le moindre inconvénient.

5/2. Même traitement.

6/2. Massage, la jambe pendante hors du lit. Je m'habille moi-même et je fais un tour dans la chambre en m'appuyant sur un bras et sur une canne. Ensuite je m'assieds, la jambe fléchie, l'autre reposant au-dessus d'elle ; puis je marche de nouveau ; de telle sorte qu'en 3 heures j'ai marché deux fois dans ma chambre sans difficulté particulière.

7/2. Massage long et énergique, puis, même exercice que la veille. La jambe doit être de plus en plus fléchie lorsque je suis assis. Marche plus facile.

8/2. Je marche sensiblement mieux sans autre appui que ma canne. L'épanchement intra-articulaire a presque disparu. « La guérison avance, la flexion ne pourra se faire tout à fait au même degré qu'auparavant ; malgré cela, je suis content.

9/2. Le genou peut être fléchi à 117 et 121° sans difficulté ; ce que l'on n'obtenait que par force à Stockholm. Le professeur Küster qui était en visite chez Mezger, a été très surpris « parce que ce résultat allait directement à l'encontre de toutes les idées qu'il avait eues jusqu'alors ». Mezger lui dit qu'il traite toutes les fractures de la rotule d'après ce principe et qu'il en a déjà guéri 10 à 12.

10/2. Je vais toujours de mieux en mieux. Le genou doit être fléchi plusieurs fois le jour sur une table élevée exprès pour cela. Küster est venu me voir et m'a demandé si je n'avais pas de tendance à fléchir involontairement le genou. Non.

13/2. Je marche déjà mieux qu'avant ma seconde chute ; la flexion peut être portée jusqu'à 112° mais difficilement.

15/2. On fait construire un percuteur avec des feuilles de métal et de caoutchouc ; au moyen de cet instrument on frappe des deux côtés du genou et sur le tendon qui est au-dessous ; en outre massage ordinaire. Flexion à 107° plus prononcée après le 2ᵉ massage.

16/2. Flexions à 103.

17/2. Massage énergique avec et sans marteau 102.

18/2. Le massage au marteau est mal supporté, le genou se tuméfie notablement à sa suite. Du reste amélioration notable, je puis monter et descendre les escaliers.

22/2. Courant d'induction appliqué sur les divers muscles de la jambe ; leur contractilité est médiocre.

1/3. Je marche sans difficulté en bottes pendant deux heures, un peu d'épanchement dans le genou consécutif au massage avec le marteau. Tout va bien ; les tissus rigides redeviennent souples et la mobilité des fragments de la rotule cesse.

3/3. L'état du genou est excellent ; Mezger le trouve et je m'en aperçois moi-même.

4/3. Le marteau est employé avec plus d'énergie de manière à avoir raison de l'épanchement 94°.

4/3. 90°.

9/3. Depuis qu'on a atteint 90° et que je puis soulever moi-même la jambe, on ne fait plus de flexions ; on tâche de rendre aux muscles par l'électricité et l'exercice toute la force qu'ils peuvent avoir.

11/3. Massage au marteau sur le genou et à poing fermé sur la jambe ; on emploiera à l'avenir le pétrissage et le massage à poing fermé pour les muscles de la jambe ; elle doit être élevée en avant ; cette élévation est peu prononcée, je devrai la faire assidûment.

13/3. Action des bâtonnets marquée par une augmentation de force de la jambe malade ; le marteau, frictions, pétrissage, électricité comme d'habitude.

14/3. (Massage tel avec les bâtonnets que le malade ne peut marcher de toute la journée).

15/3. Massage comme d'habitude. Les contractions des muscles par l'électricité sont meilleures. Le vaste externe se contracte tout à fait bien, e droit antérieur moins ; le vaste interne mieux mais encore assez peu. Couturier inutile. Quelques craquements dans la rotule.

29/3. On commence à fléchir le genou tous les jours dans une machine, on arrive facilement, sans effort à 95°.

3/4. Nombreux coups à mains plates sur le genou, flexion à 89°.

3/4. J'ai fait une course 1/2 heure à cheval, au trot et au galop. Pas de faiblesse à la suite.

13/4. Contraction de tous les muscles satisfaisante ; je suis allé au dehors presque chaque jour. Je commence à marcher sans bâton au dehors et même dans les escaliers. Le genou a presque repris sa forme et la jambe peut être étendue jusqu'à sa position normale.

19/4. Dernière séance de Mezger.' « Depuis un mois, me dit-il, vous montez beaucoup mieux les escaliers, et avant un an vous ne remarquerez plus rien absolument pendant la marche ; vous pourrez avoir en votre genou une entière confiance. Enlevez le bandage, quand vous aurez trop chaud ; prenez bien garde à votre autre rotule ; celle-ci restera ce qu'elle est. Exercez votre jambe en marchant, en l'étendant, en l'élevant et en montant à cheval. »

A son retour, au mois de mai, j'appris que ce malade avait été un peu plus mal huit jours après la fin du traitement. Depuis lors, il avait été beaucoup mieux ; la jambe était plus forte, il pouvait plus aisément la fléchir.

En l'examinant je trouvai à peine quelque trace des anciennes hyperplasies. Il fléchissait sans effort sa jambe jusqu'à 85°. Le fragment supérieur de la rotule dont l'angle externe avait été un peu écarté dans la dernière fracture et s'était consolidé dans sa première position, était séparé du fragment inférieur par une distance de 10 cent. 1/2. Dans cette position, et avec sa seule force musculaire le malade peut étendre complètement sa jambe jusqu'à 18° de l'horizontale. Les deux fragments de la rotule qui naturellement sont complètement mobiles se rapprochent de telle sorte qu'il n'y a plus entre l'un et l'autre qu'une distance de 1 cent. 1/2. Marche rapide et facile même dans les escaliers et l'on ne découvre qu'une petite inégalité quand le malade marche. Je lui demandai s'il n'était pas gêné par une certaine tendance du genou à se tourner d'un côté ou d'un autre, il me répondit que non ; la seule incommodité qu'il éprouvât c'est que le genou se fatiguait plus vite que l'autre quand il avait marché longtemps. Du reste il pouvait marcher plusieurs heures sur une route et même monter à cheval sans difficulté. J'ai pu observer le cas pendant les deux ans 1/2 qui ont suivi et m'assurer que l'inégalité dans la marche était à peu près insignifiante. D'après mon opinion, cette inégalité dépend d'un peu d'atrophie des muscles de la jambe, et elle diminue de plus en plus à mesure qu'on les exerce. Pendant tout ce temps le malade a fait son service et il le fait encore aujourd'hui sans difficulté. Bien qu'il ne soit pas rare de voir des faits tout à fait singuliers dans la pratique de Mezger, je dois avouer que ce cas m'a rempli d'étonnement et d'admiration ; d'étonnement à cause du brillant résultat obtenu, et d'admiration à cause de la hardiesse de la méthode employée.

J'en conclus naturellement que si lors du traitement de la première fracture on eût procédé d'après les mêmes principes, quelles qu'eussent été du reste les difficultés, on n'aurait eu ni reliquats inflammatoires ni rigidité articulaire, ou du moins ils eussent été beaucoup moindres qu'ils ne l'ont été....... Ce cas nous montre de plus qu'il faut avoir surtout en vue dans le traitement des fractures de la rotule de conserver la mobilité de la jointure.

En 1877, dans un entretien que j'ai eu avec le docteur Mezger, il m'a affirmé qu'il traitait depuis longtemps de la sorte toutes les fractures de la rotule et qu'il n'avait jamais la moindre entrave à la complète utilité de l'articulation. Une condition peu avantageuse pour la marche en avant est la mobilité complète du fragment parce que le triceps fémoral ne peut en aucune manière agir sur la jambe quand celle-ci doit être tenue étendue ; il ne faut attacher que peu d'importance à l'écartement des fragments par ce qu'il est compensé tout à fait ou à peu près par la réaction du muscle triceps qui se fait nécessairement, et cet écartement suffisant est une condition indispensable pour que la flexion de la jambe se fasse (1).

Depuis cette époque un autre cas a été traité de la même manière par un de nos compatriotes, M. Wilhelm Bolin. Le résultat a été aussi satisfaisant que chez le malade de Mezger.

Obs. L.

Fracture de la rotule (Wilhelm Bolin), Massage, mobilisation précoce.
Conservation des mouvements de l'articulation.

Anders Ollson de Morup, âgé de 31 ans, entre le 15 novembre dernier à l'hôpital de Warberg. Pendant qu'il était occupé à ferrer un cheval il a été jeté violemment sur une aire de pierre ; le genou gauche a été fortement frappé. Immédiatement après le blessé remarqua qu'il ne pouvait se tenir seul debout et même que quelque chose s'était cassé dans son genou ; il demanda à entrer à l'hôpital. A son entrée ce malade, qui est grand et fort, ne se plaint que d'un peu de douleur dans le genou droit et le voisinage et il raconte qu'ausitôt après sa chute il lui a été impossible de se servir de sa jambe. On decouvre aisément une fracture oblique de la rotule, avec un assez grand écartement des fragments ; la jambe étendue, on peut mettre un doigt entre eux. Pas de sensibilité particulière; pas d'épanchement dans l'articulation ; contusion périarticulaire. Sachant combien de temps réclame l'ancien mode de traitement et que de plus ce qui pourrait arriver de mieux au blessé

____

(1) *Hygiea,* mai 1879. Svensk. lakaresalls kap... Forhandl. 41.

ce serait de conserver de la raideur du membre, et tenant compte de
la communication du professeur Rossander, l'auteur résolut d'employer
le massage et de placer ensuite un bandage ordinaire. Le lendemain, la
jointure était sensible à la pression; de plus épanchement assez abondant pour que l'on eût pû difficilement reconnaître la fracture si facile
à constater la veille au soir. On fait de nouveau le massage et l'on
s'aperçoit bientôt que la sensibilité était un peu diminuée ; puis on
place un bandage et on avertit le malade de marcher avec précaution
dans la salle en s'appuyant sur une canne solide.

Le traitement fut continué régulièrement de telle sorte que le massage fut fait matin et soir. L'épanchement et la sensibilité diminuèrent;
en même temps la force du membre augmenta. A la sortie de l'hôpital le malade pouvait marcher sans difficulté (1).

Ces faits nous semblent dignes d'intérêt ; leur nombre est
insuffisant, dira-t-on, pour fixer la pratique, soit. On n'en
aurait tort pas moins de les tenir pour non avenus ; personne
plus que nous ne respecte les traditions éprouvées, mais il
faut admettre qu'elles sont succeptibles de modifications.
Les faits cités prouvent que, sans appareils compliqués,
sans avoir immobilisé pendant des mois un blessé dans une
sorte de lit de Procuste, on a pu le guérir ou du moins le
remettre sur pieds. Pourquoi jetterait-on l'anathème aux
tentatives de ce genre sans savoir au juste ce qu'elles valent ?
Depuis d'autres cas de fractures de la rotule ont été traités
avec succès par le massage. Walmark en a publié un
en 1880 (2).

Nous n'avons pas trouvé de renseignements dans la littérature sur le traitement d'autres affections osseuses par le
massage. Johnsen seul parle d'une périostite du tibia survenue à la suite d'un traumatisme et qui durait depuis cinq
ans. L'épaississement s'étendait à toute la partie moyenne de
l'os, il y avait de violentes douleurs nocturnes. La guérison
fut complète après 50 séances.

(1) *Eira*, 31 janvier 1880, p. 59.
(2) Fall af massage, *Hygiea*, 1880, p. 562.

CHAPITRE VI

MASSAGE DANS LES AFFECTIONS DU SYSTÈME MUSCULAIRE

Nous avons entrevu dans les chapitres précédents une partie des affections que nous allons maintenant étudier. Souvent accompagnées des difficultés de diagnostic sérieuses, elles produisent des irradiations qu'on ne soupçonnerait guère, laissent après elles des désordres hors de proportion avec les accidents primitifs. En revanche si nous avons trouvé quelques contre-indications rationnelles du massage, nous ne rencontrerons ici rien de semblable ; c'est le remède applicable par excellence au système musculaire ; cela ne veut pas dire qu'il guérisse toujours. Les lésions sont parfois irréparables, et parfois on est en présence de propagations inaccessibles.

Il y a une véritable solidarité entre les différents organes de l'appareil moteur. Nous avons raconté comment nous dûmes intervenir longtemps après la réduction d'une luxation de l'épaule pour rendre aux muscles leur intégrité, faire disparaître des symptômes dont l'origine avait été le

déplacement brutal de la tête de l'humérus. Nous verrons
des accidents partis du tissu conjonctif intra-musculaire gagner les troncs nerveux et donner lieu à des névralgies,
dues moins à la compression qu'à la transmission de l'irritation inflammatoire au tissu du nerf ; nous verrons des synovites tendineuses retentir sur les séreuses articulaires
ou être éveillées par des affections qui en partent. Grâce à
ces connexions entre organes voisins et concourant au même
but, nous retrouverons ce que nous avons vu ailleurs et ce sera
la cause de quelques répétitions ; les divisions indispensables à l'ordre de tout travail un peu long reposent malheureusement sur des conventions que la nature ne con-
tresigne pas toujours.

Pour les muscles, une distinction anatomique s'impose.
Ils sont constitués par deux parties : le corps charnu et les
tendons ; la pathologie de chacune d'elles est différente. A la
première correspondent des affections musculaires à proprement parler ; à la seconde des phlegmasies périphériques comparables à celles des séreuses articulaires sans parler du
tendon proprement dit.

Afin de voir comment nous pourrons appliquer le massage
dans les maladies du système musculaire, nous étudierons :
1° les affections du corps charnu des muscles et leurs conséquences immédiates ou éloignées ; 2° celles des synoviales
tendineuses.

§ I. — MASSAGE DANS LES MALADIES DU CORPS CHARNU DES MUSCLES.

A. — MYOSITE AIGUE.

Complètement inconnue des anciens la myosite fut étudiée d'abord vers la fin du siècle dernier. En 1789, Roch (1)
signalait la possibilité d'une inflammation des bourses séreuses de leurs tendons dans le cours du scorbut ; l'année
suivante, Ploucquet (2) disait quelque chose sur le tissu mus-

(1) *De bursis tendinum mucosis*, Leipzig, 1789.
(2) *De myositide et neuritide*, Tübingen, 1790.

culaire proprement dit. Il s'agissait dans les deux cas d'aperçus théoriques plutôt que d'observations ; les auteurs n'avaient en vue que les phlegmasies spontanées, les plus rares de toutes, de sorte que leurs travaux furent complètement oubliés et qu'en 1850 la question n'avait point avancé d'un pas.

« L'inflammation des muscles, qu'on appelle myosite, est extrêmement rare, écrivait Vidal de Cassis, en 1855 » ; et il cherchait à expliquer cette rareté par des raisons anatomiques. D'après Grisolle, beaucoup de médecins la niaient encore en 1869. Cette pénurie de travaux sur la myosite spontanée, l'absence de précision dans les idées des chirurgiens paraît d'autant plus surprenante que la myosite traumatique était connue depuis longtemps et bien connue. Dès 1823, Barlow signalait les accidents inflammatoires consécutifs à la rupture des fibres des jumeaux et conseillait de les traiter par les antiphlogistiques (1) — Pouteau (2), Theden (3), Béclard (4), Wardrop (5), avaient dit à peu près la même chose à propos d'autres muscles. « Les suites des déchirures musculaires, dit Chelius (6), sont une douleur violente augmentée par la pression et une dépression au point où s'est faite la déchirure ; de la fatigue et une impuissance motrice. Les *accidents inflammatoires* sont souvent très graves et la tuméfaction s'étend sur une étendue plus ou moins grande. »

Or il y a en pathologie une loi généralement admise à savoir que les processus morbides d'origine traumatique peuvent se développer sous l'influence d'autres causes ; croître, rétrocéder ou disparaître comme dans le premier cas. Dès l'instant où la contusion et la déchirure des muscles peuvent être le point de départ d'accidents inflammatoires, ces accidents doivent naître dans d'autres conditions ; la myosite trau-

(1). *Case of laceration of the fibres of the gastrognemius muscle.* Edimb. med. and surg. Journ Jul. 2813, p. 358.—(2). OEuvres posthumes, II. 7.4.—(3) *Von den Flachsen Ausdehnung und Verrückung der Muskelfasern*, in Bemerk. u. Erfah. Th. II, p. 195 — (4) Additions à l'anatomie gén. de Bicnat, p. 215. — (5). *On the laceration of the fibres of muscles*, Med. surg. Trans. VIII. 118.—(6) Hand. d. chir. p. 299.

matique permet d'admettre *a priori* une myosite spontanée.

Elle existe en effet : il y a déjà longtemps qu'on l'a reconnue dans certains muscles de la vie organique. Aujourd'hui la myocardite tient une place de première importance dans la pathologie du cœur. Des affections analogues intéressent les muscles striés ; dans sa thèse inaugurale (Paris 1851), M. Dionis a démontré leur existence et fait connaître leurs symptômes.

Une phlegmasie aiguë peut donc se développer spontanément dans les muscles sous l'influence du traumatisme, du froid, d'un exercice exagéré ; elle produit les phénomènes locaux essentiels de toute inflammation, c'est-à-dire la douleur, la tuméfaction, une exagération et plus tard une diminution de la consistance. « Il est probable, dit M. Wretlind que l'on réunit sous le même nom différentes altérations pathologiques du tissu musculaire. Dans la forme la plus ordinaire de la maladie, on trouve, à la palpation des muscles, un petit foyer d'induration sur lequel la sensibilité est exagérée. Souvent il y a une augmentation de volume ; on dit alors que le muscle est tuméfié ; parfois au lieu d'une induration c'est une sorte de ramollissement. Il serait plus exact de dire que le muscle a perdu son élasticité. La tension normale du tissu a fait place à une consistance pâteuse, souvent difficile à percevoir par une main peu exercée. Le mieux en pareil cas, c'est d'établir une comparaison avec les points similaires du côté sain. »

Les symptômes subjectifs de la myosite sont variables. Ils consistent en douleurs dont la qualité, la quantité, la durée et le siège sont indéterminés ; pour les médecins comme pour les malades, ce sont des douleurs rhumatoïdes ou nerveuses, de caractère névralgique. Souvent aussi la myosite est indolente ; en revanche, on observe un trouble fonctionnel qui peut aller jusqu'à la parésie. Le malade accuse une gêne motrice qu'il attribue à la raideur articulaire. Parfois elle produit des sensations d'engourdissement ou de fourmillement dans les nerfs périphériques, dont les connexions avec les muscles malades sont difficiles à déterminer. Elles sont pourtant sous la dépendance de leur affection car le traitement de celle-ci les fait disparaître. L'œdème des membres que l'on peut rencontrer en pareil cas trompe facilement les médecins surtout quand il n'y a pas de symptômes locaux. »

Comme toutes les phlegmasies, la myosite peut se terminer par suppuration, ce qui est rare ; elle peut se passer à l'état chronique et laisser à sa suite une induration, c'est le cas le plus fréquent. Elle est dans sa période aiguë accompagnée de troubles fonctionnels en rapport avec son étendue, son intensité, l'importance des muscles qu'elle touche. A ce moment le médecin peut intervenir utilement, ce qui était vrai à propos des entorses l'est ici : l'extravasat sanguin, l'exsudat du début sont des agents phlogogènes d'une grande énergie, outre le trouble circulatoire qu'ils produisent, ils exercent une action irritante continue à laquelle répondent les tissus. Que nous ayons affaire aux muscles ou aux jointures, ce qui doit nous préoccuper c'est la résorption. Lorsque les articulations sont entourées de masses musculaires comme à l'épaule ou à la hanche, il est peu probable qu'il se fasse une localisation anatomique absolue, que l'entorse intéresse exclusivement les ligaments ; en la traitant comme nous l'avons fait, nous traitons du même coup la myosite. Il y a longtemps qu'on a songé aux manipulations, même pendant la période aiguë ; qu'on parlât de tours de reins, de torticolis d'origine traumatique, peu importait. Nous avons vu Martin de Lyon obtenir un résultat merveilleux par le massage ; Laisné l'a fait souvent dans ces conditions avec le même succès (1). Lors donc que nous assistons au début d'une myosite ou que nous voyons le malade pendant la période d'acuité, appliquons-les sans crainte. Les observations qui vont suivre, le prouvent surabondamment.

(1) *Du massage, des frictions et manipulations appliquées à la guérison de quelques maladies* (Paris 1868).

OBS. LI (*Gottlieb*)

Myosite aiguë traumatique d'un des adducteurs de la cuisse. — Massage.
Mouvements actifs. — Guérison en 14 jours.

En montant à cheval, un jeune homme se frappe contre le pommeau
de la selle; distension exagérée d'un des adducteurs de la cuisse; ecchymose sous-cutanée et contusion de la branche montante du pubis.
Massage. Pendant toute la durée du traitement, le malade peut faire sa
promenade accoutumée; guérison complète en 14 jours.

OBS. LII (*personnelle*)

Contusion du Cou. — Myosite du sterno-mastoïdien. — Torticolis con-
sécutif. — Massage. — Guérison.

Un forgeron a reçu, il y a trois jours, un coup de barre sur le côté droit
du cou. Douleur très vive et depuis ce moment la tête reste immobile
quand il essaye de la tourner; ces tentatives sont douloureuses, et elles
augmentent jusqu'à un certain point la déviation; application d'eau
froide et badigeonnages iodés sans résultat.

La région correspondante du cou est le siège de sugillations étendues;
le muscle sterno-mastoïdien de ce côté est très tuméfié surtout dans son
tiers supérieur. Douleur très vive quand on promène le doigt sur la
région. Impossible de découvrir une dépression indiquant une rupture
des fibres musculaires. Les muscles du voisinage paraissent intacts.

Massage. — Résultat tout-à-fait satisfaisant; au bout de 10 minutes, le
malade peut remuer la tête. Le lendemain, en revenant, je trouve que
celle-ci a repris la position vicieuse antérieure. Une nouvelle séance de
massage produit le même effet. Au bout de 4 jours (une séance par
jour) le malade peut mouvoir aisément et sans la moindre douleur la
tête dans tous les sens. Pas de récidive.

OBS. LIII (*personnelle*)

Myosite aiguë, spontanée, d'une portion du trapèze. — Torticolis. —
Massage. — Guérison en 3 séances.

M. B., peintre, avait depuis 3 jours un torticolis tel qui ne pouvait plus
ramener la tête dans sa position normale. Cette anomalie s'était déve-

loppée pendant la nuit ; le malade n'avait pas autre chose auparavant qu'un gros rhume, douleurs vagues dans la nuque, résistance dans la même région, chaque fois qu'il essaye de tourner la tête. A la palpation, la portion correspondante du trapèze est gonflée et douloureuse à la pression. Massage. A la suite d'une séance de 8 minutes ce malade remue la tête sans peine ; après 3 séances, guérison complète.

Obs. LIV (*Gottlieb*).

Myosite traumatique des muscles pré-vertébraux du côté gauche. — Passage à l'état chronique. — Poussée aiguë à la suite d'un nouveau traumatisme. — Massage. — Guérison.

M. N., capitaine d'infanterie, âgé de 39 ans, éprouve, après s'être baissé brusquement, une violente douleur accompagnée d'une sensation de déchirure dans la région lombaire. Pendant un mois il ne put ni marcher ni se baisser, mais il n'eut aucune douleur spontanée. Pendant la marche, il éprouve toujours une vive douleur dans les lombes et la jambe correspondante. Depuis 3 ans, il a eu diverses alternatives d'amélioration et d'exacerbation, malgré tous les traitements suivis. Il y a trois semaines, les douleurs se sont reproduites avec leur intensité primitive à la suite d'un effort pour soulever un fardeau.

Aujourd'hui (3 octobre 1873) toutes les masses musculaires du côté gauche de la colonne vertébrale sont tuméfiées.

Au toucher, elles donnent une consistance pâteuse qui va jusqu'au cou, et s'étend également vers le côté ; en haut, elle se termine par une limite très nette. Les muscles intéressés sont très sensibles à la pression. L'aspect de la peau est normal, mais à la suite d'un choc léger elle s'injecte plus vite et plus fortement que du côté sain.

Massage. Au bout de 25 jours, la sensibilité et la consistance anormales ont disparu ; plus de douleur dans les mouvements.

Obs. LV (*personnelle*)

Myosite traumatique des muscles carré des lombes et oblique du côté gauche. — Irradiations douloureuses. — Contractures consécutives de tous les muscles de la jambe et de la cuisse. — Massage. — Guérison.

Comtesse D... a, depuis plusieurs semaines, une contracture de la jambe gauche qui rend la marche impossible. Cette contracture de nature essentiellement nerveuse quoique indolente et ressemblant à une véritable contracture tétanique est telle qu'elle ne peut faire le moindre mouvement de l'articulation du pied, du genou ou de la cuisse.

Tous les muscles du membre sont durs et contracturés. Douleur peu vive, sauf dans les tentatives de mouvement. Cet état remonte à 50 jours. Il avait débuté à la suite d'un mouvement brusque en avant pour ramasser une épingle; la malade avait alors éprouvé dans les lombes une douleur violente avec sensation de déchirure. Un médecin appelé à ce moment avait prescrit un baume calmant et déclaré qu'avant huit jours tout serait fini. Au lieu de cela, la contracture décrite plus haut se montra le troisième jour. Un second médecin prescrit un vésicatoire *loco dolenti* : puis pendant une dizaine de jours faradisation ; pas d'amélioration, de plus le dernier traitement produisait des accidents nerveux insupportables. On propose des pointes de feu qui sont refusées. L'examen de la région primitivement douloureuse fait découvrir sans peine une myosite produite par une rupture musculaire en un point correspondant aux dernières côtes. Cette rupture intéressait probablement un certain nombre de fibres du carré des lombes et de l'oblique externe ; dans une étendue égale à celle de la paume d'une main d'enfant, on avait une vive douleur à la pression. A ce niveau le tissu musculaire semblait tuméfié et donnait au doigt explorateur une sensation pâteuse. La douleur en bas dans la cuisse et la jambe correspondante, et en haut sous forme de névralgie intercostale tout portait donc à croire que la contracture et les irradiations étaient des conséquences de la myosite traumatique.

En établissant le traitement, nous eûmes en vue deux indications fondamentales : 1° agir sur la myosite et par conséquent la douleur locale par effleurage ; 2° combattre par des frictions plus énergiques la contracture musculaire et l'atrophie consécutive. Ces deux manipulations furent exécutées l'une après l'autre dans le cours d'une même séance. Cinq jours après le début du traitement, la malade avait pu pendant la nuit remuer la jambe gauche et lui donner une autre position. Depuis ce moment, l'amélioration fut continue, de sorte que la malade pouvait marcher avec des béquilles : même au bout de 6 à 7 jours, elle se promenait déjà dans la chambre en s'appuyant sur une canne. Tous les mouvements étaient redevenus libres. Au bout de 20 jours, elle pouvait marcher sans trop de peine en donnant le bras à son mari ; 10 jours plus tard, elle montait et descendait les escaliers et même sautait dans sa voiture. La jambe était encore faible, mais l'atrophie ayant sensiblement diminué, la malade ne boîte presque plus. La douleur et la contracture ont absolument disparu.

Six semaines plus tard, je reçois de cette malade qui était allée à la campagne, la nouvelle qu'il ne reste plus de traces de l'état antérieur.

Obs. LVI *(Wretlind)*

*Myosite des muscles de la masse sacro-lombaire du côté gauche. —
Massage. — Guérison.*

Un ouvrier a, depuis 2 mois, une grande difficulté des mouvements à
cause d'une douleur de la partie inférieure du dos. Depuis 5 jours, cette
douleur a notablement augmenté malgré l'emploi de divers liniments
calmants, de sorte que le malade enlève difficilement ses habits et se
soumet plus difficilement encore aux recherches. Il est probable que la
cause de tout était une distension exagérée, éprouvée pendant le travail
(le malade était tisserand); muscles de la masse sacro-lombaire tuméfiés,
douloureux, sensiblement plus volumineux que ceux du côté sain. Massage. Amélioration très sensible après 20 séances.

Obs. LVII *(personnelle)*

*Rupture de quelques fibres musculaires des jumeaux. — Douleur
locale et gêne dans la marche. — Guérison en 2 séances.*

M. O., que je traite depuis longtemps d'une affection articulaire chronique, a eu, la nuit dernière, une crampe très violente des muscles du
mollet droit. Elle a duré 3 ou 4 heures avec quelques minutes d'intervalle. Depuis ce moment, il est resté une vive douleur dans la région.
Au toucher, on trouve au point où cette douleur a son maximum une
petite saillie mollasse qui paraît située à la surface des jumaux vers la
ligne; il est très probable qu'elle est constituée par une bosse sanguine
sous-cutanée; elle ne produit du reste d'autre inconvénient qu'une gêne
assez prononcée quand le malade monte les escaliers. La guérison est
complète après deux séances de massage.

Obs. LVIII *(Wretlind)*

*Myosite traumatique des muscles grand et moyen fessiers. — Im-
possibilité de la marche et de la station verticale. — Massage. —
Guérison au bout de 12 jours.*

Hans J., âgé de 7 ans 1/2, éprouve dans le genou une douleur telle
qu'il ne peut ni marcher, ni rester debout, ni étendre la jambe. Le petit malade est tombé la jambe sous lui dans le cours de l'après-midi. Fomentations froides; frictions faites par sa mère d'après la prescription du méde-

cin ordinaire de la maison. Se sentant bien, il se lève au bout de 4 jours ; mais il est obligé presque aussitôt de se recoucher à cause de l'impossibilité de marcher et d'une violente douleur dans le genou. On le traite par l'immobilisation avec élévation du membre, parce que le médecin craint une affection de la hanche. Après une semaine de ce traitement, l'enfant essaye de nouveau de se lever, mais, au bout de deux jours, il est obligé de reprendre le lit. Il se plaint de sensibilité pendant le décubitus dorsal et les mouvements de la jambe.

L'auteur l'examine le premier juin et trouve une myosite des muscles grand et moyen fessiers et de quelques parties de l'extenseur de la cuisse. Massage, deux séances par jour. Au bout de 6 jours, le petit malade peut se promener dans sa chambre ; 2 jours plus tard, il peut sortir. Après un traitement de 12 jours la guérison est complète.

OBSERVATION LIX (personnelle).

Rupture partielle d'un des jumeaux. — Myosite aiguë consécutive. —
Guérison au bout de douze jours.

M. X..., suédois, de forte constitution, très solidement bâti, éprouve, en gravissant une pente rapide dans les montagnes, une douleur violente et brusque dans les muscles du mollet droit ; il a même la sensation du craquement. Il peut difficilement revenir, en s'appuyant sur le bras d'un de ses amis, jusqu'à l'hôtel qu'il habitait et qui était très peu éloigné du lieu où l'accident était arrivé. Le médecin appelé déclara qu'il s'agissait d'un simple effort et qu'avec une application de compresses froides tout serait passé en quelques jours. Je le vois à Paris aussitôt après la disparition des accidents les plus aigus. Ce malade monte l'escalier très péniblement tandis qu'en s'appuyant sur une canne, il marchait, au contraire, sans trop de douleur et sans grande difficulté sur un terrain uni.

En examinant la région malade, je vis les restes d'une sugillation sanguine assez étendue. Il y a sur le corps charnu du jumeau correspondant une douleur et un gonflement d'autant plus marqués qu'on se rapprochait davantage de sa partie inférieure. Au point d'origine du tendon, on pouvait même reconnaître qu'il y avait une dépression profonde à peu près de la largeur d'un pouce, correspondant à une déchirure d'un certain nombre de fibres musculaires et tendineuses. Cette dépression était, selon toute probabilité, remplie par un caillot.

Massage. — Après la quatrième séance (une par jour), le malade pouvait déjà marcher sans canne. Le douzième jour, le gonflement avait disparu ; pas de douleur à la pression. Pendant toute la durée du traitement, le malade a continué de marcher.

B. — MYOSITE CHRONIQUE.

Dans tous les cas que nous venons de voir il était facile de remonter à l'accident primitif, de faire le diagnostic. Il y avait eu un insultus, un début brusque, des phénomènes douloureux. Au moment où nous voyons les malades, les symptômes étaient ceux d'une phlegmasie primitivement aiguë, durant depuis plus ou moins longtemps. Il s'en faut de beaucoup que les choses soient toujours aussi nettes. Sans doute on voit des myosites suivre la marche classique ; quand même elles ont le caractère essentiel de la chronicité, au moment où le médecin le voit pour la première fois, il lui est encore facile de remonter à la période du début et de déduire de l'état actuel toute l'évolution antérieure. Dans d'autres cas, au contraire, il n'y a pas eu d'accident initial ; le processus a commencé modestement, le malade n'a ressenti quelque chose que quand il était déjà avancé et que le mal s'était passablement étendu. Si l'esprit pouvait être satisfait par un mot, on dirait que ce sont des myosites chroniques spontanées et tout s'arrêterait là. Malheureusement, une telle expression ne résout point le problème étiologique ; elle ne nous renseigne guère sur les indications du traitement. L'état général, que nous avons vu intervenir dans les affections des jointures, intervient également dans ces phlegmasies insidieuses, reposant sur un arrière-fond de rhumatisme qui nous dispute le terrain. Ici encore le problème pathologique est rempli d'indéterminations. Rhumatisme, c'est bientôt dit ; mais si nous ne pouvons définir une diathèse ni par ses localisations, ni par la nature des productions auxquelles elle donne naissance, ni par le cachet spécial qu'elle imprime aux maladies existantes, autant n'en pas tenir compte. Ce qui était obscur pour les articulations l'est davantage pour les muscles. Autrefois, on parlait à chaque instant de rhumatisme à propos d'eux ; l'expression était si vague, qu'on a fini par y renoncer, et que, dans beaucoup de livres il n'en est plus question ; c'est un tort.

« Dans l'état actuel de la pathologie, dit Senator, il est impossible de donner, dans le sens étroit du mot, une définition scientifique des myopathies rhumatismales, appelées jusqu'ici rhumatisme musculaire, parce qu'on réunit, sous ce nom, des affections des muscles, de leurs tendons de leurs aponévroses, affections absolument différentes, au point de vue étiologique, anatomique ou à tous les deux et qu'il est impossible de placer sous la rubrique donnée. L'existence de cette catégorie de maladies tient à notre incertitude, relativement à certaines douleurs accompagnant des altérations musculaires auxquelles nous sommes obligés, dans la pratique, de donner un nom » [1]. Les processus auxquels Senator fait allusion sont des phlegmasies à différents degrés ; il est probable que le rhumatisme, dont la prédilection pour le tissu fibreux et le tissu conjonctif est connue, touche de temps en temps les muscles, leurs gaînes, leurs aponévroses. Cela ne veut pas dire que le rhumatisme musculaire donne toujours lieu à une myosite chronique ; une première attaque peut être légère, produire des troubles passagers et disparaître sans laisser de traces ; mais les tissus touchés sont impressionnés de telle sorte qu'ils gardent une susceptibilité vraiment pathologique et qu'ils répondront, à l'avenir, à la plus légère irritation.

Admettons donc, et l'expérience nous y autorise, qu'il y a dans le rhumatisme quelque chose de spécifique, mais qu'il produit des désordres vulgaires. La seule différence entre une myosite rhumatismale et une myosite qui ne l'est pas, c'est que la première se reproduira facilement sous l'influence d'une cause légère. Y a-t-il là quelque chose qui puisse contre-indiquer l'emploi du massage? Non. Voyons d'abord la myosite chronique simple. M. Helleday a publié sur ce sujet, il y a six ans, une étude magistrale, dont nous allons reproduire une partie :

« Peu de maladies, dit cet auteur, sont plus fréquentes et en apparence plus faciles à reconnaître que le rhumatisme

---

1. D. rheumatischen Myopathien. *Ziemssen's Handb.* XIII Bd. 1ᵉ Hfte, p. 90.

musculaire. Il ne faut pas autre chose qu'une douleur dans un point ou dans un autre pour que le malade diagnostique lui-même un rhumatisme. On dit dans les traités de pathologie, que la douleur est le symptôme le plus important et souvent le seul. » Helleday n'a pas de peine à démontrer qu'avec un phénomène aussi variable, aussi indécis, il est impossible de constituer une maladie.

« Il est parfaitement inutile d'insister sur ce fait, qu'une myosite rhumatismale peut exister sans douleurs spontanées. Les rhumatisants peuvent rester longtemps dans un état de santé parfaite, mais leur rhumatisme revient dans les muscles, dans les articulations, avec l'été ou l'hiver, c'est-à-dire avec le froid ou l'humidité ; leur diathèse est leur baromètre ; qu'on examine les parties intéressées au moment des récidives, ou en l'absence de symptômes subjectifs, on les trouvera également malades. Un arthrite rhumatismale, peut évoluer d'une manière si insidieuse que le malade et le médecin n'en sont avertis que par les contractures finales ; une myosite peut aboutir à la parésie, sans passer par une phase de troubles fonctionnels frappants. La douleur elle-même ne saurait être le fondement d'une certitude véritable, parce qu'elle peut faire croire à d'autres maladies ».

L'auteur fait les mêmes remarques à propos des autres troubles fonctionnels.

La myosite chronique d'emblée, est une affection qu'il faut chercher ; elle ne saute pas aux yeux ; ses phénomènes subjectifs peuvent manquer, et ses symptômes objectifs sont si limités qu'il faut, pour les découvrir, beaucoup de soin et de persévérance.

Ces affections valent-elles la peine d'une recherche laborieuse, d'un traitement pénible ? Les gens s'y résignent, les considèrent comme un mal nécessaire ; l'habitude émousse la douleur, si violente qu'elle puisse être, c'est un hygromètre organique et pas autre chose. Mais la douleur n'est pas la seule conséquence à craindre : nous avons vu un malade cloué au lit des mois entiers ; nous verrons des migraines à peine supportables ; nous verrons le bras immobilisé, la tête fixée dans une situation grotesque, des accès de toux. Peu nous importe qu'il n'y ait un simple noyau conjonctif dans le rhomboïde, s'il suffit pour faire perdre l'usage du bras. Une myosite du carré des lombes ou du moyen fessier est un lourd fardeau, si elle produit des paroxysmes comparables à ceux de la sciatique. Chez les enfants, les effets peuvent être bien autrement graves. M. Wrettind, fait sur ce sujet des considérations capables de donner à réfléchir au médecin le moins timoré.

« Rappelons-nous, dit-il, que la myosite a pour seul symptôme subjectif la sensibilité à la pression. Quand elle siège dans les couches profondes des muscles elle peut rester latente jusqu'au moment où elle s'étendra. Il n'est pas dit qu'elle soit sans inconvénients ; un muscle enflammé perd en partie sa force ; les antagonistes cessent de jouer leur rôle. Ne serait-il pas possible que, par un excès d'action, les muscles puissants pussent produire une déviation latérale, une sorte de rotation de la colonne vertébrale ? d'autant mieux que le malade est encore dans sa période de développement ; les déviations rachidiennes n'auraient-elles pas leur source dans des inflammations musculaires ?

Ce n'est pas là une pure hypothèse. Dans une douzaine de cas de scoliose que j'ai eu l'occasion de voir, j'ai rencontré des traces manifestes d'inflammations sur tous les muscles du dos ; mais leur siège de prédilection est ceux qui entourent l'omoplate. Cela tient probablement à l'inaction de ces muscles chez les gens qui ne travaillent pas manuellement. Les plus souvent intéressés dans les mouvements légers sont ceux qui limitent le creux axillaire, comme le grand pectoral et le grand rond. Chez les enfants les muscles du dos sont facilement touchés ; les ligaments et les os sont faibles. Une diminution de force d'un côté doit produire une déviation correspondante de l'épine. La même chose n'arrive pas chez les adultes, parce que les ligaments sont forts et gardent le squelette en place. Si la scoliose est plus fréquente chez les filles que chez les garçons, cela tient à ce que ceux-ci ont des muscles plus forts, qu'ils remuent davantage, que leurs jeux exigent plus d'énergie. Plus un enfant est chétif, plus les systèmes osseux et ligamenteux sont faibles. On s'explique pourquoi la scoliose, si fréquente avant dix ans, devient plus rare à un âge plus avancé. Il est facile de comprendre comment elle peut correspondre à tous les degrés du développement si la myosite en est la cause ; c'est au contraire inexplicable, si elle tient, comme le veulent certains auteurs, à des paralysies ou des défauts d'harmonie dans le développement. Tout ce qui active les fonctions de la peau, le travail, les bains etc., peut être considéré comme un médicament. Il faut, en outre, que ces procédés soient aidés par des mouvements qui mettent en jeu les muscles intéressés. »

On doit traiter la myosite et c'est le massage qui réussira le plus vite et le mieux.

« Les formes que l'on rattache au rhumatisme, se rencontrent très souvent dans la pratique de Mezger. En règle générale, elles sont remarquables par leur tendance à se propager par continuité. Plus l'affection est étendue, plus le traitement est long et difficile ; plus le résultat est incertain. Il y a parfois une légère flexion de l'avant-bras sur le bras ; les mouvements passifs ont leur amplitude normale, ils sont simplement douloureux vers la fin ; en même temps, on trouve au toucher, sur le trajet d'un muscle, une induration, un empâtement donnant au doigt une sensation plus facile à constater qu'à décrire. » (Berghman et Helleday.)

Laissons maintenant la parole aux faits.

OBSERVATION LX (personnelle).

Myosite du trapèze et des scalènes. — Indurations calleuses sur le trajet de ces muscles. — Céphalée habituelle. — Migraine réflexe. — Massage. — Guérison.

Mme M..., 28 ans, souffre, depuis des années, de douleurs rhumatismales, vagues. Ces douleurs ont fini par se concentrer dans la tête. Galvanisation et faradisation, quinine, caféine, aconitine. En 1877, saison à Aix-les-Bains ; l'hiver dernier, hydrotérapie ; toutes ces médications n'ont produit qu'un soulagement transitoire. La douleur, plutôt sourde qu'aiguë, siège dans les régions supérieures de la face ;

souvent, le matin, elle est assez intense pour réveiller la malade ; dans ce cas, elle ne trouve pas de meilleur moyen pour se calmer que de garder, pendant toute la journée, le repos au lit. La malade aurait, dit-elle, la tête comme enserrée dans un étau. L'œil droit devient rouge, et les larmes coulent abondamment. Nausées et parfois vomissements ; parfois contractures spasmodiques de certains muscles de la face, ressemblant au tic douloureux. Depuis quelque temps, les paroxysmes se sont rapprochés et ils ont augmenté d'intensité. Les efforts intellectuels, les impressions morales tristes sont suffisantes pour les provoquer. L'humeur est changeante ; la malade, à l'approche des crises et même en dehors d'elles, recherche la solitude ; elle s'enferme parfois des heures entières sans vouloir voir personne. L'état général a un peu souffert ; elle est anémiée, se croit incurable, et n'accorde qu'une confiance à peine médiocre au massage.

Ayant examiné avec soin, et par acquit de conscience, les muscles de la nuque, je finis par découvrir que les scalènes et la partie acromiale du trapèze du côté droit étaient plus durs et plus résistants à la pression que les muscles du voisinage. En pratiquant la palpation plus minutieusement, je trouvai plusieurs indurations dont quelques-unes avaient la grosseur d'une noisette et semblaient intéresser les muscles dans toute leur profondeur. Les plus volumineuses correspondaient au voisinage des attaches supérieures du trapèze. Les pressions exercées sur ce point produisent une sensation plus vive que partout ailleurs et s'irradient à droite dans la direction de la face, donnant lieu à une douleur analogue à celle que la malade éprouve au moment des accès.

Le massage, pratiqué de préférence sur ces indurations était très douloureux au début ; il devint supportable au bout de trois ou quatre semaines.

La céphalée diminuait en même temps que les indurations. Au bout de cinq semaines, les paroxysmes étaient déjà moins fréquents ; mais ce ne fut qu'au bout de quatre mois, après quatre-vingt-deux séances, que la malade obtint une période du bien-être absolu. A ce moment, le muscle avait repris son volume normal et il ne restait plus que des traces des indurations les plus volumineuses.

La malade a repris ses forces ; elle a meilleure mine, dort tranquillement ; l'état moral est aussi beaucoup meilleur. Je l'ai vue plusieurs mois après la fin du traitement, il n'y avait pas eu de récidive.

OBSERVATION LXI (personnelle)

Myosite chronique partielle du trapèze du côté droit. — Massage. —
Guérison.

M. M... 42 ans, a, depuis longtemps déjà une douleur de la partie supérieure du dos, limitée au côté gauche. L'auteur, ayant vu plusieurs médecins, les uns ont cru à une affection rhumatismale, les autres à une névralgie. Cette douleur était hygrométrique au début, c'est-à-dire beaucoup plus vive par les temps froids et humides. Depuis quelques années, la température paraît sans influence sur l'apparition des paroxysmes, tandis que les efforts ou les mouvements un peu violents les appellent à peu près toujours. Ce malade a eu recours à des moyens assez nombreux, entre autres les vésicatoires et les frictions, avec des liniments irritants ; il ne paraît pas jusqu'ici en avoir retiré de très grands avantages ; la seule médication qui l'ait un peu soulagé, c'est la sudation par les bains russes. Aujourd'hui, la partie supérieure droite de la région dorsale est le siège d'une douleur continue exagérée par la pression et les mouvements brusques. Cette douleur est toujours plus vive à la fin de la journée, après un travail soutenu et fatiguant ; quelquefois, elle est assez vive pendant la nuit pour enlever tout sommeil au malade. La portion du trapèze correspondant à l'omoplate et celle qui est comprise entre cet os et l'épine dorsale, sont douloureuses à la pression. Le muscle est gonflé, tuméfié ; à une pression un peu forte, on reconnaît qu'il a en partie perdu son élasticité. En écartant avec le doigt les fibres musculaires, on a une sensation analogue à celle que donneraient des fragments de cuir frottant l'un contre l'autre ; çà et là, on trouve sur la surface en question quelques îlots indurés qui sont le siège d'une douleur plus prononcée qu'ailleurs. Le mouvement du bras de bas en haut et d'avant en arrière finit par causer une sensation de fatigue extrêmement pénible.

Massage. — Au bout de trois semaines, amélioration manifeste ; le muscle reprend son élasticité. La sensation de crépitation perçue par le malade et même par le masseur, devient de moins en moins nette : la douleur, spontanée ou à la pression, devient également moindre.

Guérison complète après trois mois de traitement (86 séances). Quatre mois plus tard, il n'y avait pas eu de récidive.

Obs. LXII (personnelle)

Myosite chronique du trapèze. — Torticolis. — Massage. — Mouve-
ments passifs. — Guérison.

M.M., 34 ans, employé aux écritures, a depuis longtemps un torticolis si prononcé qu'il le gêne notablement pour écrire. Cet homme était auparavant sujet, dit-il, aux douleurs rhumatismales. Ces douleurs siégeaient de préférence de côté gauche de la nuque et la moitié correspondante de l'épaule ; elles ont fini par laisser une déformation pour laquelle ce malade réclame mes soins ; depuis 6 mois, la maladie serait absolument stationnaire.

Inclinaison prononcée de la tête du côté gauche. Induration prononcée de la partie supérieure de la portion acromiale du trapèze qui est douloureuse à la pression. Le malade a employé auparavant les badigeonnages iodés, les frictions à l'alcool camphré, l'électricité, les bains russes ; on a même proposé le cautère actuel, mais il l'a refusé.

Massage. Mouvements passifs d'extension; pas d'amélioration pendant les premières séances légère ; amélioration au bout de 6 à 7 semaines ; le malade commence à remuer un peu la tête et l'induration musculaire est moins prononcée. Séance tous les jours; au bout de 4 mois 1/2, après 106 séances, il a retrouvé une grande partie des mouvements de la tête. Les muscles affaiblis ont repris leur caractère normal ; le résultat s'est maintenu.

OBS. LXIII (Berglind).

Myosite chronique des muscles trapèze ; rhomboïde de l'omoplate ; des
scalènes. — Massage. — Guérison après 20 séances.

Une jeune fille de 17 ans s'est aperçue depuis quelque temps qu'une de ses épaules devenait plus haute que l'autre.

A l'examen, on constate, en effet, une élévation de l'épaule gauche consécutive au raccourcissement des muscles trapèze rhomboïde et angulaire de l'omoplate, les deux scalènes sont également contracturés. La portion du cou voisine de l'épaule gauche était tuméfiée et par la pression on y déterminait une vive douleur et des accès de toux de même que les inspirations profondes ; l'angulaire de l'omoplate était très dur et avait perdu son élasticité. La mobilité de l'omoplate était complètement perdue. Massage ; au bout de 4 séances plus de douleur à la pression ni de quintes de toux. Au bout de 8 séances, les muscles avaient repris leur consistance normale. L'omoplate s'était abaissé et mobile, le rhomboïde de l'omoplate présentait seul encore quelque chose d'anormal. Après 15 séances, il avait repris son élasticité et sa contractilité. Au bout de 20 séances, tout avait disparu.

OBS. LXIV (Güssenbaüer)

Myosite chronique de plusieurs muscles de la nuque et de l'épaule. —
Immobilité consécutive du bras. — Massage. — Guérison.

Dans le cours de cette année, j'ai eu l'occasion de traiter une dame qui, depuis longtemps, souffrait de vives douleurs ayant leur origine sur le côté droit de la nuque au niveau des trois dernières vertèbres cervicales ; ces douleurs s'étendaient sur l'épaule droite, le bras et l'avant-bras. Elles étaient presque continuelles : le moindre mouvement les exagérait et la malade était obligée de garder presque constamment son bras dans une écharpe. Le sommeil n'était possible qu'avec des narcotiques ; il était même si agité que le malade croyait à une affection du système nerveux central. Tous les moyens employés étaient restés sans résultat. L'électricité avait plutôt produit une aggravation qu'une amélioration. A l'exploration, je trouvai toute la moitié droite de la nuque, les muscles de la région de l'omoplate et le deltoïde tuméfiés. Il y avait dans ces muscles une infiltration et des indurations osseuses, ayant amené de la roideur de l'articulation scapulo-humérale et une roideur un peu moindre du coude et du poignet; roideur produite selon toute vraisemblance par le long repos qu'elles avaient dû garder.

Une analyse soigneuse du cas me montra que selon toute probabilité j'avais affaire à une myosite chronique et non à une affection centrale du système nerveux. Massage. Au bout de 14 jours, l'augmentation de volume des muscles avait disparu et elle pouvait se servir sans difficulté de son bras droit.

Obs. LXV (Mezger) (1).

Myosite chronique de plusieurs muscles de la nuque, propagation aux ligaments vertébraux et au plexus brachial. — Immobilité de la tête. — Irradiations douloureuses au bras. — Massage. — Mouvements passifs. — Guérison.

Un malade, avait depuis cinq ans, des douleurs et de la roideur de la nuque s'irradiant dans le bras gauche. Dans le cours de l'année dernière, la roideur a augmenté à tel point que les mouvements de la tête sont devenus à peu près nuls. La sensibilité à la région de la nuque, la proéminence qu'elle présente sont telles que l'on songe au premier coup d'œil à une spondylite. Ce diagnostic a été porté par différents médecins qui ont vu le malade et lui ont conseillé en conséquence de tenir la tête aussi immobile que possible. Lors de son examen, Mezger trouva que l'exagération de sensibilité portant surtout sur les muscles trapèze, splénius, scalène du côté gauche et sur la partie du flexus brachial la plus rapprochée du bord du trapèze. La saillie indiquée correspondait à l'apophyse épineuse de la 7e vertèbre cervicale en avant de laquelle on trouvait un petit lipôme diffus. Il y avait à cet endroit de la rougeur et de la sensibilité consécutives à l'application récente de topiques irritants. On exclut la spondylite du diagnostic en se fondant sur ce fait que depuis cinq ans que durait la maladie il n'y avait pas eu le moindre changement de forme de la partie antérieure de la colonne cervicale. On conclut donc que la myosite était primitive et que plus tard l'inflammation s'était propagée à l'appareil fibreux de la colonne

____

(1) *In* Berghman et Helleday (*loc. cit.*).

cervicale et au plexus brachial. On finit donc par des mouvements à étendre la tête dans les directions où cette extension ne pouvait se faire, puis avec le massage on diminua l'infiltration des muscles et l'irritabilité du plexus brachial. Le résultat du traitement fut qu'au bout de 12 jours, l'immobilité de la nuque, la tuméfaction des muscles et les douleurs par irradiation avaient complètement disparu. 10 jours plus tard, il n'était plus question des traces légères de la maladie qui avaient persisté.

OBS. LXVI (*personnelle*)

Myosite disséminée du dos. — Indurations calleuses. — Affaiblissement général. — Massage. — Guérison.

M. S. L., 34 ans, sentit, il y a 4 ans, en sautant d'assez haut, une violente douleur dans le dos. On applique immédiatement une vingtaine de sangsues: soulagement momentané. Depuis lors, la douleur, au lieu de disparaître, s'étendit à diverses parties du dos qui semblaient indemnes au début. Électricité, vésicatoires, hydrotérapie, malgré cela, les douleurs devinrent si vives qu'elles obligeaient souvent le malade à garder, pendant des semaines une immobilité complète. Dans les intervalles, il marchait constamment penché la tête en avant, évitant soigneusement ce qui pouvait provoquer une contraction ou simplement une tension des muscles affectés. Il accusait des sensations semblables à celles que produirait la constriction de la poitrine dans un étau. Le décubitus dans la même position étant douloureux, il ne pouvait dormir, l'état général est devenu mauvais, anorexie. Ne pouvant rester penché en avant, il a dû quitter son métier de comptable. L'année dernière il a essayé sans succès la gymnastique.

On a porté différents diagnostics : rhumatisme, névralgie, irritation spinale. Au toucher et à la pression on ne trouve aucun point sensible au niveau des vertèbres. Les muscles longs du côté droit du dos sont plus volumineux qu'à l'état normal. Cette augmentation de volume cesse dans la partie supérieure de la région scapulaire où les muscles paraissent normaux. Les muscles larges du dos, les fessiers, surtout le moyen sont tuméfiés et ont perdu leur élasticité. En exerçant une pression un peu plus énergique, on découvre quelques foyers d'induration dans la partie inférieure des muscles longs du dos ainsi que sur le moyen fessier. Leur volume varie depuis celui d'un pois jusqu'à celui d'une amande; elles sont plus douloureuses que le reste.

1880. Massage. Frictions du corps, du muscle. Pétrissage des indurations, soulagement marqué après une vingtaine de séances ; mouvements peu pénibles, peut travailler sans trop de difficultés.

1/2 Sommeil meilleur ; le malade peut reposer sur les parties les plus douloureuses, auparavant état général meilleur.

25/3 Les muscles ont repris leur état normal ; il ne reste plus que quelques indurations moins fermes et moins douloureuses que jusqu'ici. Sommeil bon, peut reprendre son travail.

Pas de récidive au bout de 10 mois.

Obs. LXVII (personnelle)

Myosites diffuses du dos. — Indurations calleuses sur le trajet des différents muscles. — Massage. — Amélioration marquée.

M. T. L., 46 ans, rentier, souffrait, depuis longtemps, de douleurs rhumatoïdes avec exacerbations au printemps et à l'automne. Il a été, à plusieurs reprises, obligé de garder le lit même des semaines. Les bains de Barèges, l'hydrotérapie, l'électricité n'ont jamais amené qu'une amélioration de courte durée. Peu à peu s'est montrée une tendance irrésistible à fléchir le corps en avant et une flexion légère du niveau des articulations coxo-fémorales et fémoro-tibiales le soulageait et semblait lui rendre la marche plus facile ; il semblerait qu'il évite instinctivement les contractions de certains muscles. La douleur est plus vive aux changements de temps et pendant la nuit dans les mouvements que fait le malade dans son lit ; il ne réussit que difficilement à s'habiller et à se déshabiller lui-même. Les grands dorsaux des deux côtés, les muscles des masses sacro-lombaires, ceux de la superficie et de la profondeur dans les régions de l'épaule, de la fesse (sur le moyen fessier à son insertion supérieure sur l'os des îles) sont augmentés de volume, et ils ont en grande partie perdu leur élasticité. De plus, on trouve dans l'épaisseur de ces muscles des indurations dont le volume varie depuis celui d'un pois jusqu'à celui d'une noisette ; elles sont plus nombreuses, plus grosses et plus douloureuses dans la région scapulaire que dans la région fessière. Les mouvements actifs et passifs de la jambe sont limités, mais surtout à cause de la douleur. Le malade, qui était très robuste, est devenu, à la suite de ses souffrances, pâle et souffreteux. Les parties molles ont une consistance spongieuse. Depuis quelques semaines, l'état est tolérable ; il ne reste que la douleur et la difficulté des mouvements.

Massage, au début, très douloureux ; pendant les trois premières semaines, les manipulations arrachent des cris au malade. Au bout de ce temps, il est mieux toléré, on peut prolonger les séances et déployer plus d'énergie dans les manœuvres. La douleur est surtout marquée quand le pouce exerce une pression sur une de ces indurations dont il a été question. Au bout de six semaines, les mouvements sont plus faciles ; les forces ont augmenté. Le 2 février 1880, les mouvements sont presque libres; pas de douleurs; l'appétit est meilleur, le malade se sent plus fort. Les parties molles sont plus résistantes. Les indurations ont disparu pour la plupart; les plus volumineuses seules persistent; celles-ci sont plus petites et moins dures. Le malade va passer une saison à Aix-la-Chapelle. Au bout de 8 mois les bons effets du traitement s'étaient maintenus.

OBS. LXVIII (*Wretlind*)

Myosite chronique des muscles pré-vertébraux. — Engourdissement du pied. — Propagation du côté des muscles intercostaux. — Massage. — Amélioration.

Le Dr X... consulte l'auteur le 1er octobre 1872. Voici la description qu'il donnait lui-même de la maladie : « J'éprouve, depuis 10 ans, des douleurs dans le dos. Elles ont ordinairement leur siège à gauche de la colonne vertébrale, mais parfois elles s'étendent jusque sur le rachis ou même à droite. Elles vont en haut jusqu'à la première vertèbre dorsale, en bas jusqu'à la dernière côte. Au début ces douleurs étaient sourdes, je ne saurais mieux les comparer qu'au mal de dents ; elles étaient en même temps accompagnées d'une sensation de faiblesse, telle que je pouvais difficilement rester assis sans avoir le dos appuyé, il m'était même impossible de faire le moindre effort musculaire lorsque j'étais debout. Ces douleurs devenaient surtout intenses pendant une occupation journalière, mais elles existent aussi pendant le repos. Je ne pourrais pas dire avec certitude quelle influence les temps froids et humides exercent sur l'apparition ou la disparition de la douleur parce que je n'ai fait attention à cette circonstance que depuis l'année dernière ; son action s'est du reste manifestée bien rarement. Mais ce que j'ai pu constater c'est qu'elles cessaient parfois tout à fait lorsqu'après une exagération due à l'humidité ou au vent froid, je faisais une promenade rapide suivie de sudation. Je ne saurais rien dire touchant la cause, si ce n'est que pendant de longues années j'ai été exposé tous les jours au froid et que de plus je prenais des douches ou des affusions quotidiennes avec de l'eau très-froide, hiver comme été, sans précaution. Au commencement de 1876, mon état empira sensiblement. Craignant une affection inflammatoire des vertèbres, parce que les sommets de plusieurs apophyses épineuses étaient douloureux à la pression, je gardai le lit et j'appliquai des mouches au point douloureux mais sans résultat. Le Dr Berghman de Stockholm croit à une myosite des muscles pré-vertébraux ; diagnostic confirmé par Mezger ; je fus traité par le massage avec de courtes interruptions du mois d'août au mois d'avril ; les douleurs diminuèrent et présentèrent des intermittences. Je ne les sentais plus que quand j'avais dû pendant un certain temps garder une position gênée ou rester au froid et à l'humidité. »

Le malade se plaignait en outre d'une douleur du côté droit, comparable à une névralgie intercostale, et de sensations de rétraction et d'engourdissement dans le pied gauche. En somme les principaux symptômes siégeaient de ce côté, ce qui était tout à fait en rapport avec les phénomènes objectifs. Il y avait de la tuméfaction, de la sensibilité à la pression, de l'induration des muscles trapèze (partie supérieure et inférieure) sus-épineux, grand dorsal, moyen fessier, etc. Tous les muscles prévertébraux paraissent atteints; la myosite est guérie dans les couches superficielles, mais il reste dans les couches profondes un certain nombre de points dont la consistance n'est pas toujours facile à déterminer à la palpation. Les intercostaux du côté gauche sont également touchés, la douleur est diminuée par le traitement de même que l'engourdissement du pied, ce qui fait supposer qu'il tenait à l'inflammation du moyen fessier.

Obs. LXIX (*Wretlind*)

Myosite chronique du dos et des lombes. — Massage. — Faradisation. —
Guérison.

S. patron de bateau, 50 ans, a souffert à plusieurs reprises de douleurs assez vives dans le dos pour l'obliger à interrompre son service et à prendre des bains. Depuis longtemps le malade éprouve de sérieuses difficultés pour se courber et se déshabiller. Tous les mouvements sont faits de manière à éviter la douleur du côté malade. On trouve des indurations sur le trajet des grands dorsaux des deux côtés, une induration dans le sacro-lombaire du côté gauche, et un point très sensible dans le sacro-lombaire du côté gauche; et une partie sensible dans l'oblique externe du côté droit. Le malade désirait être guéri très vite. On fit donc chaque jour deux séances de massage et une application d'un fort courant faradique; c'est certainement un bon moyen dans les cas aigus ou subaigus de myosite; ou même dans les poussées aiguës survenant pendant une phlegmasie chronique. Après cinq semaines de ce traitement le malade était parfaitement guéri et pouvait se rembarquer.

Obs. LXX (*Wretlind*)

Myosites multiples. — Arthrite noueuse datant de deux ans 1/2. —
Massage. — Amélioration.

Mme W., femme d'un maître charpentier, âgé de 34 ans, mère de cinq enfants, n'a jamais eu d'autres maladies qu'une ulcération chronique de la jambe droite à l'âge de 10 ans ; ni ses parents, ni ses frères et sœurs, n'ont souffert d'affections rhumatismales. Il y a 2 ans 1/2 Mme W., qui vit dans de bonnes conditions hygiéniques et matérielles fut atteinte d'une affection rhumatismale qui gagna peu à peu les épaules, les ge_ noux, les doigts et se localisa dans quelques-uns des muscles correspondants. Les articulations des doigts, des orteils, des genoux, se tuméfièrent et le mouvement de fluxion de ces parties devint douloureux, de telle sorte que Mme B. ne pouvait ni travailler ni pour ainsi dire se tenir droite.

Quand la malade vint pour la première fois se soumettre à mon traitement, le 13 juin, on avait employé sans résultat tous les moyens internes et externes antirhumatismaux et cela sans résultat ; iodure de potassium, bains résineux ; séjour à Teplitz pendant le printemps de l'été de 1878.

A ce moment, on constate l'état suivant :

Mme W. est de taille moyenne et assez mince, poids total 47 kilog., n'est pas manifestement anémique. On doit porter cette personne qui ne peut monter l'escalier. On fléchit l'articulation du genou très difficilement et cette flexion est extrêmement pénible ; du côté droit on entend très bien un frottement pendant cette manœuvre ; le genou gauche est très tuméfié et douloureux à la pression ; au niveau des articulations phalangiennes il y a de la tuméfaction et pour les fléchir il faut déployer une certaine force ; les deux phalanges du pouce sont ankylosées. La colonne vertébrale ne peut être fléchie qu'avec beaucoup de peine.

Massage ; frictions énergiques des jointures avec effleurage consécutif, pétrissage des muscles ramollis ; exercice de l'articulation par des mouvements actifs et passifs. Au bout de 8 séances la malade marche sans trop de peine avec un bâton, elle monte trois ou quatre marches d'un escalier, ce qu'elle n'avait pas pu faire jusqu'alors. Après 14 séances, la malade peut marcher sans bâton, et fléchir bien qu'avec une certaine difficulté la partie supérieure du corps. Le traitement fut terminé après 28 séances. A ce moment, elle était dans l'état suivant : La contracture des genoux a complètement disparu, de telle sorte que les jambes peuvent être fléchies et étendues sans difficulté. La marche est normale, aussi bien sur le sol que pour monter les escaliers ; elle peut fléchir notablement la partie supérieure du corps. L'état des doigts et des orteils s'est notablement amélioré. Il ne reste plus que l'ankylose des phalanges du pouce ; la malade peut tricoter sans peine. L'état général est bon ; l'appétit est meilleur ; la malade, qui a Teplitz avait perdu de son poids a regagné deux kilog. par le traitement avec le massage. L'amélioration est maintenue.

C. — CONTRACTURES ET ATROPHIES MUSCULAIRES.

Pour terminer ce qui regarde l'emploi du massage dans les affections du système musculaire, nous devons ajouter, comme à la fin des maladies des articulations, un paragraphe complémentaire, esquisser la pathologie d'un certain nombre d'états disparates mais bien caractérisés au point de vue clinique.

Malheureusement nous sommes encore en présence des difficultés d'acception. Le mot contracture est passé en allemand sans altération, mais on s'est gardé de le définir ; il semble même qu'on l'a généralisé à dessein. Une déformation d'un membre avec diminution des mouvements, gêne fonctionnelle des jointures, est une contracture quand même il n'y aurait dans les muscles que des altérations secondaires ; quand tout le processus morbide se serait passé dans la synoviale ou les cartilages articulaires.

Cette extension, démesurée est encore plus frappante quand on examine les restrictions apportées chaque jour en France à la valeur du mot. « Pour M. Duplay, la contracture est le raccourcissement spasmodique aigu et nécessairement momentané de la fibre musculaire. » M. Richet l'entend d'une manière un peu plus large : « C'est une constriction prolongée et qui ne peut plus être relâchée par l'influence de la volonté [1]. « En disant fibre musculaire, ajoute l'auteur, nous indiquons qu'il ne faut pas comprendre dans les contractures les rétractions dues à des scléroses, à des indurations fibreuses, etc., telles qu'on en observe dans certaines myosites chroniques. » Sans aller jusqu'à la nomenclature de Hueter, nous n'admettrons point la restriction de MM. Duplay et Richet ; elle est loin d'être acceptée par tout le monde, elle a pour inconvénient d'obliger à une multiplication de termes et cela sans grands avantages car il est fort rare que même dans les états dont parle M. Richet, la destruction de la fibre musculaire soit complète, que le tissu qui la remplace soit la cause exclusive des déformations ou des gênes fonctionnelles.

1. Physiologie des nerfs et des muscles, p. 482.

Pour nous un muscle est contracturé toutes les fois que sa longueur et ses mouvements sont diminués, et que la volonté ne peut ramener les choses à l'état normal.

Certaines contractures ont pour cause un traumatisme, une inflammation suppurée. M. Péan rapporte un cas de contracture du sterno-mastoïdien gauche à la suite du ramollissement et de l'évacuation de plusieurs gommes ; les brûlures, les arthrites ou les périarthrites en produisent également. Nous n'insisterons pas sur ces faits, parce que les lésions sont si avancées et si étendues que le massage et la gymnastique n'ont souvent en pareil cas que des effets palliatifs. En revanche, il peut être d'une très grande utilité dans d'autres cas d'origine traumatique mais beaucoup plus légers. Chez certains individus, employés à des travaux pénibles ; chez des personnes qui font un mouvement brusque, un effort mal préparé, la rupture d'un ou plusieurs faisceaux musculaires n'est pas rare. Si on laisse les choses aller leur train, tout se passe d'abord comme dans l'entorse, puis il se fait une cicatrice limitée suivie de douleur, de contracture et parfois d'atrophie du muscle. Le médecin qui connaît ces lésions peut intervenir au début ou plus tard, lorsque la cicatrice est déjà formée.; car elle n'a ni l'étendue ni la résistance que nous avons notée dans le premier cas. En agissant comme le fait Mezger pour les jointures, c'est-à-dire rompant les adhérences en massant pour faire disparaître les symptômes aigüs, on finit par avoir raison de la difficulté motrice, et de l'attitude vicieuse produite par l'altération musculaire.

Le D\u2019 Georges Bourgougnon, qui a eu l'occasion d'observer des lésions de cette nature chez les ouvriers chargeurs, employés aux chemins de fer, les a décrites avec soin dans sa thèse inaugurale. « Leur travail, dit-il, consiste à remplir, (avec une grande pelle de fer) de terre, de sable ou de pierre, des tombereaux, wagons ou plates-formes, dont la capacité varie de un à six mètres cubes, et destinés à transporter le déblai d'un point pour faire le remblai d'un autre. L'opération se pratique souvent de la manière suivante : une ving-

taine de wagons sont placés en ligne sur des rails provisoires
et à portée des chargeurs qui vont les remplir. Incessamment
les chefs de chantier pressent le travail. La charge faite, le convoi part, un convoi vide le remplace, et la même manœuvre se
renouvelle vingt ou trente fois par jour. Les ouvriers sont tous
jeunes et robustes et plus payés que ceux qui tiennent la
pioche. Chacun d'eux lance par jour dans le wagon 25 à
30 mètres cubes de terre. Le travail est souvent plus pénible
par la hauteur à lancer ou la nature du sol, le sable et la terre
molle sont plus lourds, cette dernière tient la pelle et exige un
mouvement plus brusque pour la quitter. La répétition continue et fréquente des mêmes mouvements des bras et des
épaules détermine le mal [1]. »

C'est donc sur les muscles des bras, des épaules, de la
région dorso-lombaire que doivent porter les ruptures et plus
tard les contractures cicatricielles. L'auteur en a vu même à
la nuque : un de ses malades éprouva une douleur telle qu'il
laissa tomber sa pelle et s'affaissa sur lui-même, déclarant
qu'il avait le cou démis. « L'accident que je décris ici, dit-il,
est bien connu dans les chantiers de terrassement, les ouvriers l'appellent *mouton,* parce que celui qui en est atteint
prend la pose embarrassée d'un homme qui porte un mouton
sur sa nuque, les quatre pieds en avant et retenu par ses mains
ou ses avant-bras. » La maladie dure ordinairement une quinzaine de jours ; et ne récidive point.

Il s'agit évidemment d'une rupture musculaire limitée
portant sur le trapèze ou quelqu'un des autres muscles de
la nuque. La restitution est-elle intégrale ? Les mouvements ne conservent-ils pas un peu de gêne, l'attitude
ne subit-elle aucune modification ? Il est impossible avec
les données contenues dans le travail cité de résoudre ces
questions. Dût-on répondre par la négative qu'il ne faudrait
pas conclure qu'une rupture musculaire même partielle est
un accident sans suite.

Le traitement a été dans tous ces cas sommaire mais ration-

1. Ruptures et contractures musculaires des ouvriers chargeurs. Thèse de Paris, 1875.

nel : il a consisté en *frictions énergiques* à la pommade camphrée ; dès que les douleurs sont devenues tolérables, les ouvriers ont repris leur travail. N'est-ce pas là une application inconsciente du massage et de la gymnastique musculaire? Si ces gens eussent gardé un repos rigoureux, si l'on se fût borné à des cataplasmes, à des applications froides, à des vésicatoires ou des saignées locales, les choses se seraient passées tout autrement.

J'ai eu l'occasion de traiter, dans le cours de l'année dernière, un malade qui avait présenté des accidents analogues à la suite d'un saut. Il s'était fait probablement une rupture de quelques faisceaux du droit antérieur de la cuisse. On le traita avec toutes les précautions usitées ; il dut garder le lit pendant sept semaines ; quand il se leva, il était presque impotent et ne recouvra les mouvements du membre que petit à petit, par l'exercice. Au bout de six mois, il avait encore une douleur perceptible pendant la marche surtout quand il montait les escaliers et une grande faiblesse du membre : il ne fut guéri définitivement que par le massage.

Obs. LXXI (Personnelle)

Rupture partielle du muscle tibial postérieur. — Synovite de la gaîne de son tendon. — Contracture légère du muscle. — Guérison.

Mme C., 32 ans, traitée pour une entorse dont l'observation a été rapportée à la page 51, était guérie de cet accident y compris la fracture. Le cal avait une solidité suffisante pour qu'elle pût faire des promenades dans sa chambre. Étant assise près du feu, elle fit un mouvement brusque de rétraction de la jambe : et ressentit aussitôt une vive douleur dans le mollet ; la nuit suivante elle eut une contracture qui disparut assez vite. Le lendemain, elle avait sur la face interne de la jambe une petite suffusion sanguine ; pas d'exagération de la sensibilité à la pression. Au contraire, on provoquait, sur une surface peu étendue du mollet, une sensation très douloureuse, correspondant à une petite élévation que la malade elle-même reconnaissait. Pas d'autre phénomène qu'un peu de contracture lorsqu'elle voulait marcher. La douleur, à la pression, était plutôt augmentée que diminuée et elle s'étendait dans le sens latéral ; cette douleur siégeait toujours dans une couche musculaire profonde. Il y avait en outre une synovite tendineuse de la partie supérieure de la gaîne du tendon du muscle tibial postérieur. Une première poussée

qui s'était faite du côté de cette gaîne avait disparu par le massage.
7 séances, dont deux par jour suffisent pour avoir raison de tout.

Obs. LXXII (*Personnelle*)

Rupture partielle du tendon du droit antérieur de la cuisse. — Immo-
bilisation. — Contracture légère et atrophie partielle du muscle — Di-
minution des mouvements du genou. — Massage. — Guérison.

M. Z. se plaint d'une faiblesse de la jambre droite, surtout marquée
à la suite de promenade un peu longues et lorsqu'il monte les escaliers. Au mois de mars dernier, étant en voyage, il se serait fait, en sautant une planche, une rupture musculaire au-dessus de la rotule. Traité
par l'immobilité, il a gardé le lit pendant sept semaines ; quand il se releva,
il pouvait marcher difficilement. A trois travers de doigt au-dessus de
la rotule, on trouve, sur le tendon du droit antérieur de la cuisse, une
dépression capable de recevoir l'extrémité du médius. Le tissu conjonctif du voisinage a une consistance fibreuse : La dépression et la cicatrice n'intéressent le muscle que dans une partie de son épaisseur ; il y
a donc tout lieu de croire que la rupture musculaire a été simplement
partielle. C'est, du reste, l'opinion du médecin qui avait soigné le malade
après l'accident. Le droit antérieur est notablement atrophié ; il est plat
et a perdu en grande partie son élasticité. L'articulation du genou est
intacte : seulement, ses mouvements sont un peu limités en arrière.

10 septembre. Massage du muscle ; flexions forcées du genou. Guérison après dix séances.

Nous arrivons à des contractures plus compliquées et dont
l'explication est plus difficile : nous n'avons ni compression,
ni perte de substance, ni rétractions inodulaires. Les deux
points d'insertion des muscles sont rapprochés, les fibres ont
changé de disposition et de volume, il y a parfois un peu d'a-
trophie, voilà tout. On les trouve dans des états nombreux
tout à fait dissemblables ; leur prototype est la *contracture*
permanente des hémiplégiques. Dans toutes la fibre à subi,
comme l'a démontré Hermann, des altérations régressives
analogues à celles qui accompagnent la rigidité cadavérique.
Onimus a constaté que les phénomènes d'oxydation sont moindres dans un muscle atteint par cette anomalie que dans un
autre. Reste à savoir si cette altération nutritive est un phénomène initial ou secondaire, si les extrémités du muscle se

rapprochent parce que, grâce à la diminution des échanges organiques, ses fibres ne peuvent plus conserver leur structure et leur longueur normales, ou si le raccourcissement est primitif, si les changements structuraux sont des dégénérations analogues à celles qui suivent les sections nerveuses.

Dans le cas de paralysie d'origine centrale, le problème comporte plus d'une solution ; il y a, du côté du système nerveux, des désordres tellement graves qu'il serait puéril de nier leur retentissement sur la nutrition des tissus ; mais un muscle peut s'amincir et rester flasque, s'atrophier sans contracture.

Il serait difficile d'établir des indications thérapeutiques sans avoir tenté de résoudre les questions que ces faits soulèvent. Si la contracture est un phénomène consécutif aux altérations histologiques du muscle ; si ces altérations ont elles-mêmes une cause éloignée inaccessible à notre atteinte, on n'obtiendra que des améliorations insignifiantes. On atténuera peut-être la transformation de la fibre, mais on ne lui rendra ni sa disposition ni ses usages, parce que la cause primordiale agit toujours et qu'il est difficile que les malaxations périphériques remontent jusqu'à elle.

On a, pour expliquer les contractures d'origine nerveuse, une théorie si commode que beaucoup de savants l'ont adoptée. La fibre musculaire posséderait, à l'état normal, une activité propre qui la maintiendrait en état de contraction permanente, c'est le tonus musculaire, sorte d'excitation exercée par les centres spinaux. La paralysie d'un muscle s'accompagnerait d'une augmentation du tonus de son antagoniste ; de plus, la position habituelle d'un organe dépend de l'équilibre entre tous les muscles qui le soutiennent ou le mettent en mouvement ; avec une pareille hypotèse, les déviations s'expliquent toujours.

« Rien de plus facile à comprendre, dit M. de Saint-Germain, que le torticolis musculaire. Lorsque l'on examine un squelette, on s'aperçoit que la tête est en équilibre instable sur le sommet de la colonne vertébrale, en ce sens que la partie antérieure de la tête, constituée par une portion du crâne et par la face, est plus lourde que par la partie postérieure. Ce fait déjà très net chez l'homme l'est beaucoup plus chez les animaux ; vous connaissez tous la puissance du ligament cervical postérieur chez le cheval. La tête n'est donc tenue en équilibre que par la puissance des muscles qui s'y insèrent et font l'office de haubans et s'il y a inégalité dans les tractions latérales, l'équilibre est vite rompu, cette inégalité peut théoriquement se produire, soit parce que l'une des cordes tire trop, soit parce qu'elle ne tire pas assez, mais c'est très rarement que la rupture peut être attribuée à là paralysie d'un des agents de traction. Ce qui arrive le plus souvent, c'est qu'une des cordes tire trop, c'est que l'une des puissances devient prédominante tandis que son antagoniste reste normale ; en un mot les ruptures d'équilibre résultent ordinairement de la contracture d'un muscle et non pas de la paralysie de son antagoniste [1]. »

Il y a beaucoup à dire sur cette ingénieuse théorie : elle est probablement vraie dans certains torticolis inflammatoires, mais en admettant le point de départ physiologique, l'équilibre par antagonisme des muscles symétriques, toutes les objections ne sont pas réfutés. Nous avons vu des myosites limitées avec irradiations, accidents multiples, sans déplacements de la tête, et la chose se comprend : l'augmentation de la résistance, la suractivité d'un muscle appelle une réaction de la part de son congénère de sorte que l'équilibre se trouve rétabli. Pour les contractures des hémiplégiques, cette doctrine est difficilement applicable. Pourquoi, quand le membre inférieur est paralysé, certains muscles se contracturent-ils, tandis que les autres restent flasques et s'atrophient? On ne peut trouver une explication satisfaisante qu'en admettant une irritation de leurs centres nutritifs.

Dans trois mémoires sur ce sujet, Hueter a combattu cette théorie et en a laissé peu de chose debout [2] ; ses idées ont été adoptées depuis par Volkman dans un mémoire sur la paralysie infantile [3]. Voyons par quoi il la remplace ; il y a,

<hr>

1. Chirurgie orthopédique, p. 202.
2. Arch. f. Klin. Chir. IV Bd. p. 495-97. — 3. Samml. Klin. Vort. I 1879.

dans le traité des maladies articulaires, un schema qu'il nous paraît inutile de reproduire, tant il est simple ; ce schema est destiné à montrer la manière dont l'auteur conçoit les mouvements du pied. Pour lui, c'est un levier de premier genre dont le point d'appui est plus rapproché de l'extrémité postérieure que de l'extrémité antérieure. La première tombera en avant lorsque sa direction sera réglée par l'action seule de la pesanteur parce que le bras antérieur du levier est le plus long ; on aura la difformité appelée en chirurgie pied bot, varus-équin. Si l'extrémité reste horizontale, cela tient à l'intervention des muscles.

Lorsque tous sont paralysés, les orteils s'abaissent, le talon s'élève, les points d'insertion des muscles postérieurs se rapprochent. Or la substance musculaire possède une propriété indiscutée ; *toutes les fois que les points d'insertion d'un muscle sont rapprochées pendant un certain temps, sa nutrition souffre et il se contracture.*

« Cette loi, dit l'auteur, est de la plus grande importance pour expliquer la contracture myogène. Non seulement elle est confirmée par nos données anatomo-pathologiques, mais encore par des expériences. Il y a une chose bien simple à faire, il suffit de porter pendant plusieurs semaines un bandage contentif au voisinage d'une jointure. Si nous avons fixé l'avant-bras fracturé à angle droit sur le bras, de telle sorte que l'articulation du coude, absolument saine, soit immobilisée, nous trouverons, après l'enlèvement de l'appareil, que les mouvements dans le sens de l'extension sont très limités. Pour se convaincre qu'il s'agit bien d'une altération nutritive il n'y a qu'à endormir le malade avec le chloroforme et nous verrons qu'on ne peut sans violence arriver au maximum d'extension. »

« Comme il y a fort peu de cas, ajoute-t-il plus loin, de paralysie absolue et totale, qui rendent impossible la contraction des muscles, on a cherché une force active capable de les raccourcir ; à défaut de mieux on a eu recours au tonus musculaire. Existe-t-il ? autrement dit, un muscle peut-il se raccourcir spontanément après la suppression complète de l'innervation : c'est une question physiologique que nous ne saurions discuter. Elle a peu d'importance pour l'explication des contractures paralytiques. Aucun de ceux qui croient à l'existence du tonus musculaire n'admettra qu'un agent si peu énergique puisse supporter, pendant des mois et des années, le poids d'un membre. »

Les objections de Hueter nous paraissent sans réplique, sa théorie nous semble satisfaisante. Que pour une raison ou pour une autre les extrémités d'un muscle se rapprochent sa nutrition souffre et la contracture survient : il y a de la contracture à la suite des myosites aiguës ; il y en a rarement à la suite des myosites subaiguës ou chroniques.

« Parmi les nombreux cas que j'ai eu l'occasion de voir, dit M. Helleday, je n'ai pas pu en constater une seule fois, même dans le torticolis rhumatismal. Mais souvent l'impression que donne un muscle dans cet état au doigt explorateur relativement à sa consistance est la même que celle d'un muscle contracturé. »

Cette différence ne tiendrait-elle point à ce que dans les cas aigus les phénomènes douloureux dominent, à ce que le malade prenant la position la plus propre à les atténuer rapproche involontairement les points d'insertion du muscle?

Il y a une contracture spéciale indépendante de toute destruction, de tout désordre nerveux dans la syphilis. « Il paraît qu'elle a aussi de l'influence sur le système musculaire, écrivait, en 1836, Philippe Boyer, car j'ai vu deux fois des contractures produites par elle ou au moins accompagnant ses symptômes et ne pouvant être rapportées à d'autres causes ; elles appartenaient au muscle biceps brachial [1]. »

En 1842, M. Ricord rapportait des faits analogues [2] ; en 1846 [3], M. Bouisson y revenait. Plus récemment, M. Mauriac déclarait que le muscle devait être seul en cause et qu'il devait se produire dans son sein quelques lésions à évolution lente insidieuse, qui, sans ressembler aux

---

1. Gaz. des hôpitaux p. 98. — 2. Traité de la Syphilis. — 3. Gazette méd. 1846.

éruptions cutanées, aux hypérémies viscérales, ne sont pas sans analogie avec elles [1].

« M. Fournier arrive aussi, par exclusion, à localiser tout dans le muscle. Nous voyons, dit-il, un effet dont la cause nous échappe. Résignons-nous à qualifier cet accident du nom de contracture, sans nous aventurer à en déterminer l'origine d'une façon plus précise [2] ». Cette restriction est juste si l'auteur a voulu dire par là que nous ne savons rien des phénomènes intimes qui produisent ou accompagnent les altérations nutritives de nature spécifique ; la syphilis est une affection destructive par excellence, elle altère la proportion des éléments histologiques, entrave la reconstitution des tissus ; il est naturel que le système musculaire ne jouisse, sous ce rapport, d'aucune immunité.

Il y a des atrophies et surtout des contractures musculaires dans ces affections déprimantes et longues dont nous avons parlé au chapitre du rhumatisme chronique. Dès 1853, M. Charcot signalait dans sa thèse inaugurale cet état particulier des muscles ; il insistait sur son importance. « Ce sont, en effet, disait-il, les muscles qui par leur contraction persistante dirigent la formation des brides celluleuses dans un sens ou dans l'autre et président, par conséquent, au travail des déviations articulaires. Pendant que les jointures sont dans une attitude permanente produite par la rétraction des muscles, les lésions articulaires se développent et suivent leur marche.

»Il est donc constant pour nous que la rétraction musculaire joue le principal rôle pour engendrer les déviations ».

Au début de la maladie, la rétraction musculaire est toujours active, comme dit M. J. Guérin ; *elle est souvent douloureuse et les malades cherchent par tous les moyens possibles à contrebalancer son action* » [3].

Ainsi la nutrition souffre quand les extrémités d'un muscle

---

1. Cesbron. Étude sur la contracture musculaire syphilitique *Th. de Paris* (1879).

2. Leçons sur la syphilis, 1873.

3. Études pour servir à l'histoire de l'affection décrite sous le nom de goutte asthénique primitive. *Thèse de Paris,* 1853, p. 24,

se rapprochent ; phénomène analogue à l'atrophie du nerf optique par manque d'usage, si commun chez les strabiques. Des affections qui retentissent sur la nutrition générale intéressant les muscles, les modifient dans leur structure, dans leur disposition et déterminent parfois des contractures. Les deux choses sont en faveur de l'hypotèse de Hueter.

On voit, il est vrai, des atrophies dans lesquelles la longueur reste intégrale, mais une diminution de volume de la fibre musculaire peut porter sur toute la masse ou s'accuser dans le sens de la longueur. Du reste, dans les affections générales accompagnées de contractures les facteurs étiologiques sont si nombreux, l'ensemble est si compliqué, qu'il est à peu près impossible de dire à quoi tient telle ou telle attitude. Une observation intéressante de M. Güssenbauer dans laquelle les contractures étaient en rapport avec la nutrition générale puisqu'elles disparurent quand celle-ci s'améliora, va nous en fournir un exemple frappant.

Ces contractures se trouvent surtout dans les formes graves accompagnées d'attitudes vicieuses, parfois voulues, mais toujours de longue durée. Il y a dans ces conditions une sorte de marasme douloureux qui persiste tant que la santé ne s'améliore pas. Si au contraire l'embonpoint revient, les contractures disparaissent une à une ; il semble que les muscles reprennent leur forme et leur étendue normale à mesure que leur vitalité augmente.

Obs. LXXIII.

Rhumatisme chronique ancien. — Contractures et atrophies. — Insuccès des médications employées. — État général peu satisfaisant. — Massage. — Guérison.

Une dame de 40 ans, était malade depuis l'âge de 18 ans. Il s'établit chez elle, sans cause connue, une tuméfaction lente et indolente au niveau de l'articulation du coude droit. Les douleurs ne se montraient que dans les tentatives de mouvements. La nature exacte de la maladie ne fut pas reconnue par le médecin traitant; il prescrivit le repos et différents topiques. Les articulations des doigts devinrent malades à leur tour, à la suite d'une cure par l'eau froide à Wartenberg. La maladie empira de telle sorte que l'on dut recourir aux bains chauds. Ils n'eurent aucune influence sur les articulations. Pendant les 22 années qui suivirent, toutes les jointures furent prises. La maladie ne parut s'arrêter qu'au moment d'une deuxième grossesse ; du moins aucune jointure ne s'est prise pendant sa durée. Les douleurs devenaient même plus supportables dans les articulations déjà touchées. Pendant ces 22 ans, la malade a suivi un grand nombre de médications internes ; elle a fait des saisons à Teplitz, Franzensbad, Neudorf, Reichenhall, Prystan, toujours sans avantage. Au contraire, la maladie n'a fait qu'empirer. L'électricité a même été employée sans résultat. Depuis 8 ans, cette malade ne peut plus marcher, elle passe son temps partie au lit partie sur un canapé ou une chaise roulante ; elle éprouve, jour et nuit des douleurs assez vives pour la priver de repos.

La nutrition a souffert, une constipation habituelle et opiniâtre la fatigue : les urines contiennent un très riche sédiment uratique, jamais il n'y a eu d'albuminurie. Les battements du cœur son arhytmiques, petits et faibles ; le pouls est à peine sensible. Parfois il y a des faiblesses qui vont jusqu'à la syncope.

La malade était dans cet état vers la fin de février de l'année 1880, lorsque M. Carl Güssenbauer commença de la traiter. « Je me demandais, dit-il, dès l'abord si le massage pourrait donner même une amélioration dans un cas aussi invétéré, moins à cause de l'altération des jointures que de l'affaiblissement général et de l'état du cœur. Pourtant, je résolus de l'employer pour les articulations et pour tout le corps. Le premier me paraissait nécessaire pour faire disparaître la tuméfaction douloureuse locale des membres supérieurs et inférieurs, des symphyses sacro-iliaques, et de quelques-unes des articulations de la colonne vertébrale dans les régions lombaire et thoracique.

Je considérais le massage général comme utile pour favoriser les échanges organiques et améliorer la nutrition, surtout celle des muscles qui présentaient un notable degré d'atrophie, aussi bien aux membres que sur le tronc. A ce point, j'étais arrivé à cette conviction partagée par beaucoup d'autres que le massage général (ce qu'on appelle la gymnastique hygiénique suédoise) agit très favorablement sur la nutrition des tissus ; j'avais d'ailleurs déjà fait dans ce sens de nombreuses expériences à Lüttich.

Outre les contractures, il y a des adhérences entre les articulations et les gaînes tendineuses, qui produisent des déformations caractéristiques aux deux mains et au voisinage des grosses jointures des membres supérieur et inférieurs. Ceux-ci sont fléchis à angle aigu et n'ont que des mouvements minima. Il m'a semblé qu'il était possible de combattre un pareil état par des mouvements convenablement gradués.

Il y avait, entre le cubitus et l'humérus une adhérence si solide qu'il ne restait pas la moindre mobilité, même quand on employait toute sa force pour faire la flexion ou l'extension. Les déformations articulaires ne constituent point, on le comprend, une indication du traitement.

Comme je n'avais jamais expérimenté le massage je me vis presque obligé de l'essayer. Pendant plusieurs semaines j'ai fait chez cette malade du massage combiné à des mouvements actifs et passifs. Au bout de quatorze jours j'eus le plaisir de voir que le gonflement des jointures diminuait, que les mouvements actifs et passifs devenaient plus faciles et que la malade éprouvait moins de douleur.

Au bout d'un mois, elle marchait dans sa chambre avec le secours d'un bâton. L'état général s'était amélioré à tel point que l'on pouvait espérer un complet rétablissement si l'on poursuivait le traitement.

Durant quatre mois, je laissai cette dame entre les mains de mon assistant, le Dr Schmidt qui la traita de la même manière. Voici le résultat obtenu : Dans toutes les jointures les douleurs ont disparu, de même que la tuméfaction, sauf dans celle du coude droit ; bien qu'il se soit fait, probablement au voisinage de celle-ci des productions osseuses, elle est mobile presque au maximum. La force musculaire s'est tellement développée à la suite des exercices de gymnastique méthodique, qu'on a souvent peine à résister aux mouvements d'extension volontaires. Cette veuve peut faire, sans se fatiguer, des promenades de 1/4 d'heure dans son jardin. Pour augmenter la puissance musculaire, j'ai eu recours au tapottement.....

Dans le cours du traitement la nutrition générale s'était de plus en plus améliorée dès la première semaine, le sédiment urinaire avait disparu ; de même que l'arhytmie du pouls ; celui-ci était devenu plus fort et plus plein ; la malade n'avait plus l'aspect anémique au moment des époques ; elle n'avait plus ni faiblesse ni tendance aux syncopes. Après son rétablissement elle pouvait vaquer aux soins de son ménage, et plusieurs mois après qu'on l'eut cessé elle était encore dans le même état satisfaisant.

Quelles déductions pratiques pouvons-nous tirer de tous ces faits ? Nous nous sommes demandé si la contracture dite paralytique pouvait en réalité tenir à un phénomène actif, à une réaction propre de la fibre musculaire, distincte de l'élasticité et des autres propriétés physiques. Nous avons vu que cette hypotèse a contre elle la vraisemblance et les faits. Nous avons vu au contraire, que si l'on rapporte à tout une déviation habituelle du muscle, produite soit par l'action de la pesanteur soit par une attitude destinée à faciliter un mouvement, à éviter une douleur, il nous suffit pour tout expliquer de nous rappeler que les muscles raccourcis s'altèrent ; nous avons vu que l'expérimentation et l'analyse chimique ont montré des altérations sérieuses dans ces muscles contracturés ; nous avons vu que des affections diathésiques de longue durée retentissent manifestement sur la nutrition.

Les indications du traitement deviennent simples : la nutrition souffre, il faut la modifier ; le procédé qui vise le mieux ce but c'est le massage.

Nous allons rapporter encore quelques cas dans lesquels il a répondu de tout point à notre attente :

Obs. LXXIV (*Personnelle*)

Contracture organique du droit antérieur de la cuisse et des muscles du mollet du côté gauche. — Massage. — Extension forcée. — Amélioration.

Le prince J...i 34 ans, Fait une chute au mois de décembre et se fracture le tibia à sa partie inférieure (jambe gauche). Guérison de la fracture au bout de deux mois. La marche reste assez difficile à cause d'une roideur notable de la jambe gauche. Il ne pouvait se promener qu'à l'aide d'une canne et en boitant fortement ; je le vis pour la première fois le 2 avril 1881. J'appris que le traitement de la fracture avait consisté dans l'immobilisation par une gouttière. Pas d'atrophie ni sur l'une, ni sur l'autre jambe.

Du côté malade, le droit antérieur de la cuisse n'a pas la même élasticité que du côté sain ; il est plus dur ; les muscles du mollet présentent la même anomalie. Rien du côté des articulations. L'extension est complète, mais la flexion est diminuée de 45 à 50°. L'extrémité antérieure du pied conserve une position anormale, qu'elle a prise pendant le traitement de la fracture. Les muscles du mollet contracturés offrent une résistance insurmontable à toutes les tentatives d'extension forcée. L'immobilité n'est cependant pas complète ; on peut obtenir dans ce sens un déplacement de quelques degrés.

Massage pour assouplir les muscles contracturés ; flexion forcée de la jambe gauche sur la cuisse et de la pointe du pied sur la jambe ; à mesure qu'on réussit à ramollir les tissus contracturés par le massage on les distend artificiellement. Au bout de huit jours, le malade marche déjà beaucoup mieux, il peut même se passer de sa canne. Le 2 juillet il cesse le traitement bien que nous insistions pour qu'il le continue encore quelque temps. A ce moment il marche assez bien, peut fléchir le pied sur la jambe, la jambe sur la cuisse. Il ne boite plus que d'une manière insignifiante.

OBS. LXXV (*Personnelle*)

Contracture organique de plusieurs muscles de la jambe et de la cuisse des deux côtés. — (Demi-tendineux. — Demi-membraneux. — Biceps fémoral. — Jumeaux-soléaire). — Massage. — Mouvements passifs. — Amélioration.

M. Ch..., 18 ans, d'une constitution faible, éprouve il y a 8 ans à la suite d'une rougeole une grande faiblesse des extrémités inférieures ; pouvait marcher mais il se fatiguait vite. De 12 à 15 ans, accidents divers, qui disparaissent par l'usage des bains de Saint-Moritz. Depuis quelque temps, les jambes semblent se raccourcir et la difformité qui en résulte s'accuse de plus en plus. En 1869, il pouvait encore allonger la jambe droite tandis que la gauche restait constamment pliée. Depuis 1878, le raccourcissement intéresse les deux jambes, mais il est toujours plus prononcé à gauche. Depuis 3 ans, n'a pas pu marcher sans béquilles. Faradisation pendant 6 mois. Bains de Luchon, d'Aix sans résultat ; pendant l'automne de 1880, s'adresse au docteur Mezger, qui après avoir essayé de faire l'extension mécanique des jambes au moyen d'un appareil spécial, applique un bandage plâtré.

L'application était si douloureuse qu'il ne put la supporter longtemps et revint à Paris.

Je le vis pour la première fois en 1881 ; il présentait à ce moment une contracture prononcée des extrémités inférieures ; elle avait surtout son siége dans les muscles de la partie postérieure de la cuisse, dans les muscles du triceps sural, et enfin dans les adducteurs fémoraux. On peut faire l'extension forcée de la jambe droite jusqu'à 170° ; mais aussitôt qu'on cesse d'agir le membre reprend sa position vicieuse. La jambe forme avec la cuisse un angle de 130° ; les mouvements de l'articulation du genou ne sont pas supprimés, mais ils sont sans importance. Pied valgus au second degré. Les deux pieds sont d'ailleurs dans l'extension et forment avec la jambe un angle très obtus. Flexion même légère impossible ; l'abduction des jambes ne dépasse pas 40°. Mouvements passifs impossibles. Les muscles demi-tendineux, demi-membraneux, biceps fémoral sont en état de contracture organique ; ils ont une consistance ferme et sont dépourvus d'élasticité. Même état des muscles du mollet. Muscles de la jambe plus ou moins atrophiés ; ceux du triceps sural n'ont qu'un volume insignifiant. Rien dans les articulations fémoro-tibiales. Le malade peut toujours marcher, les jambes pliées, mais il est vite fatigué. Massage, extensions et abductions forcées pour allonger et écarter les deux jambes, sauf à s'occuper plus tard des muscles des mollets. Je réussis à venir à bout de la jambe droite après six semaines de traitement ; à ce moment l'extension était complète, De l'autre côté, je n'avais encore au bout de trois semaines qu'un résultat insignifiant. Au mois de septembre dernier, j'eus cependant la satisfaction de constater que les masses musculaires reprenaient un peu d'élasticité. Depuis cette époque l'amélioration a fait des progrès rapides, de sorte qu'au mois de février 1882, l'extension peut être portée à 160° ; abduction de 65 °/₀ ; le jeune homme peut monter à cheval. J'ai fait construire par M. Mariaud un appareil à l'aide duquel le malade peut marcher au moyen d'une canne et sur la pointe du pied. Grâce à la tension par le poids du corps sur les muscles contracturés, il y a lieu d'espérer qu'elle contribuera à faire disparaître une partie de la contracture qui reste en même temps que les exercices des muscles jusqu'ici en grande partie mis hors d'usage, aideront à diminuer leur atrophie.

Nous avons vu l'opinion précédemment émise confirmée dans un cas où la nutrition avait souffert plus encore que dans les précédents : il s'agissait d'une affection des muscles du bras consécutive à une carie de l'humérus. L'immobilisation, la présence de trajets fistuleux, l'induration calleuse du voisinage entraient probablement pour beaucoup dans la production de la contracture : c'était une variété mixte partie cicatricielle, partie nutritive ; malgré tout, le massage nous a donné en peu de temps une amélioration sérieuse.

Obs. LXXVI.

Contracture et atrophie de plusieurs muscles, en particulier du biceps consécutives à une carie de l'humérus gauche. — Massage. — Extension forcée. — Amélioration.

Mlle P. g. 14 ans, a été atteinte il y a 3 ans, d'une carie de l'humérus gauche suivie d'un raccourcissement prononcé du membre et d'une atrophie des muscles des régions antérieure et postérieure du bras, surtout du biceps. En prenant ce muscle entre les doigts à travers la peau, on reconnaît qu'il présente à peine la moitié du volume de son congénère du côté sain ; il a perdu son élasticité est plus dur qu'à l'ordinaire et presque aplati : il est probable qu'il est en état de contracture organique. Le brachial antérieur est le siége d'une contracture de même nature ; l'avant-bras est fléchi sur le bras à 120° environ ; il est impossible de l'étendre. Au-delà de cette limite la flexion est plus étendue et se rapproche de la normale. Les mouvements de l'articulation scapulo-humérale sont libres ; sauf celui d'avant en arrière. Rien dans l'articulation radio-carpienne ni dans les mouvements des doigts.

Massage énergique de tous les muscles de la région antérieure de l'avant-bras et du biceps. Extension passive énergique de manière à vaincre la résistance des muscles contracturés. Après un traitement de 3 mois, on constate l'état suivant : Le biceps a augmenté notablement de volume, il fait maintenant sous la peau une saillie comparable à celle du côté sain ; sa consistance est normale ; la malade, peut maintenant étendre le bras jusqu'à 150°. L'extension passive peut être portée à 160° et même au-delà. Il est difficile d'espérer une restitution complète, il est probable que l'olécrâne hypertrophié sous l'influence de l'irritation de voisinage ne peut plus entrer dans la cavité placée sur la face postérieure de l'humérus. Tous les mouvements présentent l'énergie nécessaire.

On recommande à la malade de faire fréquemment des mouvements actifs avec son bras (72 séances en tout). Outre la contracture des muscles il est possible qu'il y eût une rétraction fibroïde de la partie antérieure de la capsule ; dans ce cas, l'extension forcée aurait notablement contribué à la vaincre.

Dans un cas observé par M. Berghman[1] la contracture était peu importante, il n'y avait qu'une légère flexion des dernières phalanges des doigts ; en revanche, les fléchisseurs étaient notablement atrophiés. La cause de tout avait été un rhumatisme articulaire aigu portant sur les articulations de l'épaule, du poignet et des doigts. L'auteur attribue l'atrophie à un processus dégénératif rhumatismal du tissu musculaire. Il est possible pourtant que l'immobilisation forcée des membres, qui dura trois semaines, que la position donnée aux deux avant-bras aient été pour quelque chose dans l'atrophie et la contracture puisqu'il n'y avait rien du côté du système nerveux. Dans tous les cas, nous pourrions trouver dans ce fait un argument en faveur du massage ; avec lui on réussit a modifier assez avantageusement la nutrition des muscles pour guérir l'atrophie et la contracture.

1. *Hygiea* 1874. Svensk. Läkaresällsk. Forhandf. p. 212.

OBS. LXXVII (*Berghman.*)

Atrophie et contracture légère des fléchisseurs des doigts à la suite d'un rhumatisme articulaire aigu (main en griffe). — Massage. — Guérison.

Un malade âgé de 44 ans, militaire de profession dit qu'il a toujours joui d'une excellente santé. Au mois de décembre dernier, il se refroidit à la suite d'un bain de vapeur et eut presque aussitôt un rhumatisme articulaire aigu accompagné d'une fièvre très forte. Les articulations des genoux, des épaules et des mains étaient surtout prises. Au bout de 3 semaines, les douleurs articulaires disparurent. La mobilité était satisfaisante; cependant le malade ne pouvait fléchir ni les doigts ni les mains qui étaient, disait-il, comme paralysés. Pendant 3 semaines on eut recours à l'électricité sans résultat, au contraire l'anomalie augmenta. Le malade s'adresse à M. Berghman sur le conseil de son médecin ordinaire le Dr Schagerstrom, 7 semaines après le début des premiers accidents. Les mains étaient livides et froides. Il y avait un notable degré d'atrophie des muscles de la face palmaire des deux mains. Cette atrophie portait surtout sur les interosseux. Les doigts présentaient la rétraction caractéristique de l'atrophie musculaire progressive (main en griffe). La mobilité passive des articulations des doigts et de la main n'était pas altérée: au niveau de l'avant-bras, on constatait de même un léger degré d'atrophie des fléchisseurs. L'extension des doigts et de la main était normale, la flexion à peu près nulle. La sensibilité était conservée, mais légèrement diminuée vers l'extrémité des doigts. La contractilité électrique était un peu diminuée dans les muscles atrophiés. Rien du côté du système nerveux central. L'auteur en conclut que l'on avait affaire à une atrophie de cause périphérique ayant pour origine un processus rhumatismal avec tendance aux métamorphoses régressives. Le massage porta sur les filets nerveux et les muscles atrophiés. Ce traitement fut bientôt suivi d'une amélioration notable, le malade pouvait tenir son couteau et sa fourchette pendant le repas ce qui lui était impossible auparavant; au bout de 5 semaines il essaya d'écrire; et réussit assez mal. Au début son écriture était indéchiffrable, peu à peu tout s'améliora, la force augmenta et au bout de 4 mois de traitement, le malade pouvait faire lui-même sa correspondance, écrire sans s'arrêter des lettres de 4 pages, s'habiller, etc. Le médius, l'annulaire et l'auriculaire avaient repris leur force normale en revanche il y avait toujours un peu de difficulté dans les mouvements du pouce et de l'index de sorte que le malade se boutonnait difficilement. Le volume des muscles avait notablement augmenté et l'on avait tout lieu d'espérer qu'ils repren-

draient au bout de quelque temps leur volume. Les téguments avaient
la température ordinaire.

Cette observation nous conduit directement à la fin de
notre paragraphe : la contracture occupe à peine le second
plan malgré la forme si caractéristique de la main. Le phénomène saillant, c'était l'atrophie d'une partie de ses muscles
et de ceux de l'avant-bras. Il s'agissait heureusement ici d'une
affection toute locale dont le rhumatisme avait été la cause
prédisposante, le froid, la cause déterminante. Peut-être les
articulations des doigts du carpe et du métacarpe avaient-elles
été les premières touchées? On aurait eu affaire alors à une variété d'atrophie comparable à celle que nous avons déjà notée
à la jambe et dont Mezger eut si vite raison en guérissant par
le massage la synovite chronique limitée qui en avait été l'origine. Les faits semblables ne sont pas rares ; on pourrait même
donner à propos des jointures l'aphorisme suivant : Tout ce
qui les intéresse retentit plus ou moins vite, plus ou moins
profondément sur les muscles. L'immobilité, les propagations expliquent la plupart des cas qu'on a l'occasion d'observer ; il arrive parfois pourtant que ni l'un ni l'autre n'existent et que la sympathie pathologique se manifeste quand
même. On appelle aujourd'hui réflexes les myopathies développées dans ces conditions : on sait, dit M. Richet, que des
traumatismes limités entraînent souvent la paralysie ou l'a-
trophie des tissus musculaires du voisinage. M. Vallat a fait
d'intéressantes expériences sur ce sujet ; il a déterminé, par
l'injection des liquides caustiques dans une articulation, la
paralysie et l'atrophie des muscles qui l'entourent. Les chirurgiens et les médecins ont observé souvent des faits analogues. L'atrophie est parfois d'une rapidité extrême. Aussi
quelques jours après la fracture, peut-on déjà observer une diminution notable dans le volume des muscles voisins. La
théorie de ces atrophies réflexes, est loin d'être satisfaisante.
Il est probable qu'il s'agit là d'un phénomène d'irritation
transmise par voie réflexe à la fibre musculaire, de sorte que
l'atrophie ne peut guère être expliquée par une paralysie du
muscle ou une dégénérescence des nerfs, et qu'il faut faire in-

tervenir une certaine action irritative amenant la dénutrition. »

Nous ne voyons aucun inconvénient à ce qu'en attendant la certitude absolue on se contente de cette hypothèse : elle a au moins l'avantage qu'avec elle on peut expliquer les succès obtenus dans certains cas ; la première condition pour faire disparaître des accidents réflexes qu'ils se passent dans les sphères sensitives, motrices, nutritives, c'est d'avoir raison de l'irritation originelle. Malheureusement la chose n'est pas toujours possible et nous sommes obligés de mettre en regard du cas si favorable de Mezger, un cas de Johnsen dans lequel le massage ne produisit rien.

Obs. LXXVIII

Atrophie des muscles du bras consécutive à une entorse du poignet. —
Massage. — État stationnaire.

A la suite d'une entorse du poignet survenue il y a deux ans, il s'est développé une atrophie du bras droit accompagnée de douleurs dans les épaules et dans les mains. A déjà été traité par l'électricité. Massage. Pas de changement après 36 séances.

Nous n'insisterons pas davantage ici sur les atrophies musculaires ; la plupart d'entre elles sont des deutéropathies, nous en avons vu, au chapitre des jointures, nous en verrons d'autres avec le système nerveux.

§ 2. — SYNOVITES DES GAINES DES TENDONS MUSCULAIRES

Les synoviales péritendineuses ressemblent, par leur structure et leurs fonctions aux synoviales articulaires ; leurs affections sont à peu près les mêmes.

Les synovites à grains riziformes seules n'ont pas leurs analogues du côté des articulations. Peut-être un massage précoce, énergique, éviterait-il la formation de ces produits dont l'origine est encore mal connue ? On peut l'entreprendre d'autant plus hardiment qu'il est indiqué même dans les synovites simples, sèches ou avec épanchement. On y a eu recours à diverses reprises et presque toujours on s'en est bien trouvé : « Le massage, dit Phélippeaux, employé contre

14

la crépitation douloureuse des tendons vient d'être étudié et recommandé spécialement par M. le docteur Rizet, médecin-major de l'armée, dans les *Annales de la société de médecine de Saint-Étienne et de la Loire*. Placé par la nature de ses fonctions au premier régiment du génie, ce distingué confrère a pu, mieux que quiconque, étudier l'affection précitée sur les sapeurs mineurs et les élèves tambours. Chez les sapeurs, la crépitation douloureuse intéressait surtout les extenseurs des deux bras chez les tambours, elle siégeait dans la gaîne de l'extenseur propre du pouce gauche. Enfin M. Rizet réunit dans un troisième groupe les militaires traités pour engorgement tendineux, soit comme complication d'une entorse, soit à l'état de simplicité comme résultat de la distorsion d'une articulation par un faux pas » [1].

Le même auteur rapporte qu'une personne de sa famille, vers le côté externe de l'articulation radio-carpienne réussit à s'en débarrasser par des pincements et des frictions énergiques.

A l'époque où nous étions médecin militaire attaché à la garde royale de Suède nous avons eu également l'occasion de voir des synovites crépitantes des extenseurs ou des fléchisseurs des doigts. Nous avons presque toujours réussi à les guérir en peu de jours par le massage. Les téno-synovites avec épanchement sont justiciables de la même médication.

« On réussit à les guérir vite, dit M. Gerst, comme les inflammations ou les contusions. J'ai observé en tout 4 cas de cette nature, 3 aigus et 1 chronique ; tous siégeaient au membre supérieur. Dans les cas aigus j'ai obtenu la guérison en 4 jours par l'effleurage. Le cas chronique qui était compliqué de la présence d'un ganglion fut guéri au bout de 14 jours par l'effleurage et le pétrissage ».

Si nous n'avons pas parlé jusqu'ici de ces tumeurs c'est qu'elles sont presques toujours originaires des gaînes tendineuses. Dans un cas qu'il appelle hygroma M. Westerlund pensait si bien à cette étiologie qu'il fit porter le massage sur

---

1. *Loc. cit.* p. 151.

tout le trajet des tendons des extenseurs. Son intervention eut plein succès[2]. Voici du reste le cas.

Obs. LXXIX (Westerlund)

Ganglion de la face dorsale du poignet. — Massage. — Guérison.

A. J. 15 ans a sur la face dorsale de la main droite un hygroma qui rend le mouvement de flexion de la main difficile et douloureuse ; sa consistance est cartilagineuse. Il a le volume d'une amande ; la circonférence du poignet à ce niveau est de 17 cent., tandis que celle du poignet gauche n'est que de 15 cent. Le traitement consiste en frictions légères le long du tendon de l'extenseur et pressions plus énergiques sur la tumeur avec les deux pouces. Au bout des quatre séances, elle a notablement diminué, comme on peut le constater dans la flexion exagérée. Plus de douleurs dans les mouvements ; au bout de quatre mois, elle reprend son volume, on la masse et elle disparaît de nouveau.

Dans certains cas pourtant la maladie est un peu plus rebelle. On les guérit sans doute, mais on ne prévient pas les récidives. De tels faits se présentent lorsqu'il existe une prédisposition héréditaire manifeste comme la chose est arrivée dans un cas observé chez Mezger par MM. Berghman et Helleday.

Obs. LXXX (Mezger)

Synovites de plusieurs gaînes tendineuses du poignet. — Prédisposition héréditaire. — Massage. — Guérison. — Récidive.

Un vieux prêtre se plaignait d'une sensation de fatigue très-pénible dans les doigts, lorsqu'il avait écrit pendant quelque temps, de telle sorte qu'il ne pouvait plus tenir la plume. Rien de comparable à la crampe des écrivains ; rien du côté des articulations ni des nerfs. Sur le trajet des gaînes tendineuses du long extenseur du pouce, de l'extenseur propre de l'index, du long abducteur et du court extenseur du pouce on trouve une saillie formant à la partie inférieure de l'avant-bras un tumeur élastique un peu douloureuse à la pression, il était même extrêmement difficile de distinguer de son voisinage le tendon tuméfié. Le cas avait déjà été traité par Mezger, il avait récidivé. On doit admettre que ce malade présentait un susceptibilité spéciale du côté des gaînes tendineuses.

2. Tio Fällic af massage. *Finsk. Läkaresällsk. Handl.* 1875, p. 144.

Deux membres de la famille de ce malade avaient été atteints de la même affection. La tuméfaction portait même sur le poignet gauche quoique la malade n'écrivît jamais avec cette main.

Nous donnons ici quelques faits un peu plus rares parce qu'ils intéressaient des muscles du membre inférieur ; dans l'un d'eux, emprunté à M. Drachmann, la synoviale tibio-tarsienne était prise en même temps que celle des gaînes de la face plantaire.

OBS. LXXXI (personnelle)

Synovite aiguë traumatique de la gaîne des fléchisseurs des doigts. —
Massage. — Guérison.

M. T. 27 ans, employé, éprouve en appliquant un cachet à timbre humide une vive douleur dans la paume de la main ; le soir la douleur augmente les doigts sont contractés. Cette contracture intéresse surtout l'annulaire et le médius ; le pouce est épargné. Tentatives d'extension très-pénibles. Lors de mon premier examen je trouve une contusion manifeste de toute la face palmaire de la main ; sugillations sanguines nombreuses, douleurs au moindre contact. L'inflammation paraît s'étendre à la première articulation phalangienne de l'annulaire et du médius. Depuis trois jours, tout travail était impossible : le malade ne pouvait même pas saisir le moindre objet. Un peu de fièvre : sommeil impossible, la douleur se propage jusqu'au coude en suivant le trajet des muscles. Applications froides et badigeonnages iodés sans effet. Massage très douloureux, dès le premier jour une partie des mouvements des doigts sont restitué : ils étaient presque normaux au bout de quelques jours. Il ne restait plus qu'une douleur à la partie supérieure de l'avant-bras, correspondant au trajet des fléchisseurs des doigts qui probablement avaient étés atteints secondairement. On en eut raison après quatre nouvelles séances de massage. Pendant tout le temps du traitement le malade avait dû. exécuter des mouvements actifs, et à chaque séance, j'avais fait faire des mouvements passifs un peu plus étendus ; à la fin du traitement il ne restait plus qu'un peu de raideur qui disparut spontanément au bout de quelques semaines.

OBS. LXXXII (personnelle).

Synovite tendineuse spontanée de la gaîne du biceps fémoral. — Massage.
Guérison après 8 semaines.

Mlle P. 18 ans. Se plaint au commencement du mois de janvier dernier qu'elle éprouve dans le genou droit une sensation de fatigue plutôt qu'un douleur vraie, toutes les fois qu'elle fait une promenade à pieds un peu prolongée et qu'elle est obligée de rester un peu longtemps debout. Cet engourdissement à son maximum au niveau du creux poplité et il se continue sur le côté postéro-externe de la cuisse suivant le trajet du biceps. Les mouvements passifs ne sont pas douloureux, sauf toutefois celui d'extension exagérée, qui est accompagné d'une sorte de crépitation. Pas d'épanchement dans la cavité du genou.

A la pression par le doigt, douleur assez vive sur le bords externe du creux poplité et marquée surtout quand on approche de la tête du péroné. A cet endroit, une pression un peu forte arrache des cris à la malade. Badigeonnages iodés et immobilité rigoureuse ; pas de résultat.

Massage (très douloureux). Après la première séance, amélioration notable. Peut danser le soir sans difficulté. Le lendemain, malgré cet exercice l'amélioration est plus prononcée que la veille. Guérison complète après la huitième semaine.

Obs. LXXXIII (Drachmann).

Synovite de la gaine des fléchisseurs des orteils et hydartrose tibio-tarsienne. — Massage. — Guérison.

M. K. pharmacien, âgé de 33 ans, vient consulter le professeur Drachmann le 10 mai 1873. Depuis plusieurs mois il a de la douleur et de la tuméfaction des deux articulations tibio-tarsiennes, ce qui lui rend la marche très difficile. Épanchement au-dessous de la malléole externe du côté gauche. Sensibilité au niveau de la plante du pied. Au bout de deux jours de massage tous ces symptômes ont diminué et la marche est devenue plus facile. L'épanchement disparaît après un traitement de quelques jours.

Les maladies de la bourse séreuse du tendon d'Achille ont été assez mal étudiées jusqu'à ce jour. On sait qu'elle est prise très souvent dans la blennorrhagie, voilà tout : On ne s'occupe ni des affections d'une autre nature qui peuvent l'intéresser ni de leur propagation.

Pourtant, par sa situation anatomique cette bourse nous paraît présenter une importance pathologique plus sérieuse que celle que lui réservent les ouvrages classiques.

« A l'insertion du tendon d'Achille, à la partie postérieure du calcanéum, dit M. le prof. Richet, il existe entre lui et la partie supérieure de l'os; une petite bourse séreuse. La partie la plus étroite, la plus ramassée du tendon d'Achille, répond précisément au sommet de la courbe qu'il décrit, c'est-à-dire à 3 ou 4 cent. au-dessus du bord supérieur du calcaneum : c'est là qu'il se rompt, et c'est là aussi qu'il faut en faire la section à moins de contre-indications spéciales. Il est entouré en avant et sur les côtés par un tissu cellulo-graisseux très abondant ; en arrière, il est recouvert seulement par les téguments qui glissent aisément sous lui d'où la possibilité d'insinuer facilement le ténotome entre lui et la peau. Au-dessous de cette couche cellulo-graisseuse, qui n'a pas moins d'un centimètre d'épaisseur, on rencontre la face postérieure du tibia, la synoviale et l'interligne articulaire [1] ».

Si cette petite bourse indiquée en deux mots est insignifiante par son volume, elle a des connexions médiates qui nous intéressent au premier chef ; une atmosphère cellulo-graisseuse excellente conductrice de l'inflammation et capable de se prendre elle-même sous des influences générales ou locales multiples, enfin les articulations postérieures. Il existe donc une synovite spéciale de la bourse séreuse placée au-dessous du tendon d'Achille. synovite qui reste rarement localisée à son origine, qui est souvent méconnue et plus souvent encore traitée d'une manière peu rationnelle. Généralement, elle débute sans cause connue, d'une manière absolument imprévue ; les malades n'éprouvent pas des douleurs, mais une sensation de gêne et de fatigue ayant son maximum au niveau de l'insertion du tendon d'Achille. Le tissu cellulo-graisseux du voisinage devient rapidement le siège d'une infiltration qui s'accuse par de l'œdème plus au moins dur. Les bords du tendon, si marqués chez les personnes peu chargées d'embonpoint, s'émoussent et deviennent rapidement invisibles. Il n'y a qu'un moyen de remédier sûrement et rapidemeut à tout cela, c'est le massage.

1. Traité d'anatomie chirurgicale.

OBS. LXXXIV.

Synovite de la bourse placée au-dessous du tendon d'Achille. — Propaga-
tion au tissu cellulo-adipeux du voisinage. — Massage. — Guérison.

Mme B., 42 ans, souffre depuis quelques années de douleurs rhumatoïdes intenses surtout dans les membres supérieurs, dont elles entra-
vaient plus ou moins les mouvements.

Depuis 3 mois environ, douleur au niveau de l'insertion du tendon
d'Achille. Depuis six semaines le gonflement très limité à la partie inférieure de la jambe s'est étendu et il existe un véritable bourrelet au-
dessus du cou-de-pied ; pas de douleur spontanée, mais gêne notable
des mouvements par suite du volume de la jambe.

Massage très douloureux au début et très difficile à cause de l'abondance de l'infiltration. Au bout de 15 jours, amélioration notable,
disparition complète de l'œdème le 18e jour. Bandage roulé, destiné à
en prévenir le retour.

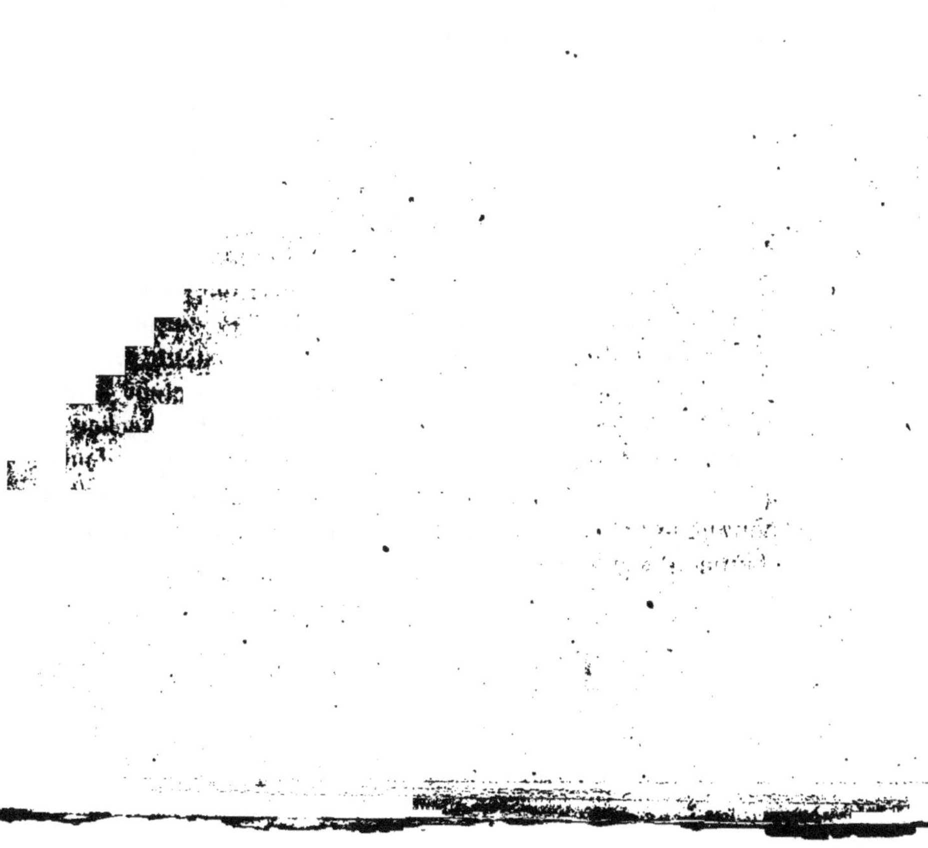

CHAPITRE VII.

MASSAGE DANS LES AFFECTIONS DU SYSTÈME NERVEUX

Nous avons vu qu'au commencement du siècle le massage avait été employé comme anesthésique ; il y a près de trente ans que Meding s'en est servi avec succès contre la crampe des écrivains. Ces observations que le hasard avait fournies auraient pu tenir lieu d'expériences et devenir le point de départ de recherches intéressantes ; de telle sorte qu'aujourd'hui nous saurions à quoi nous en tenir, et fixer en deux mots la valeur thérapeutique du procédé, au lieu d'être obligés de recueillir et de soumettre à une analyse laborieuse, les documents que peut nous fournir la littérature médicale ; il n'en a rien été. Les tentatives antérieures ont été si isolées, si oubliées que le massage n'est même pas compté parmi les adjuvants des médicaments ordinaires du système nerveux. « Le hasard voulut, dit M. Schreiber, que le docteur Blachz me montrât un jour dans son service à l'hôpital Necker un malade souffrant depuis 2 mois 1/2 d'une sciatique double qui avait résisté à tous les traitements, de telle sorte qu'il ne pouvait se tenir sur les jambes. Le pauvre diable couché constamment sur le ventre était tourmenté par les plus violentes

douleurs. « Que faites-vous à Vienne dans des cas aussi rebelles me demanda le chef de service. — Nous essayons le
massage et l'exercice musculaire. — Le malade est à votre
disposition si vous voulez bien vous occuper de lui ».

Je saisis avec joie l'occasion ; les externes me demandè-
rent même de leur apprendre la méthode.

Au bout de 14 jours, le pauvre diable, qui jusque-là ne
pouvait pas quitter le lit, fut en mesure de se lever, de descendre et de monter les escaliers ; il se promena bientôt plusieurs heures dans le jardin et reprit ses travaux de maçon [1].

Il n'est guère probable que cette démonstration directe perdue dans une relation de voyage suffise à vaincre l'indifférence
du public et à donner au massage la place à laquelle il pourrait prétendre.

Nous allons à notre tour essayer de passer en revue ce qui a
été fait en France et à l'étranger en ajoutant comme toujours
quelques observations de notre pratique. Nous prouverons de
la sorte à nos lecteurs que ni l'oubli, ni le dédain ne sont jus-
tifiés et que c'est ici encore un moyen précieux, toujours
inoffensif et dont les avantages sont parfaitement réels.

Nous passerons successivement en revue les affections
générales du système nerveux, puis celles des centres, enfin
celles des nerfs périphériques.

§ I. — MASSAGE DANS LES NÉVROSES.

1° *Hystérie*. — Le traitement de cette névrose ou plutôt
d'une partie de ses symptômes par le massage a été tenté
plus d'une fois fois ; seulement il est difficile de dire quels résultats ont été obtenus. Lorsqu'on parle des médications de
cette nature, il n'y a pas de milieu entre l'enthousiasme can-
dide et la défiance de parti pris qui ne voit dans les faits
publiés que de simples accidents ou des réclames charlata-
nesques. Il paraît cependant que les manipulations thérapeutiques ont eu assez d'avantages dans les manifestations doulou-

----

1. *Das medicinische Paris*, Wien 1883.

reuses de l'hystérie pour que des médecins ou des chirurgiens en aient tenu compte.

« Je fus consulté il y a bien des années, dit Brodie, par une jeune dame pour une maladie douloureuse du cou-de-pied, dont je ne pus, à cette époque, comprendre la nature, mais qui, je le reconnais aujourd'hui, n'était qu'une névralgie hystérique ; elle reçut les soins de plusieurs autres chirurgiens qui ne connurent pas mieux la maladie et ne lui procurèrent aucun soulagement. A la fin, vaincu par la douleur et ayant appris qu'un individu obtenait des cures merveilleuses par l'emploi des bains de vapeur et du massage, elle courut à Brighton pour y essayer ces remèdes ; la première séance lui procura un soulagement manifeste, la seconde la guérit complètement. Depuis elle m'a consulté pour une maladie nerveuse du bras et de l'avant-bras. »

Peu de temps après que Brodie avait publié ces lignes, le massage fut essayé en France par Récamier, non plus contre les hystéralgies, mais contre les contractures ; il est rarement question des deux choses sans qu'on parle vaguement de ces expériences. On croirait même, en étudiant superficiellement la question, que Récamier est une sorte de précurseur qui a entrevu dans un éclair de génie une méthode et le parti qu'on pouvait en tirer ; rien n'est moins exact. Récamier, qui s'appelait lui-même un guérisseur, a bien publié un mémoire sur le massage dont le titre indique qu'il avait en vue surtout des processus hystériformes opiniâtres contre desquels les traitements variés n'avaient pu rien. Il n'a songé ni à systématiser, ni à discuter, ni même à limiter son sujet ; personne ne fut moins que lui l'esclave d'un ordre préétabli. Le travail auquel nous venons de faire allusion, parle de l'hystérie, sans doute, mais il traite de bien autre chose : des contractures musculaires, de la compression abdominale dans certaines variétés de colique, des fissures à l'anus, guéries par la dilatation forcée. Il faudrait même en citer de longs passages, si l'on voulait faire l'historique de cette dernière opération à notre époque. Il serait injuste pourtant de laisser ce mémoire de côté en se bornant à mentionner, comme beaucoup l'ont fait, le nom de son auteur. Récamier avait parfaitement vu que contre les contractures hystériques le massage et les mouvements passifs sont d'excellents moyens. La première observation dans laquelle il en parle en dit plus long sur ce sujet qu'une longue dissertation. Sa malade était une jeune fille de 18 ans ayant présenté des accidents si caractéristiques qu'il était difficile de se méprendre sur la nature du mal dont elle souffrait.

« Fatiguée, dit Récamier, de l'opiniâtreté de la constipation et de la rétention d'urine, qui obligeaient à la sonder deux fois par jour, j'examinai l'état du rectum. Cet intestin ne contenait pas de matières endurcies, mais son sphincter était très serré ; je le dilatai ; la douleur que je causai cessa immédiatement et les garde-robes devinrent plus faciles. Ce premier résultat me conduisit à masser le col de la vessie contre le pubis, au moyen du doigt porté dans le rectum, et la rétention d'urine cessa comme la constipation. Ces deux succès me firent alors rapprocher la contracture des membres gauches de celle des sphincters et je résolus de vaincre avec mesure la résistance des muscles contractés depuis si longtemps d'une manière permanente en agissant comme dans les temps ordinaires. L'examen le plus attentif des membres affectés m'y fit reconnaître une sorte de d'hypertrophie musculaire athlétique relativement au volume de la personne. Je commençai par le bras et ce ne fut pas sans de grandes difficultés que je surmontai peu à peu, tantôt par des efforts continus tantôt par des efforts en cadence, la résistance qu'opposaient les muscles extenseurs de l'avant-bras à sa flexion, les muscles des doigts à leur extension, et ceux de l'épaule et du bras au mouvement de cette partie sur l'épaule. A force de patience, ce bras fut fléchi, la mains ouvertes et le bras éloigné du corps ; alors, saisissant la main, j'agitai le membre en imitant le mouvement du sonneur de cloches. Aussitôt cette jeune fille recouvra et conserva la liberté du bras gauche, non sans avoir éprouvé les douleurs les plus vives pendant les efforts qu'avait demandés l'opération, mais avec la circonstance qu'elles cessèrent instantanément aussitôt que la résistance musculaire eut été vaincue. »

Dans les conclusions de son mémoire Récamier déclarait 1° qu'on doit distinguer, pour le traitement, les spasmes ou contractures musculaires qui ne partent pas du système nerveux, mais constituent une lésion directe des fonctions contractiles des organes musculaires soumis ou non soumis à la volonté, c'est-à-dire sous la dépendance du système nerveux cérébro-spinal ou ganglionnaire.

2° Dans les contractures musculaires idiopathiques, dans les torticolis, dans les dyspnées, dans les coliques spasmodiques, dans les spasmes permanents des sphincters, l'extension, la compression, les ventouses et le massage surtout cadencé, semblent devoir suffire au traitement, comme à celui des crampes ordinaires. »

Ces résultats excitèrent l'enthousiasme de Cayol ; il ne se borna point à donner à l'article de Récamier l'hospitalité dans la feuille qu'il dirigeait ; mais prit encore soin d'attirer l'attention du public dans une note et de lui apprendre qu'il avait déjà réussi lui-même à tirer parti des moyens préconisés :

« Tout médecin, disait-il, versé dans l'observation et le traitement des maladies nerveuses, qui a connu par expérience la difficulté de découvrir les modificateurs appropriés aux diverses formes de ces anomalies de l'innervation, si variées, si bizarres, et quelquefois si compliquées, se sentira comme frappé d'un trait de lumière en considérant avec attention les faits rapportés dans cet article. Depuis que nous avons eu connaissance de ces faits, nous avons déjà fait quelques expériences sur le massage cadencé avec un succès remarquable notamment dans un cas de constriction de l'anus, et dans un cas de gastralgie opiniâtre [1]. »

Il faut avouer que si le principe avait du bon les muscles contracturés étaient singulièrement choisis: que pour faire accepter sans protestations le massage du col de la vessie par le rectum, l'autorité de Récamier n'était pas de trop. Accepter, c'est même beaucoup dire car le procédé ne fut vanté par personne et il fut proscrit par des médecins de la plus grande

---

1. Extension, massage et percussion cadencée dans le traitement des contractures musculaires, *Revue méd. française et étrangère*, janvier 1838, p. 71.

valeur : « Nous n'hésitons pas à blâmer énergiquement une pareille méthode, disait Landouzy, et parce que les moyens simples suffisent ordinairement contre cet accident, et par d'autres considérations faciles à deviner, tirées de ce mode de massage en lui-même et surtout des personnes auxquelles il doit le plus habituellement s'appliquer [1]. »

En fait le succès obtenu par une simple manœuvre physique dans les cas de contracture fit songer à d'autres procédés moins justifiables ; on eut recours contre l'accès aux ressources d'une thérapeutique archaïque ; on alla chercher dans Forestus et jusque dans Galien la confrication vulvaire ; ce fut le coup de mort du traitement de l'hystérie par le massage. Le ridicule s'en mêla et personne n'osa plus parler de pratiques rappelant, de plus ou moins loin, un procédé que prohibaient la décence et le sens commun.

Il y a quelques années seulement que la méthode a reconquis du terrain en Amérique, et il est peu probable qu'elle arrive à le perdre ; elle a pour vulgarisateur et pour défenseur un savant dont le nom fait autorité dans tout ce qui touche à la physiologie et à la pathologie du système nerveux, M. Weir Mitchell. Entendons-nous bien cependant sur un point : il n'y a de commun entre ses procédés et celui de Récamier que le nom. M. Mitchell ne s'adresse point aux mêmes organes ; il ne vise pas le même but ; la contracture musculaire, si elle existe, n'est ni une indication ni une contre indication ; c'est à la névrose elle-même qu'il s'attaque, persuadé que s'il peut la guérir toutes les calamités accessoires disparaîtront. Le premier travail dans lequel M. Mitchell a parlé de son traitement de l'hystérie porte ce titre caractéristique : *La graisse et le sang*, titre capable de nous renseigner *à priori* sur toute la doctrine de l'auteur. C'est en effet à l'économie entière, aux échanges organiques qu'il s'en prend. Il voit chez l'hystérique une personne dont tous les tissus souffrent, dont le système nerveux est incapable de remplir son rôle parce qu'il est épuisé et comme dérouté au milieu d'un organisme épuisé

1. De *l'hystérie*, 2º édition 1848, p. 314.

lui-même. Pour rétablir les choses dans l'état normal, il faut absolument soustraire les malades aux impressions extérieures capables d'agir défavorablement sur leur état et.par conséquent les isoler ; les alimenter de telle sorte qu'ils reprennent l'embonpoint perdu, puis favoriser la digestion et l'assimilation de cet excès de substance ingérées et c'est alors que le massage entre en jeu. On est en présence d'une personne valétudinaire, émaciée à laquelle le moindre mouvement cause d'indicibles douleurs. On veut la mettre dans un état de santé florissant et pour cela on suppose hardiment le problème résolu ; dès le premier jour on a soin de faire activer par un masseur ou une garde la circulation que le séjour au lit entrave singulièrement.

N'ayant point d'expérience personnelle sur ce point, nous ne saurions nous constituer dès maintenant le défenseur de la méthode. Les bases en sont rationnelles : on ne demande au massage d'autre action que celle que nous l'avons vu exercer partout. Mais les résultats obtenus sont assez sérieux pour qu'on en tienne compte et qu'on soumette au public les pièces du procès en lui laissant le soin de porter lui-même le jugement définitif.

« Depuis quelques années, dit M. Mitchell dans la préface du livre dont nous avons parlé, j'emploie avec succès, à l'hôpital comme dans ma pratique privée, une méthode destinée à renouveler la vitalité chez les sujets affaiblis ; cette méthode consiste dans la combinaison d'un repos absolu et d'une alimentation excessive rendue posssible par l'usage précoce du massage et de l'électricité.

» Les cas traités de cette manière on été observés chez des personnes appartenant à cette classe de malades si connue des médecins et qu'on appelle les femmes nerveuses ; la plupart d'entre elles sont affaiblies et anémiques ; elles ont passé le plus souvent par des mains nombreuses, ont été traitées tour à tour pour des troubles gastriques et utérins ; la plupart d'entre elles sont restées du commencement à la fin, de véritables fardeaux pour elles-mêmes et pour les autres. »

Dans des conditions aussi tranchées, aussi défavorables,

tous les facteurs ont leur importance et celle du massage n'est pas la moindre ; le lecteur nous permettra de laisser l'auteur lui-même décrire le procédé qu'il emploie et nous donner les résultats de ses premières recherches dans cette voie.

« Les deux auxiliaires qui me permettent de prescrire le repos en toute sécurité, ce sont, dit-il, le *massage* et *l'électricité*. Occupons-nous du premier ; j'y consacre d'autant plus volontiers un chapitre qu'il est encore mal compris en Amérique et que je possède sur ce sujet quelques faits encore inconnus de l'autre côté de l'Atlantique.

» J'ai vu pour la première fois il y a bien longtemps le massage employé dans cette ville par un empirique dans un cas de paralysie progressive. Les résultats temporaires obtenus furent si remarquables que j'appris ce que je pus au sujet du procédé et que je donnai des instructions aux gardes pour qu'elles puissent l'appliquer au besoin. Bientôt je l'employai dans quelques-uns des cas que je traitais par le repos, et je m'aperçus que j'avais entre les mains un agent peu connu et d'une très sérieuse utilité. Il me paraît utile d'indiquer quand et comment je l'emploie.

» Le travail du masseur ou de la masseuse commence quelque jours après le régime lacté constituant ordinairement le début du traitement. On choisit une heure convenable dans l'intervalle de deux repas : la malade est au lit, sa masseuse à ses pieds ; elle pince doucement mais énergiquement la peau, la roulant un peu entre ses doigts ; elle parcourt de la sorte le pied dans toute son étendue, puis les orteils sont courbés, dans toutes les directions ; les muscles sont ensuite pincés autant que possible ; les interosseux sont comprimés contre les os. A la fin, tous les tissus du pied sont saisis avec les deux mains, et roulés fermement ; les chevilles, l'interstice articulaire sont traités de la même manière en même temps qu'on imprime à la jointure des mouvements passifs dans toutes les directions. A la jambe on fait des pincements superficiels d'abord, puis plus profonds, de telle sorte qu'à la fin ils atteignent les muscles qu'on met dans le relâchement pour pouvoir les pincer plus aisément. Pour les muscles larges et épais, il faut se servir alternativement des deux mains, l'une serre tandis que l'autre lâche. Les muscles des jambes ou de la cuisse sont comprimés par la pointe des doigts qu'on fait rouler à leur surface. Puis le masseur saisit le membre des deux mains et le comprime légèrement de bas en haut de manière à favoriser autant que possible le reflux du sang veineux, puis il recommence le pétrissage.

» On applique le même procédé à tout le corps ; on prend un soin tout spécial des muscles des lombes et de la colonne vertébrale, mais on ne touche pas à la face. A l'abdomen on pince la peau d'abord, puis on va plus profondément, en procédant par pincement et par pétrissage des muscles. A la fin, le ventre tout entier est frappé avec la paume de la main d'une série de coups rapides se suivant à peu d'intervalle dans la direction du colon.

» Le bien produit par les manipulations dépend beaucoup de l'exercice et de l'habileté de la personne qui les pratique. Dans les premières séances, elles doivent être nécessairement très douces ; à mesure qu'on avance, elles deviennent plus énergiques. Il est étonnant comme elles sont facilement supportées lorsque le masseur est habile.

» Au début, les séances seront d'une demi-heure ; on les amènera par degrés à une durée d'une heure, suivie d'un repos absolu pendant le même temps. Quand on commence, il est bon de lubréfier la peau avec l'huile de cacao dont l'odeur est agréable ; la vasseline peut être également utile dans le même but : ces agents rendent les téguments plus souples et plus mous ; les régions massées seront recouvertes aussitôt les manœuvres finies. Chez l'homme, il est souvent nécessaire de raser les membres avant de masser, parce qu'on produirait par la traction des poils, des sensations douloureuses.

» Au début, le massage augmente, chez certaines femmes, les accidents nerveux et leur fait perdre le sommeil ; il est inutile de tenir compte de ces symptômes qui disparaissent le plus souvent au bout de quelques jours. Ces personnes éprouvent alors une sensation de bien-être manifeste à la suite du massage ; elles se plaignent quand on ne le fait pas. Les femmes dont la paroi abdominale est très sensible ou qui ont de la douleur préovarienne, seront traitées avec beaucoup de précaution. Au début on n'approchera que peu à peu de la région douloureuse ; on agira avec douceur sur elle, mais dans la suite on exercera le pétrissage avec énergie. La même remarque s'applique à la colonne vertébrale lorsqu'elle est douloureuse au toucher ; il est rare de rencontrer des personnes chez lesquelles il existe des espaces si sensibles qu'on ne puisse ni les frictionner ni les pétrir.

» Le massage quotidien est répété pendant 5 à 6 semaines ; quand tout va bien, on engage le masseur à donner aux membres des mouvements passifs de manière à préparer pour ainsi dire les malades à la marche. Cette gymnastique est faite d'après la méthode suédoise, par flexion et par extension ; on engage la malade à résister.

» A partir de la septième semaine on alterne pour les jours de massage ; généralement on cesse tout traitement quand les patients commencent à sortir.

» Durant le cours de l'année dernière (1877), plusieurs membres de l'Administration de l'infirmerie pour les maladies nerveuses, spécialement mon collègue, le docteur Wharton Sinclair, m'ont engagé d'étudier avec soin l'influence du massage par la température et j'ai obtenu dans cette voie des résultats vraiment intéressants. Quand on commence les frictions chez les hystériques, les jambes peuvent se refroidir sous l'influence de la stimulation ; si ce phénomène se prolonge, ce n'est pas d'un bon augure relativement au succès définitif. Mais ordinairement, au bout de quelques jours, il n'arrive plus rien de semblable. Par le pétrissage, les membres deviennent chauds comme c'est le cas dès le début. On connaît les températures extrêmement basses des enfants atteints de paralysie dite essentielle. J'ai souvent vu après un massage d'une heure la température remonter de 6 à 10°. Le contact prolongé d'une main chaude doit être pour quelque chose relativement à l'élévation thermique de membres d'un aussi petit volume. On ne peut espérer rien de tel chez les adultes : 1° parce que la longue exposition à l'air libre de grandes surfaces est largement suffisante pour faire disparaître la calorification que pourrait produire le contact de la main ; 2° parce que l'élévation change notablement et que certains autres facteurs plus variables et moins faciles à concevoir peuvent faire qu'on ait un abaissement au lieu d'une élévation.

» Chez les femmes ignorant tout à fait ce que peut produire le massage ; surtout chez celles qui sont affaiblies et anémiques, qui ont une température ou plus haute qu'à l'état normal ou très basse, on a parfois une légère ascension du thermomètre suivie bientôt d'une élévation constante avec quelques irrégularités ; à la fin, quand la santé s'améliore, si l'on a quelque chose, c'est un effet sédatif.

» Les élévations les plus notables se voient chez les personnes douées d'une susceptibilité extrême aux grands changements de température par suite de quelque affection organique. Les tableaux suivants mettront en évidence les faits qui viennent d'être indiqués :

» Mme... mise au repos et au régime ordinaire.

TEMPÉRATURE

Avant le massage.	Après le massage
37°7	37°7
37°7	38°4
37°4	37°6
37°6	37°7
37°4	37°7
37°7	37°7
37°6	37°7
37°6	37°7

» Mlle P., 24 ans, hystérique.

37°3	37°3
36°8	37°2
36°9	37°2
36°8	36°8
36°8	36°8
37°2	37°6
37°8	38°
38°	38°5
38°	38°1
38°1	37°7

» Mme L., affaiblie, anémique, 29 ans.

37°2	37°7
36°9	37°3
36°6	36°8
37°2	37°7
36°8	37°1
37°2	37°6
37°7	37°8
37°2	37°1

» Mme P., 31 ans, faible, anémiée, nerveuse, un peu d'albuminurie et de bronchite chronique, a facilement de la fièvre.

38°7	38°8
37°7	38°2
37°3	37°6
37°7	38°3
37°4	37°9
37°6	38°1
38°1	38°7
38°	37°6
38°1	38°
37°9	38°2
37°3	37°6

» La température fut toujours prise avant 4 heures de l'après-midi et à des intervalles de 3 jours. Elle variait ordinairement entre 37°2 et 37°6. Le soir de 9 à 10 heures, elle s'élevait parfois à 37°7 ; 38°3 ; 38°8.

» Comme on l'a déjà dit, certaines personnes ont une élévation thermique dans des conditions où d'autres n'en ont pas.

» Mlle M., 21 ans, hystérique. Bonnes conditions.

TEMPÉRATURE

Avant le massage.	Après le massage.
36°6	36°5
36°9	36°9
36°6	36°6
36°8	36°6
37°6	36°6

» Chez les personnes très excitables, la menstruation est quelquefois arrêtée par le massage ; de sorte que je fais ordinairement cesser le traitement pendant la durée des règles. Dans le cas actuel, il fut continué sans qu'il y eût autre chose qu'un abaissement de la température.

» Ces faits son extrêmement intéressants, mais il est bon d'ajouter que l'on aurait tort de préjuger, d'après les seules modifications thermiques, les résultats définitifs, résultats qui ne sont ni aussi fixes ni aussi remarquables que ceux de l'électricité. Si nous nous demandons pourquoi le massage agit bien dans les cas de repos absolu, la réponse (une réponse partielle au moins) n'est pas difficile. Les sécrétions de la peau sont stimulées, elle est rougie de temps en temps comme elle le serait par un exercice actif. Les muscles flasques acquièrent une fermeté qui dure quelques minutes d'abord, puis plus longtemps et finit par devenir permanente. La main du masseur stimule le muscle en le saisissant, et si le mouvement est vite fait il détermine une contraction sensible. Quand la malade est habituée au procédé, le masseur est souvent obligé de frapper les masses musculaires avec le point fermé ou avec le bord cubital de la main. Si le coup est adroitement porté, il détermine une contraction. Par ce procédé, on peut exercer le système musculaire sans le secours de la volonté ni l'intervention des centres nerveux. Les alternatives même de pincement et de relâchement accélèrent la circulation, excitent les vaisseaux et augmentent mécaniquement l'afflux du sang dans les tissus qu'ils nourrissent.

» Les résultats obtenus sont parfaitement visibles chez les personnes anémiques, affaiblies, déshabituées depuis longtemps de l'exercice. Au bout d'un certain temps les ongles deviennent plus roses ; on voit des veines où l'on n'en distinguait pas auparavant ; les gros vaisseaux sont plus remplis et la teinte tout entière des membres change d'une façon favorable.

» Les excoriations existantes ou produites par les manipulations cessent d'être douloureuses et un sentiment de bien-être général et de soulagement suit le traitement. »

Nous n'avons pas à nous occuper ici de l'électricité ; disons cependant qu'elle ne vient qu'en seconde ligne. Dans un tra-

vail publié en 1881, M. Weir-Mitchell est revenu sur l'importance du massage ; il a abrégé, en l'accentuant peut-être, ce
qu'il avait dit tout d'abord : « Il tient lieu d'exercice actif, et
fait presque tout ce que pourraient faire des mouvements
musculaires modérés relativement à la calorification des
membres. Je n'ai jamais vu un tonique de pareille valeur ; on
aurait vraiment tort de le laisser aider au triomphe des charlatans... Le massage est absolument essentiel, l'électricité est
seulement utile, nous pouvons même, dans bien des cas, nous
en passer. »

La méthode de Mitchell a trouvé en Angleterre un défenseur
convaincu. Dans un premier mémoire publié en 1877, le
docteur Playfair expose en détail la méthode de Weir-Mitchell, et rapporte quelques faits dans lesquels elle lui a donné
d'excellents résultats :

« Ils m'ont paru satisfaisants, excellents même, disait-il, et
pourtant les affections en présence desquelles je me trou-
vais étaient de véritables crève-cœur ; elles avaient résisté
à tous les moyens connus. Je suis certain de rendre à la profession un sérieux service, si je réussis à attirer sur la méthode plus d'attention qu'elle n'en a obtenu jusqu'à ce jour,
d'autant mieux qu'elle est basée sur de saines théories et une
rigoureuse observation. »

Voici comment l'auteur appréciait la part du massage :

« Combiné à la faradisation, c'est un élément important
du traitement ; il consiste en frictions systématiques (*sham-
pooing*), en exercice de tous les muscles des extrémités et du
tronc. On fait d'abord deux séances d'une demi-heure chaque
jour ; bientôt on prolonge les séances jusqu'à une heure 1/2
la nuit et le matin. La circulation cutanée est améliorée, les
muscles sont exercés sans dépense de force nerveuse. Pour
faire convenablement le massage, il faut une grande expérience. Dans un ou deux cas, la garde a pu le pratiquer avec
succès, mais il faut beaucoup d'intelligence de sa part, et elle
a tant à faire d'un autre côté qu'il me paraît préférable de
recourir à un masseur de profession. Les manipulations finissent par devenir agréables aux malades, la chose est d'autant

plus étonnante que les premières tentatives sont extrêmement pénibles. Bientôt toute sensibilité locale disparaît, il n'y a plus à la suite des manœuvres qu'une sensation de fatigue générale suivie d'un sommeil réparateur. Chez deux de mes malades, l'abdomen, surtout dans la région des ovaires, était si sensible qu'elles se plaignaient au moindre toucher ; on arriva vite à pouvoir pratiquer le pétrissage sans qu'elles ressentissent rien. »

Dans une autre note du mois de décembre de la même année, M. Playfair ajoutait deux observations aux quatre qu'il avait antérieurement publiées.

Il serait trop long de suivre l'auteur dans les différentes communications qu'il a faites sur le même sujet : ses principes sont du reste ceux de Mitchell ; il n'a essayé ni d'y rien changer ni de rien modifier. Comme nous les connaissons, nous nous bornerons, pour terminer cet article, à citer quelques faits rapportés par M. Playfair, afin de montrer la méthode en action. Les résultats ont été du reste assez satisfaisants pour qu'on en tienne compte, et qu'on ne se prive pas, par un dédain de parti pris, d'une ressource précieuse.

Obs. LXXXV (Playfair)

Hystérie. — Contractures nombreuses. — État général mauvais. — Méthode de Weir Mitchell. — Guérison.

Au commencement du mois d'octobre de l'année 1880, je fus demandé pour voir une dame âgée de 32 ans, au sujet de laquelle on m'apprit ce qui suit : cette personne, mariée à 22 ans, avait souffert depuis la naissance de son dernier enfant de divers troubles utérins appelés, par son médecin traitant, ulcération, périmétrite, endométrite Peu de temps après la mort de son mari, arrivée en 1876, ces troubles aboutirent à la formation d'un abcès pelvien qui s'ouvrit dans la vessie d'abord, puis dans le vagin. Depuis ce moment, la paralysie de la vessie fut accompagnée de pyurie, l'urine ne put jamais être évacuée spontanément. Bientôt la malade commença à perdre complètement sa force dans la jambe gauche, puis elle devint complètement paralysée au point de ne pouvoir remuer les orteils. Elle restait ordinairement assise, les jambes légèrement élevées ; les muscles avaient notablement dépéri vers la fin de l'année 1877 à la suite de quelques douleurs dans le cou, de contractions fibrillaires des muscles, la paralysie s'étendit au bras gauche et au cou, de sorte qu'elle dut rester désormais immobile au lit; la seule partie du corps qu'elle pouvait remuer était le bras droit.

Jusque-là il y a toujours eu un écoulement purulent par le vagin et la vessie ; il cessa peu à peu et l'on ne vit plus d'autres symptômes que l'on pût mettre sur le compte des désordres utérins. L'état général resta le même malgré le traitement le plus judicieux. Cette malade fut vue à différents intervalles par quelques-uns de nos consultants les plus éminents qui furent tous d'accord sur le caractère hystérique de l'affection, mais aucune médication n'aboutit. Anorexie, la quantité d'aliments consommée chaque jour est extrêmement faible ; c'est une des conséquences de l'état des choses, et d'un séjour de quatre ans au lit. L'usage prolongé du chloral contre l'insomnie avaient conduit cette personne à un état général tout à fait mauvais.

Au mois d'octobre 1880, son médecin traitant la conduisit à Londres pour qu'elle fût soumise à la méthode de Weir-Mitchell.

Deux jours après son arrivée, le docteur Buzzard la vit avec moi, et après un examen prolongé à l'aide de l'électricité, nous arrivâmes à cette conclusion que la contractilité existait dans tous les muscles affectés et que la paralysie était purement fonctionnelle. Je ne pus constater la présence d'un exsudat dans le bassin ; l'utérus était parfaitement mobile et sain en apparence. Après un repos de quelques jours, le traitement fut commencé le 16 octobre. La malade fut isolée avec une garde de mon propre choix. Sur ce point seulement je trouvai quelque difficulté de sa part ; elle ressentit très douloureusement la séparation de la personne qui l'avait veillée durant sa longue maladie. On ne permit à ses amis aucune espèce de communication avec elle.

16 octobre. 660 gr. de lait en 24 heures (par petites doses).

17. 1,500 gr.

18. Même quantité. Massage d'une demi-heure.

19. Lait comme précédemment.

Pain et beurre. — Un œuf. — Massage d'une heure 1/2. — Deux fois par jour 2 gr. de fer dialysé.

21. Même régime plus une côtelette de mouton. Massage pendant une heure 30 min. A pour la première fois depuis quatre jours uriné spontanément ; depuis lors, la sonde est devenue inutile. Plus de chloral, peut dormir sans cela pendant toute la nuit.

23. On ajoute au régime précédent du potage et de la crème. Massage trois heures par jour. Électricité pendant une heure 1/2. On la continue jusqu'à la fin du traitement. Maltine deux fois par jour.

30 octobre. Trois fois par jour poisson, viande, légumes, crème, fruits deux quarts de lait et deux verres de Bourgogne ; la puissance musculaire est revenue dans les membres qu'elle peut mouvoir aisément dans son lit.

6 novembre. A pu rester assise dans une chaise pendant une heure ; on diminue la durée des séances de massage et d'électricité. Alimentation moindre.

17 novembre. A pu descendre l'escalier et faire une courte promenade. Son état s'est modifié à tel point qu'il serait difficile de la reconnaître pour ceux qui ne l'ont vue que quelques semaines auparavant.

26 novembre. Part à Brighton en pleine convalescence.

OBS. LXXXVI (Playfair)

Hystérie ancienne. — Méthode de Weir-Mitchell. — Guérison.

Le dernier exemple que je vous soumettrai, disait M. Playfair à la fin de sa communication à la réunion de Worcester, est un des plus remarquables que j'aie vu du protéisme de ces affections nerveuses. Le cas est bien connu de la plupart des membres de la profession, parce qu'il y a peu d'éminents cliniciens de notre pays qui n'aient pas vu la malade durant les 16 ans qu'a duré son affection.

Il y a deux mois environ, je fus présenté à cette malade dans des circonstances assez singulières. Je me promenais à Brighton sur l'esplanade, avec un médecin de mes amis, lorsque mon attention fut attirée, comme celle de beaucoup de personnes, par un singulier tableau ; le principal personnage était une dame étendue sur une litière ; elle était affaiblie au dernier point, la tête était rejetée en arrière, les mains et les bras étaient contournés et déformés ; ses yeux fixes regardaient en l'air ; il y avait, dans l'aspect général, quelque chose qui me frappa et et me fit penser à un cas typique d'hystérie. « Je suis sûr, dis-je en riant à mon ami, que je guérirais cette personne si elle était entre mes mains. » Tout ce que je puis apprendre, c'est que la malade venait chaque automne à Brighton, et que depuis dix à douze ans on la portait de la même manière. Le 14 janvier, je suis demandé en consultation pour mon ami le docteur Bertrand, et je reconnus dans la malade la dame de Brighton. Il serait difficile de relater tous les symptômes présentés par cette personne depuis 1864, époque où elle fut attaquée pour la première fois d'une paralysie du bras gauche. Je vois, dans les notes qu'on m'a fournies, une paraplégie complète, avec hémiplégie gauche, amaurose hystérique complète, dont elle ne guérit qu'en 1868. Pendant tout ce temps, elle est restée au lit et n'a pu uriner spontanément depuis seize ans. Entre autres symptômes, j'ai trouvé des douleurs dans le dos, la tête, les yeux, douleurs réclamant l'emploi du chloral à hautes doses. Depuis longtemps, elle a eu des attaques convulsives de deux types distincts, mais qui ont tous les deux le caractère de l'hystéro-épilepsie.

Je notai en outre, lors de ma première visite : la malade est sur son lit, le bras gauche paralysé et en état de contracture rigide, appliqué contre le corps. Elle se plaint énergiquement de violentes douleurs dans le dos, qui se reproduisaient à quelques heures d'intervalle. Si j'essayais de prendre la main droite, elle me suppliait de n'y pas toucher, en me disant que je produisais une convulsion. Elle aurait été épileptique dans son enfance. Aujourd'hui encore, elle a souvent (une ou deux fois dans une heure) des attaques brusques avec perte de connaissance, attaques qui se répètent indifféremment pendant le jour et pendant la nuit. Elle conserve à la suite des mouvements convulsifs de la face et de tout le corps. Ces accidents qui se sont développés durant une de mes visites ont l'aspect d'une attaque d'épilepsie. Le bras gauche et les deux jambes sont paralysés et anesthésiés.

Elle se nourrit à peine, est terriblement émaciée. C'est une personne intelligente qui a reçu une excellente éducation, mais dans ces derniers temps, sa mémoire et sa puissance intellectuelle ont singulièrement souffert. On résolut de faire une nouvelle tentative pour la guérir ; elle fut transportée à l'hôpital particulier (Home hospital), de Fitzroy Square. Elle était si mal, se plaignait si fortement la première nuit de son admission, qu'on me dit le lendemain que personne dans la maison n'avait pu dormir, et on me déclara qu'il serait impossible de la garder. Entre 3 h. P M et 11 h. 30 P M, elle a eu neuf paroxysmes convulsifs violents de caractère épileptiforme, durant en moyenne trois minutes. A 11 h. 10, elle perdit absolument conscience, et resta jusqu'à 2 h. 30 du matin très mal ; elle se croyait mourante. Le lendemain, elle fut plus tranquille, et depuis ce jour, les progrès furent constants et uniformes. Le quatrième jour, elle put uriner spontanément, et depuis lors on ne se servit plus de la sonde. En six semaines, elle a pu sortir et se promener. Deux mois plus tard, elle fit un voyage au Cap, se sentant parfaitement bien. La garde qui l'avait veillée jusque-là eut une maladie grave ; elle la veilla à son tour. Depuis lors, elle est d'une santé robuste, fait plusieurs milles par jour, et n'a plus la moindre trace, de son affection.

2° *Chorée*. — L'application du massage au traitement de la chorée est antérieure aux publications de l'École d'Amsterdam. Dès 1853, M. Laisné avait institué contre cette affection un traitement systématique purement physique dont la gymnastique musculaire constituait la partie principale, le massage l'accessoire. M. Blache, dans le service duquel les tentatives avaient été entreprises, fut si satisfait du résultat qu'il adressait, le 10 avril 1851, à l'Académie de médecine, un mémoire destiné à faire connaître la méthode et à montrer le parti qu'on pouvait en tirer. Trois ans plus tard, M. Parrot publiait sept observations de guérison de chorées rebelles, vieilles de plusieurs années, par la gymnastique et le massage [1]. D'autres cas ont été publiés sur le même sujet [2].

« Il est clair, disait M. Blache, que les massages et les frictions sont de nature à activer singulièrement l'action du système capillaire de la peau et des tissus sous-parents, et partant, les phénomènes intimes de la nutrition. »

Voici quelle était la technique suivie dans l'application de la méthode de Laisné :

1° On pratique le massage général des membres inférieurs, puis celui du dos en insistant sur les gouttières vertébrales, et l'on passe à celui des membres supérieurs et des parois du thorax.

2° On soumet le malade aux exercices passifs qui conviennent surtout à la période de la maladie ou la volonté est impuissante à coordonner les mouvements ; le masseur les fait exécuter lui-même.

3° On exige des enfants les exercices aux mouvements actifs, volontaires, cadencés ou rythmés par le chant, la baguette l'exempte d'un instructeur ou moniteur.

Nous n'avons pas à discuter ici la méthode dans son ensemble ; nous nous limiterons, comme nous l'avons toujours fait, aux manœuvres précises qui constituent le massage tel que nous l'entendons. Son emploi, en théorie, était certainement rationnel, les succès l'ont prouvé ; malheureusement il s'agit d'une névrose si complexe, qu'il est bien difficile de savoir au juste quel élément domine à un moment donné.

M. Bouchut n'a qu'une confiance limitée au massage, il l'a vu employé dans son service, sous ses yeux, et les résultats ont été loin d'être brillants. On peut même dire d'une façon générale que si la gymnastique est restée, que si elle constitue encore aujourd'hui le traitement le plus populaire de la danse de Saint-Guy, il n'est plus guère question de son adjuvant.

(1) *Gaz. des hôpitaux*, 7 janvier 1858. — (2) *Gaz. hebdomadaire*, 25 novembre 1864.

Les lignes empruntées au mémoire de M. Barthe vous ont
montré l'arrière-pensée physiologique de ses défenseurs :
comme dans le rhumatisme chronique, l'hystérie, la chlorose,
le massage s'adressaient surtout à la nutrition. On supposait,
et cela avec beaucoup de raison, que des accidents nerveux,
convulsifs et rebelles n'allaient pas sans un certain épuisement
organique, sans un peu d'anémie, et l'on s'est efforcé, en
conséquence, d'améliorer la nutrition et l'hématoporièse.

On est même allé, comme en Angleterre, beaucoup plus
loin dans cette voie, qu'on n'y était allé jusqu'ici, on a laissé
tout à fait au second plan l'élément nerveux. Dans ces conditions, l'amélioration de la nutrition générale est devenue la
première des indications. M. J. Goodhart s'est proposé de la
remplir par une application nouvelle de la méthode de Weir-
Mitchell. Il espère, en rendant l'embonpoint aux petits malades,
en améliorant leur nutrition ou plutôt en la rendant excellente, triompher de l'effarement des nerfs, de l'affaiblissement des muscles et avoir raison d'un même coup, des
hyperkinésies et des spasmes. Des expériences ont été faites à
Guy et à Evelina Hospital. L'auteur croit avec la méthode à de
réels avantages ; d'après lui, elle produirait :

1° Une augmentation décidée de poids ; 2° une disparition
rapide des symptômes les plus violents ; il est arrivé qu'en
deux ou trois jours un enfant, dont les mouvements étaient
jusque-là hors de tout contrôle, a pu s'asseoir dans son lit
tranquille ; 3° les extrémités ne sont plus froides, le pouls
tombe et devient plus régulier ; 4° le massage est un sopori-
fique puissant[1].

M. Goodhart a surtout traité des chorées pendant la période
d'acuité ; il croit cependant que, même dans les cas chroniques, sa méthode peut avoir de sérieux avantages.

Comme nous n'avons sur ce point aucune expérience personnelle, nous nous bornons à signaler les choses à nos lecteurs sans oser déconseiller le massage dans de pareilles conditions ; il est probable que d'ici peu d'années l'expérience des

(1) The treatment of acute chorea by massage and the administration of nouris-
hment. *The Lancet*, 1882, II. 5 août.

médecins d'enfants nous fixera sur la valeur de la méthode.

3° *Migraine.* — Il est difficile, même après les recherches de Romberg et de Dubois-Reymond, d'assigner aujourd'hui à la migraine un siège précis et une signification pathologique invariable. Quoi qu'il en soit, on incrimine de préférence le sympathique cervical ; l'électricité appliquée directement sur le trajet du nerf a donné souvent des guérisons ; il est impossible de laisser complètement de côté le trijumeau. Certaines hémicranies suivent si franchement le trajet de l'une ou l'autre de ses branches qu'il me paraît impossible de l'exclure. Sans entrer ici dans une discussion pathogénique approfondie, nous ferons remarquer que les névroses douloureuses des diverses parties du front ou du cuir chevelu, névroses à intermittences, à paroxysmes, ont des causes nombreuses, parfois générales, comme l'intoxication palustre ou éloignées comme les troubles digestifs ou génitaux chez la femme. Elles ont parfois aussi des causes locales sur lesquelles il faut être renseigné, car tant qu'elles existent, le massage comme les autres médications ne produiront qu'un soulagement momentané, un arrêt de l'accès, mais elles ne sauraient prévenir en aucune manière le retour de manifestations identiques ; c'est pour cela que les premières tentatives n'ont pas toujours produit ce qu'on en attendait.

« Dans ces derniers temps, dit Weiss, on a vu des magnétiseurs faire des manœuvres particulières, ce que les Français appellent le massage par pulpations, méthode qui n'est pas assez connue. Si les résultats qu'on a rapportés sur ce sujet sont exacts, c'est une ressource précieuse dans une affection contre laquelle la thérapeutique était à peu près impuissante jusqu'ici. La manœuvre n'est pas d'une exécution absolument facile ; elle réclame une certaine dextérité et une grande habitude de la part du doigt qui l'exécute ; cette manœuvre est comparable à l'exercice du joueur de piano qui joue très vite et pianissimo, avec cette différence que le pianiste n'emploie que l'extrémité du doigt, tandis que le masseur se sert de la pulpe.

» Supposons qu'on ait affaire à une migraine partant d'une des tempes et s'étendant sur le front, on procédera de la manière suivante : Après que la malade a pris la position la plus favorable possible, le médecin pose la pulpe de la dernière phalange un peu élargie d'un doigt sur le front, puis il commence à exécuter avec cette phalange ou une autre sur la tempe droite une sorte de tapottement que Laisné compare à un roulement de tambour ; pendant ce temps, il a toujours soin de procéder d'avant en arrière, de manière à arriver jusqu'à l'oreille, là on cesse de frapper, mais on fait glisser les doigts en serpentant jusqu'en arrière à la partie inférieure du cou et même jusqu'à l'épaule, on relève la main et on recommence du côté gauche. On fait la même chose en alternant d'un côté et d'un autre. Les manipulations doivent être ensuite conduites de telle sorte qu'on commence une pression légère avec l'extrémité du doigt et qu'on la finit avec toute la surface de la main. Cette partie de l'opération dure une ou deux minutes, puis, au bout de ce temps, on recommence les manœuvres déjà décrites et on les continue pendant trois à quatre minutes ; enfin arrive le dernier acte du massage qui consiste en ce que les deux mains agissent en même temps, l'une glisse vers la droite, l'autre vers la gauche jusqu'à l'épaule, frictionnant derrière une oreille et derrière l'autre [1]. » Ces procédés sont singulièrement compliqués ; de plus les auteurs ont eu exclusivement en vue la douleur locale ; l'ancien massage employé contre l'hémicrânie était purement anesthésique.

En Amérique, Millis [2] et Stoddard [3] procédèrent à peu près de la même manière. Les élèves de Mezger ont simplifié les méthodes et essayé de tirer parti des données physiologiques les plus récentes. « Je traite un cas de migraine, dit Faye, chez une petite fille affectée depuis plusieurs années de cette névrose. » L'auteur n'avait pas encore une grande expérience de la chose au moment où il avait cette enfant en traitement ; il espérait cependant une heureuse issue : « Le massage, disait-il, paraît produire un soulagement particulièrement ra-

1. *Loc. cit.*, p. 343. — 2. Philad. med. and surg. Reporter XXXIX oct. 1 8, p. 323. — 3. Boston med. and surg. Journal XCIV 6, p. 150, feb. 1876.

pide. » Depuis lors, ses idées sur ce point sont devenues plus précises ; il ne croit pas qu'il faille s'adresser au grand sympathique situé trop profondément pour que la main du masseur ait sérieusement prise sur lui ; il préfère masser le trijumeau sur lequel on trouve des points douloureux de même que sur le grand auriculaire. Dans deux cas d'hémicranie traités par l'auteur, il y avait des points douloureux sur les rameaux naso-ciliaire et frontal.

Ces faits sont intéressants à coup sûr, mais il y en a d'autres dans lesquels le masseur peut intervenir plus vite et plus sûrement ; de ceux-là je puis parler en connaissance de cause, car j'ai eu l'occasion d'en traiter souvent dans ma pratique et d'obtenir des résultats réellement surprenants. Nous avons vu dans le cours des myosites des accidents éloignés, des névralgies dont on ne soupçonnait pas le point de départ, des toux rebelles à paroxysmes. Tout cela disparaissait quand on avait eu raison de l'inflammation primitive et très limitée. La même chose arrive dans le cas actuel : quand vous vous trouverez en présence d'une hémicranie dite rhumatismale, d'une névralgie sus-orbitaire ou faciale dont l'origine vous échappe, ne bornez point votre examen à la région douloureuse. J'ai vu souvent et je me propose de publier quelques observations sur ce sujet, des indurations sur les bords au niveau des attaches supérieures des muscles trapèze, splénius, plus rarement sterno-mastoïdiens ; c'était, dira-t-on, une coïncidence. Nullement, la pression sur ces foyers, extrêmement douloureuse par elle-même, suffisait pour déterminer un accès tout à fait semblable à ceux qu'avaient déjà éprouvés les malades ; on faisait disparaître par le massage ce foyer suspect ; les paroxysmes, de plus en plus rares, cessaient à leur tour. Il est impossible d'admettre l'indépendance de manifestations aussi étroitement solidaires ; par malheur, le lien n'est pas visible. La névrose de la tête consécutive aux inflammations limitées des muscles de la nuque et du cou résulte-t-elle de propagations par les filets du grand sympathique ou du trijumeau comprimés ? Est-ce une névrose réflexe ou vaso-motrice ? Nous ne saurions le dire. Peu importe, son point de départ nous est connu, c'est pour nous la meilleure indication thérapeutique ; nous ne voulons pas dire que la vieille méthode n'ait pas du bon, mais dans beaucoup de cas, elle est certainement inutile ; le massage simple, tel que nous l'avons appliqué dans les affections du système musculaire aura raison de tout plus vite et mieux qu'elle.

§ II. — MASSAGE DANS LES AFFECTIONS DU SYSTÈME NERVEUX CENTRAL

M. Gerst a retiré de notables avantages de l'emploi du massage dans deux traumatismes graves de la tête ; dans l'un, il s'agissait d'une commotion cérébrale avec contusion des parties molles du crâne, hémorragie extra et probablement intra-cranienne ; l'autre blessé avait une fissure du crâne, avec une contusion de la moitié gauche de la poitrine et un hémo-thorax de ce côté.

« Comme je m'y attendais, dit l'auteur, l'effleurage a exercé ici son action salutaire en prévenant les accidents d'hypérémie locale, en favorisant la résorption de l'exsudat... » Nous avons vu, grâce à cette influence, les symptômes de compression du cerveau produits par l'hématome intra-cranien, de même que le foyer d'hémorragie extra-cranien. s'améliorer très rapidement ; il y avait un peu de parésie de l'iris du côté gauche, de la paralysie de la vessie et du rectum. Tout cela disparut très vite et il n'y eut aucun symptôme de réaction inflammatoire du côté du cerveau... Il est certain que l'effleurage a été utile dans les deux cas ; à chaque massage le malade éprouvait un soulagement marqué dans la tête. Ses douleurs diminuaient et les phénomènes paralytiques finirent par disparaître.

On a songé, il y a longtemps, à tirer partie du massage dans les paralysies d'origine cérébrale. Le major Ling faisait porter ses manipulations sur la tête. Branting et Georgii espéraient par ce moyen maintenir intacte la nutrition des muscles et prévenir de la sorte les atrophies et les contractures consécutives. Dans sa thèse d'agrégation en 1860, Barnier se ralliait à ces idées et conseillait l'emploi du massage dans les mêmes conditions. « Un muscle est un organe doué d'une propriété spéciale et propre à sa fibre, l'irritabilité, disait-il ; cette propriété dérive de la structure même du muscle et a besoin, pour s'exercer, de l'influence des nerfs et du sang. La bonne nutrition, l'énérasie du muscle lui est donc nécessaire, et toutes les fois que les aliments nutritifs et respiratoires feront défaut à celui-ci dans une certaine proportion, elle diminuera et s'éteindra rapidement. »

Ces données nous paraissent justes, malheureusement il y a loin de l'idée à la pratique, les cas dans lesquels le massage a été employé ne militent guère en sa faveur ; nous nous bornons à en citer quelques-uns afin d'édifier nos lecteurs sur ce point.

Obs. LXXXVII (Johnsen)

Parésie d'origine centrale. — Massage. — État stationnaire.

Il y a un an, attaque d'apoplexie. Parésie des membres supérieur et inférieur du côté droit. Extension des doigts tout à fait défectueuse. Électricité, 28 séances de massage. Pas d'amélioration.

Obs. LXXXVIII (Johnsen)

Parésie des membres consécutive à une plégie gauche. — Massage. — État stationnaire.

Il y a deux ans, attaque d'apoplexie. Il est resté une parésie des extenseurs du bras gauche, paresthésie. Ce membre est plus froid que l'autre. La parésie est plus prononcée au membre inférieur, un peu d'incoordination motrice qui rend la marche très difficile. Électricité. Bains de différente sorte. Pas d'amélioration après 8 séances de massage.

Obs. LXXXIX *(personnelle)*

Atrophie et parésie des muscles du membre inférieur gauche consécutives à une affection cérébrale. — Massage. Légère amélioration.

Mlle M., 22 ans. Porte dans la partie supérieure de la moitié droite de la région frontale une cicatrice déprimée. Cette cicatrice résulterait d'une plaie que la malade se serait faite à l'âge de 5 ans ; elle était même accompagnée de fêlure osseuse. Les jours qui suivirent l'accident, il y eut des phénomènes d'encéphalite à la suite desquels il resta une parésie du membre inférieur gauche. Pendant plus de six mois, il fut impossible à la petite malade de se servir de sa jambe; on était obligé de la porter. Peu à peu la mobilité revint en partie, l'enfant put marcher avec un appareil. Courants faradiques pendant un an ; ce traitement a été répété à plusieurs reprises depuis ce temps. Bains salés, séjour à Aix, douches locales, badigeonnages iodés, tout cela sans résultat. Des frictions faites par un médecin de campagne paraissent avoir produit un peu d'amélioration.

Le 8 novembre 1881, elle était dans l'état suivant: état psychique tout à fait satisfaisant. Développement du pied très défectueux ; concavité de la voûte plantaire exagérée. Jambe plus courte que l'autre (pied bot varus équin). De temps en temps, crampes dans le membre malade. Boite beaucoup, monte très difficilement les escaliers. L'atrophie est surtout marquée dans les muscles du mollet ; ceux-ci forment une masse rudimentaire et informe sans aucune espèce d'élasticité. Le courant électrique appliqué sur la jambe est très douloureux et ne provoque pas la moindre contraction musculaire ; au contraire, sur la cuisse, son application est suivie de contractions assez faibles. Abaissement thermique des parties atrophiées.

Massage très énergique sur les parties atrophiées, surtout sur le mollet, la malade est très courageuse et les supporte bien. Je l'engage à marcher le plus possible.

Après 3 mois de traitement, la marche est un peu plus facile ; il y a une légère amélioration dans l'état des muscles du mollet.

L'action du massage paraît un peu plus efficace contre certaines anesthésies d'origine médullaire. Dans ces derniers temps, M. Schreiber l'a employé dans un cas d'anesthésie développée dans le cours d'une ataxie locomotrice. Voici son observation :

Obs. XC (Schreiber (1)

Ataxie locomotrice, anesthésie des deux régions fessières. —
Massage. — Disparition de l'anesthésie.

J'ai à parler d'un tabétique chez lequel, au moment où je le vis, existaient tous les symptômes de la terrible maladie : ataxie, douleurs lancinantes, crises gastriques. En outre, les deux fesses étaient anesthésiques. La maladie avait commencé, au mois de septembre 1879, par une paralysie de la sixième paire ; les oculistes les plus fameux de Vienne avaient été consultés et avaient émis les opinions les plus dif-

(1) Massage als Mittel gegen die bei Tabes auftretende Anesthesie. *Wiener med· Presse,* 6 mars 1881, p. 293. .

férentes, à tel point que ce malade était considéré à ce moment comme très curieux...

L'anesthésie existait sur toute l'étendue de la région fessière et était très pénible pour le malade ; le sens de la température et du contact étaient tous les deux perdus. Le malade ne savait pas s'il s'asseyait sur un banc de pierre ou sur un siège de bois chauffé par le soleil ; il ne savait pas non plus s'il touchait un corps dur ou moelleux.

L'auteur savait par expérience que certaines anesthésies de la cuisse, développées dans le cours de la sciatique, cèdent à l'emploi du massage. Bien qu'il faille considérer généralement les tabes comme un *noli me tangere* relativement aux interventions manuelles, je résolus d'employer chez mon malade le massage de la manière la plus soigneuse et la plus douce ; tapottements, pétrissage, frictions à poing fermé dans le sens longitudinal et circulaire. Ces manipulations furent exécutées avec une certaine force et ne causèrent pas la moindre douleur au malade. Après douze jours de traitement, l'anesthésie, qui durait depuis cinq mois, disparut complètement. Le malade, qui est très intelligent, a pris jour par jour des notes sur son état pendant toute la durée du traitement. Voici ce qu'il a écrit:

11 novembre 1880. Premier massage de la région anesthésiée.

15. J'éprouve une tension désagrable dans les parties massées qui rend les mouvements difficiles de même que la marche surtout sur une surface qui monte.

18. La tension a disparu et la force des muscles augmente légèrement.

19. Un peu de sensibilité, je sens où je m'assieds, tandis qu'auparavant il me semblait qu'il y avait entre moi et le siège un corps étranger.

20. La sensibilité augmente toujours, je puis aujourd'hui distinguer si le corps sur lequel je m'assieds est dur ou mou ; auparavant, il ne me semblait pas tout d'abord être assis.

22. La sensibilité des parties massées, qui avait disparu au mois de juin de cette année, est revenue ; je sens maintenant le contact, tandis qu'auparavant je sentais à peine les pincements.

23. La dernière trace de douleur est disparue, j'ai été massé en tout douze fois.

M. Mortimer-Granville est allé beaucoup plus loin ; dès 1862, cet auteur fut conduit à la conviction que beaucoup de sensations douloureuses pouvaient être supprimées par des méthodes physiques appropriées. Ses premières observations, faites dans les paroxysmes des douleurs de la parturition, furent communiquées à la Société obstétricale de Londres, par M. Grailey Hewitt, le 4 mai 1864. Dans un autre travail sur la réfrigération comme calmant dans les douleurs de l'accouchement, dont un extrait fut publié dans la *Lancet*, le 9 juillet 1864, l'auteur émettait l'opinion que les sensations douloureuses des femmes ne sont pas nécessairement synchrones aux contractions utérines ; à défaut d'un nom mieux approprié, il les appelait douleurs du travail.

Partant de là, il concluait que leur origine n'était ni le corps de l'utérus, ni les orifices en voie de dilatation ; que la douleur avait en réalité le caractère névralgique ; et que les nerfs pouvaient être impressionnés de telle sorte que si l'on faisait disparaître leur irritation, ces douleurs cesseraient. L'auteur percuta la peau avec le marteau de Bennett, dans la névralgie de la cinquième paire. Les résultats furent remarquables ; il pensait alors enrayer simplement par le choc le phénomène morbide ; depuis il en est venu à croire qu'il arrêtait de véritables vibrations pathologiques. Alors il a systématisé son procédé et fait construire un instrument frappant un nombre déterminé de coups par minute. La sensation produite par ces coups sur un nerf sain ressemble à celle d'un courant faradique très faible ; si on la prolonge, la zone des vibrations s'étend, il y a des formications, une sensation de pesanteur, quelques contractions des muscles superficiels. Une céphalalgie nerveuse peut être enrayée par la percussion du bord externe de l'orbite. Par interposition d'une feuille de métal, les vibrations peuvent être étendues dans une région très large de la surface du corps ; et au bout d'un certain temps, les muscles eux-mêmes seront impressionnés. Il a même réussi à produire un mouvement involontaire, analogue à celui qu'on appelle en pathologie nerveuse le réflexe rotulien en frappant avec le percuteur sur les bords de la rotule ou du tendon. En posant une feuille de papier sur l'abdomen et en mettant le percuteur en mouvement lentement, suivant de larges cercles péri-ombilicaux, les intestins ont été excités, il y a eu des mouvements vermiculaires. Ces résultats, sans être constants, sont assez fréquents pour qu'on doive en tenir sérieusement compte. « Je pense, dit M. Mortimer-

Grandville, qu'ils viennent à l'appui de ma théorie, d'après laquelle on soulage une névralgie en établissant un désaccord entre les vibrations de l'état douloureux. » Il compare ensuite la douleur aiguë aux notes musicales et la croit produite comme celles-ci par des vibrations rapides, tandis qu'une douleur sourde, gravative est comparable aux notes graves. Par conséquent, il faudra des vibrations peu nombreuses dans les douleurs aiguës.

Le but visé est toujours le même, changer artificiellement le système des vibrations.

Toute la méthode repose donc sur les hypothèses suivantes : 1° L'action normale ou pathologique du système nerveux résulte de vibrations ; 2° il est possible de contrôler ou de modifier ces vibrations par des vibrations mécaniques externes.

Il résulterait de la propre expérience de l'auteur que :

1° Dans un très grand nombre de cas, dont plusieurs dataient de fort longtemps, il a presque toujours réussi, avec son percuteur, à produire les phénomènes voulus sur le système cérébro-spinal, les ganglions du grand sympathique et les tissus correspondants ;

2° Il n'a jamais manqué de développer l'activité du tube digestif, même dans les constipations obstinées, et dans beaucoup de cas il a réussi à rétablir des selles périodiques sans médicaments ;

3° Il peut aujourd'hui obtenir une propagation des vibrations artificielles du centre d'origine des nerfs à leur tronc et même à leurs branches. Dans les paralysies limitées et même les scléroses circonscrites, fait de la plus grande importance ;

4° Il peut toujours faire entrer en activité des centres torpides et préparer ainsi la restitution fonctionnelle, puisque c'est aujourd'hui un axiome physiologique que la nutrition dépend de l'exercice et que chaque territoire organique se nourrit proportionnellement au travail qu'il accomplit. C'est une excellente chose de pouvoir intervenir directement dans les affections des centres nerveux, de manière à augmenter leur activité.

5° L'auteur a pu, par le même moyen, avoir raison de l'action désordonnée, des éléments nerveux placés au-dessous des centres malades, et les replacer en quelque sorte sous l'autorité de ceux-ci (1).

L'avenir décidera sur la valeur intrinsèque de toutes ces méthodes ; ce serait déjà beaucoup si avec elles on pouvait avoir raison des crises douloureuses des névralgies périphériques si rebelles et si pénibles des tabescents.

J'ai peu d'expérience relativement à l'action du massage dans les atrophies musculaires d'origine spinale ; je la crois souvent incertaine et peu énergique, d'autres en ont eu cependant de bons effets, Mosengeil, par exemple, dans un cas de paralysie spinale des enfants. Au bout de quatre à cinq mois, l'excitabilité musculaire revint ; le malade put marcher pendant quatre à cinq heures, et même on constata un allongement du membre intéressé.

Je crois que dans la paralysie infantile le massage peut être utile, mais il faut y avoir recours au début, avant que le mal ait eu le temps d'arriver jusqu'à la moelle par le fait d'une névrite ascendante, malheureusement la période initiale dépasse rarement quelques semaines. Toutes les fois que j'ai été appelé à employer le massage dans ces circonstances, j'ai été assez heureux d'avoir raison du mal. La plupart du temps. on fait venir le médecin trop tard ; le temps a été passé en médications inefficaces.

Une affection bizarre dont la nature et le siège sont encore mal connus va nous permettre d'établir la transition entre les centres nerveux et les nerfs périphériques. « On voit, dit M. Jaccoud, ce qu'il faut penser de la désignation de *crampe des écrivains* souvent imposée à cet état morbide ; bien loin de constituer un terme univoque, il présente toutes les formes connues des désordres de mobilité qu'il semble résumer en lui. C'est une akinésie, c'est un trouble de la stabilité (tremblement), c'est une ataxie (anomalie des irradiations spinales), c'est une hyperkinésie (crampes ou spasmes, quelle que soit sa forme), la névrose a pour effet de gêner d'abord, puis

____

(1) *Brit. med. journal*, 11 mars 1882.

d'empêcher l'acte de l'écriture (Dysgraphie, agraphie) (1) ».

Il y a longtemps que Meding a appliqué pour la première fois empiriquement le massage dans ces conditions. Gottlieb, qui regardait la crampe des écrivains comme une cellulite chronique diffuse, a guéri également son malade avec le massage dans le cas suivant :

Obs. XCI (Gottlieb (2)

Crampe des écrivains. — Massage. — Guérison.

Mme K. 52 ans, vue pour la première fois le 17 août 1874, avait toujours été bien portante jusqu'en 1863. A ce moment, elle se met à laver son linge et s'expose au froid ; en même temps, elle écrit parfois pendant neuf heures de la journée. Deux ans plus tard, elle cesse tout à coup de pouvoir écrire ; la plume lui tombe de la main, elle fait en vain de nouvelles tentatives pour reprendre son travail, elles restent sans résultat.

Depuis lors, l'index droit lui a constamment refusé tout service pour écrire ou accomplir des travaux analogues ; le médius a été pris à son tour ; comme le pouce remplit toujours son rôle, elle écrit avec lui et les deux derniers doigts de la main. Pas de douleurs, mais des fourmillements sur le dos de la main et dans les doigts intéressés.

Par suite de tentatives pour se servir de la main gauche, celle-ci s'est prise à son tour mais à un moindre degré, un peu de gonflement œdémateux des deux extrémités supérieures. Le tissu cellulaire est infiltré dans les deux premiers espaces métacarpiens et tous les interstices musculaires. Sensibilité à la pression. Cet état est marqué surtout du côté droit. De ce côté la sensibilité est très diminuée dans le deuxième et le troisième doigt. Plus de sensations douloureuses; on peut pincer et piquer la malade sans qu'elle accuse rien. L'index et le médius ne peuvent servir ni à tenir le porte-plume, ni un objet un peu plus gros. Massage.

1er octobre 1874. L'infiltration a complètement disparu. La malade peut se servir du bras et de la main, elle peut écrire même pendant douze heures avec les doigts intéressés. La sensibilité est revenue. En tout, trente-sept séances. La guérison s'est maintenue.

M. Rossander a établi une médication plus systématique ; pour lui, le point de départ de tout est une sorte d'asynergie musculaire, d'affaiblissement parétique de certains muscles

---

(1) *Traité de pathologie interne*, t. I, 6° édition, page 108. — (2) Meddelelser om massage. *Ugeskr. for Laeger.* 3 Raekke XVIII, n° 30, p. 470.

mis en jeu dans l'acte d'écrire ; en conséquence, il a recours aux excitants, au massage, aux injections de strychnine.

« Pour établir un traitement rationnel de la crampe des écrivains, dit-il, il faudrait d'abord être exactement renseigné sur la nature de la maladie et tout le monde sait que nous sommes encore loin d'avoir sur ce sujet des connaissances précises. On ne manque ni de termes, ni de subdivisions, mais malheureusement un mot ne correspond pas toujours à une idée précise, serait-il même élégant et savant comme l'expression névrose de la puissance coordinatrice (*coordinatorische Beschäftigungsneurose*).

» Ce mot n'en dit certainement pas assez même quand on sait qu'il existe une forme paralytique, spasmodique et tremblante. Il faudrait être renseigné encore sur d'autres points et savoir si l'origine de la maladie est périphérique ou centrale et dans le premier cas, on doit supposer que la source est une parésie musculaire ou bien une irritabilité exagérée de certains groupes et de certains nerfs, ou même la combinaison de plusieurs facteurs et de plusieurs formes. Il n'est pas invraisemblable qu'il en soit ainsi, les symptômes sont suffisamment variables pour permettre de le croire.

» Il me paraît pourtant que, dans nos idées sur la nature du mal, nous devons tenir compte de l'ancienneté du cas, des altérations secondaires qui peuvent s'être développées et remonter à l'origine par une observation attentive des traces laissées, plutôt que par des observations précoces. Il est possible que ces accidents secondaires prennent plus tard la première place. On trouvera peut-être que, comme les grands fleuves qui ont pour origine des sources insignifiantes, le cortège symptomatique ultime qui nous conduit jusqu'à la substance grise médullaire a pour origine un petit muscle de la main d'une utilité secondaire. Il est très vraisemblable qu'on ne trouve pas le même dans tous les cas parce que tous les muscles de la main prennent plus ou moins de part à l'acte compliqué qui constitue l'écriture. Les uns servent directement en tenant la plume et la mettant en mouvement ; les autres n'ont pas la même activité et cependant il est facile de comprendre que l'on doit attacher à tous la même importance au point de vue des lésions.

» En outre, si tous les muscles de la main et de l'avant-bras sont obligés à un travail d'ensemble d'une nature spéciale, ce qui est le cas non seulement dans l'écriture, mais dans les travaux manuels un peu fins , on comprend parfaitement qu'il puisse se faire des combinaisons défectueuses. Il peut arriver que la puissance des muscles pour serrer ou pour agir puisse diminuer ou cesser, tandis que ces mêmes muscles pris isolément ou agissant ensemble dans d'autres conditions s'acquittent d'une façon satisfaisante de leurs fonctions.

» Quelque chose d'analogue se rencontre dans l'appareil musculaire de l'œil. Dans certains cas, les deux yeux peuvent être mis en mouvement simultanément et dans toutes les directions sans qu'on puisse découvrir la moindre anomalie, mais les mouvements d'accommodation, de fixation des objets rapprochés exigeant l'emploi simultané des deux droits internes, peuvent produire des douleurs névralgiques en forme de crampes par suite de l'effort exagéré des muscles qu'exige une pareille combinaison. Ce dernier peut même faire défaut ; si la chose arrive sans lutte antérieure, il n'y a pas de douleurs. A vrai dire, dans l'asthénopie musculaire, un des droits internes, parfois tous les deux, manquent de force, mais la chose n'arrive que dans les fortes convergences.

» Il me paraît que les choses sont tout à fait les mêmes dans la crampe des écrivains, qu'il y a une diminution de force des muscles ou des groupes musculaires et par conséquent impossibilité de mener à bien l'acte de l'écriture; c'est là probablement le point de départ de tout et on n'a pas besoin pour traiter la cause d'appeler à son secours les organes les plus éloignés.

» Il est tout naturel que, quand la maladie avance, il puisse se développer autre chose. Par suite des efforts prolongés que l'on fait pour accomplir une fonction à laquelle certains muscles ne sont plus appropriés, on produit par voie réflexe ou par aberration de la volonté des contractions douloureuses de ces muscles ou de leurs voisins; on ne manque point d'analogie sur ce point. Si notre supposition est vraie, il s'ensuit qu'on ne doit pas avoir exclusivement en vue les muscles contracturés et douloureux ; que l'on peut considérer les crampes comme secondaires, les paralysies comme primitives. Le terme crampe des écrivains est tout à fait impropre et même faux au point de vue pratique; dans le traitement, on ne doit point avoir en vue la crampe, par conséquent, ne pas recourir aux narcotiques mais aux stimulants. Si l'on pouvait dans tous les cas découvrir quels muscles sont en cause, il serait facile de combattre la maladie au commencement surtout ; c'est absolument impossible lorsqu'elle est ancienne et même très difficile quand elle est récente. On ne peut pas mesurer la force d'un lombrical isolé comme celle du droit interne ou externe de l'œil. Si l'on observait la maladie assez tôt et qu'on s'appliquât suffisamment à cet examen, il serait possible de trouver dans quel mouvement se rattachant à l'acte d'écrire on peut observer une impuissance, un arrêt ou une crampe. »

Voici le cas dans lequel la méthode basée sur sa théorie le conduisit heureusement à la guérison.

OBS. XCII (Rossander) (1)

Crampe des écrivains. — Massage. — Injections sous-cutanées de strychnine. — Guérison.

Le 28 avril 1873, un homme de 32 ans consulte le professeur Rossander pour une crampe des écrivains. C'était un homme grand et fort ayant toujours joui d'une excellente santé ; il aurait ressenti trois ans auparavant les premières atteintes de la maladie. Il était obligé par métier de beaucoup écrire, et à l'époque donnée, il commença d'éprouver quelque difficulté ; au début, il avait un peu de faiblesse dans la main, suivie quelque temps après d'une complète impuissance. Il pouvait parfaitement tenir sa plume, la placer sur le papier, et la faire mouvoir de bas en haut ; mais lorsqu'il voulait joindre une lettre à une autre, et déplacer la main dans le sens du bord cubital, la main refusait ce mouvement et se déplaçait vers le haut, de sorte que les mouvements combinés nécessaires pour l'écriture étaient remplacés par une sorte d'agitation,

(1). Ett Fall af Skrifvarekramp, botad med massage och stryknininjektioner. *Hygiea Juli*, 1873, p. 397.

rejetant la main en l'air. Depuis deux ans, il a cessé de pouvoir écrire, absolument comme lorsque je l'ai vu, je n'ai pu provoquer aucune espèce de douleur. La main et le bras avaient leur force normale ; il pouvait se servir de la main comme à l'ordinaire ; tous les mouvements paraissaient même normaux. Il pouvait prendre la plume, la placer sur le papier sans difficulté, mais dans les tentatives pour former les lettres, surtout lorsqu'il y en avait plusieurs à la suite, la crampe survenait. Impossible de tracer un cercle. Auparavant, il avait essayé de tenir complètement l'avant-bras en l'air, et de faire tous les mouvements avec l'articulation de l'épaule, mais bientôt, cela lui était devenu complètement impossible ; le malade était obligé de gagner sa vie par son travail, et ce travail lui-même n'était pas ordinaire.

Le traitement consista en massage deux fois le jour, les muscles des éminences thénar et hypoténar, les interosseux, les lombricaux furent frictionnés les uns après les autres. En même temps, on percuta avec un cylindre de bois les muscles du pouce, du petit doigt, ceux de l'avant-bras. Les muscles de l'éminence thénar se contractaient au commencement du traitement, lorsqu'on les frappait, pas très fort toutefois, mais il n'y avait aucune contraction du muscle abducteur du petit doigt ; plus tard, les contractions devinrent plus marquées. Ces muscles répondaient mieux, comme le dit le malade lui-même. En outre, on fit chaque jour une injection de dix à douze gouttes d'une solution de strychnine au 100°. On fait tous les trois jours une interruption. Le malade s'est plaint du mal de tête à plusieurs reprises : les injections sont faites du côté cubital de l'avant-bras, le plus souvent en avant. Le malade commence au bout de huit jours à éprouver une amélioration marquée. Celle-ci continue, on permet au malade de s'exercer à écrire pendant plusieurs heures après la fin du traitement. Après un traitement de 4 semaines, il paraissait rétabli.

Enfin au commencement de l'année dernière une autre méthode a été recommandée au public médical français par le docteur Romain Vigouroux. Le docteur T. Schott prétend qu'elle lui appartient (1), quoi qu'il en soit, voici en quoi elle consiste :

« Dans ces derniers temps, dit M. Schott, j'ai eu recours à

(1) L'occasion de cet article, dit-il, a été un travail publié dans le *Progrès médical*, 1882 n° 3 dans lequel M. Romain Vigouroux parle de deux cas de mogigraphie empruntés à la pratique de M. Charcot dans lesquels M. Wolff, maître d'écriture de Francfort-sur-le-Mein obtint une guérison complète au bout d'un temps très court. Il semble résulter de ce mémoire que la méthode appartient à M. Wolff, je crois nécessaire de déclarer ici, que c'est celle de mon frère le docteur August Schott et la mienne, et que nous l'avons communiquée à M. Wolff en 1878 ou 79. » *Deutsche medizinal Zeitung*, 2 mars 1882, p. 97.

un procédé que je considère comme très avantageux et que je me propose de décrire assez brièvement. Il consiste dans la combinaison de l'emploi de la gymnastique et du massage.

» La gymnastique est exécutée de deux manières : elle consiste : 1° en mouvements passifs que le malade exécute; 2° en mouvements actifs qu'une autre personne arrête.

» Les premiers durent ordinairement de vingt à trente minutes parfois jusqu'à trois quarts d'heure, nous commençons par les exercices des doigts ; chacun d'eux est fortement étendu et fléchi, mis dans l'abduction et dans l'adduction.

» On doit faire partout attention aux mouvements du pouce ; puis on fait quatre espèces de mouvements de l'articulation du poignet ; puis souvent la flexion et l'extension de l'avant-bras sur le bras, enfin les mouvements des deux bras, déplacement en avant, latéralement, élévation jusque sur la tête. Chaque exercice doit être répété de 6 à 12 fois avec un certain effort de la part du malade ; ce que l'on reconnaît à une légère rougeur de la face ; une petite pause suit chaque mouvement.

» Dans la gymnastique, des exercices sont faits de la même manière ; sous cette réserve qu'une personne s'oppose à l'exécution du mouvement commencé comme si elle voulait obliger le malade à faire ce mouvement inverse, on peut, à cause de cela, appeler si l'on veut la méthode, gymnastique d'arrêt. Si par exemple le malade veut fléchir l'avant-bras sur le bras, la personne chargée de l'arrêt met une main sur l'épaule, l'autre sur la face antérieure de l'avant-bras et elle exerce une pression, comme si elle voulait étendre le bras, et cela jusqu'à ce que la main du malade touche l'épaule. Cette contre-pression oblige le malade à exécuter les mouvements avec beaucoup plus de force, mais à faire attention que, depuis le commencement jusqu'à la fin de l'exercice, les arrêts soient exécutés avec la même force ; il faut également que les mouvements soient mesurés, toujours égaux. Le nombre et la durée des exercices seront les même que dans la gymnastique passive ; on les répète une ou deux fois par jour, d'après la force ou la durée de la névrose.

» Pour ce qui est du massage, celui-ci se divise en deux parties : 1° massage des nerfs ; 2° massage des muscles.

» Pour le bien exécuter, on commence par faire avec la main convenablement enduite d'huile, des frictions sur le trajet de quelques rameaux nerveux comme le médian, le cubital et le radial, en remontant jusqu'au plexus axillaire et cervical ; les frictions sont de plus en plus fortes ; on essaye de pénétrer de plus en plus profondément dans les tissus, et on revient peu à peu lorsque la pression a atteint son maximum aux frictions superficielles. Le procédé dure huit à dix minutes.

» Immédiatement après, vient le massage des muscles. Il faut, pour le faire, prendre les précautions suivantes :

» On presse avec une seule main (avec la pointe des quatre derniers doigts recourbés sans participation du pouce) les muscles à masser dans le sens longitudinal et transversal en les comprimant sur les os sous-jacents sans toutefois presser trop fort, la durée de la manœuvre est la même qu'auparavant.

» Dans les deux espèces de massage il faut éviter soigneusement les contusions qui ne servent à rien ou peuvent être nuisibles, comme j'ai pu m'en convaincre dans quelques cas. Il faut de plus que les frictions soient centripètes jamais centrifuges. Une seule séance de massage par jour a toujours été suffisante.

» L'amélioration apparaît au bout de quinze jours, trois semaines, il ne faut pas cesser immédiatement la médication parce qu'on aurait très vite des récidives. Presque toujours six à huit semaines sont nécessaires pour arriver à la guérison absolue. Au commencement du traitement, le malade doit interrompre complètement son travail habituel ; il recommencera après quelque temps de légers exercices d'écriture, de piano, etc. Il devra éviter pendant très longtemps les efforts.

» Pour prévenir les récidives, j'ai recours encore pendant longtemps à la gymnastique passive (une ou deux séances par jour) et aux douches locales employées avec succès par Esmarch.

» De cette manière j'ai réussi à guérir si bien les malades que j'ai eus en traitement dans le cours de 1881, qu'ils n'ont pas eu jusqu'ici de récidives. »

§ III. — MASSAGE DANS LES AFFECTIONS DU SYSTÈME NERVEUX PÉRIPHÉRIQUE.

Si, comme nous l'avons vu, le massage ne donne rien ou donne peu de chose dans les paralysies d'origine centrale, les paralysies périphériques spontanées dont le froid est la cause la plus fréquente sont presque toujours améliorées ou guéries par ce moyen. « Nous en connaissons un cas, disent Berghman et Helleday : une paralysie de tous les muscles de l'avant-bras et de la main était survenue pendant le sommeil, elle durait depuis trois semaines quand nous vîmes le malade pour la première fois. Pendant cinq jours on avait traité la malade par l'électricité sans résultat, la contractilité semblait tout à fait perdue. La paralysie était même accompagnée d'anesthésie. Au bout d'une semaine de traitement par le massage, les doigts avaient déjà quelques mouvements ; trois semaines plus tard, il ne restait plus qu'un peu de difficulté dans le fonctionnement des muscles et une diminution de la sensibilité. »

Dans des cas analogues, M. Chassagne a proposé, dès 1863, une sorte de massage qu'il appelait massage par percussion. Il ramenait très vite la température de 33° à 34°,5 (1). « Le massage proprement dit fait avec force et en même temps avec délicatesse et précaution pendant une heure, dit M. Chapoy, n'est pas à négliger. Il favorise l'action de l'électricité qui sans lui est parfois nulle (2) »

La paralysie périphérique de la septième paire étant absolument de même nature nous paraît comporter un traitement identique ; il est vrai qu'on a essayé plus souvent les courants continus ou interrompus que tout autre chose de sorte que notre expérience sur le sujet est nécessairement limitée. Dans l'observation qui va suivre, le massage fut la seule indication employée et conduisit très vite à la guérison.

(1) *Gazette des hôpitaux*. — (2) De la paralysie du nerf radial. Thèse de Paris, 1876.

Obs. XCIII (Gottlieb)

Paralysie faciale. — Massage. — Guérison.

Mlle N., 22 ans, vue par l'auteur pour la première fois le 28 octobre 1873. Jamais d'affections cérébrales ni de syphilis. Il y a trois mois et demi survinrent, sans cause connue, de la tuméfaction et de la déviation de la moitié gauche de la face. L'état s'est depuis amélioré très peu. Pas de traitement ; aujourd'hui toute la moitié gauche de la face est tuméfiée, déviée, c'est-à-dire que la commissure labiale gauche, l'aile du nez et l'arcade sourcilière sont un peu abaissés ; pas de ptosis. La joue paraît au toucher épaissie et de consistance pâteuse. Un peu de sensibilité autour de l'orbite et des narines. Pas de douleur spontanée, légère sensation de tension dans la joue. Pendant les mouvements de la face, caractère typique de la paralysie faciale. Le front ne se ride que sur le côté droit, impossible de siffler ; l'œil ne peut être qu'à demi fermé. Pas d'épiphora ni de strabisme ; la langue peut être tirée sans difficulté. Contractilité électrique perdue. Massage.

19 décembre 1873. — Après 20 séances, la motilité des muscles de la face est redevenue normale.

Nous arrivons à la classe si nombreuse des névralgies, le mot très clair par lui-même est mauvais parce qu'il ne correspond qu'au symptôme fondamental et constant, la douleur. Il est certain que les névralgies ne représentent presque jamais une entité morbide ; les plus nombreuses sont probablement consécutives à d'autres affections propres ou éloignées, nous en avons déjà vu dans ces conditions à la face, au membre inférieur. Nous avons insisté sur l'importance des exsudats inflammatoires des muscles et nous verrons dans ce chapitre encore des sciatiques ou des affections douloureuses d'autres nerfs produites exactement par le même mécanisme.

Il n'est pas rare, selon Mezger, que certaines névralgies du bras aient pour cause une induration du muscle sterno-mastoïdien. Dans la plupart des cas, les douleurs partent du nerf circonflexe postérieur de l'humérus et ont pour cause une synovite de l'articulation sapulo-humérale, que l'on peut reconnaître à la diminution de la mobilité articulaire et à la sensibilité sur un point donné de la capsule.

Mais quand il n'y a point de phlegmasie appréciable dans

le voisinage? Il ne faut pas nécessairement éliminer la compression. Certaines variétés regardées naguère comme essentielles sont de véritables névrites accompagnées d'exsudat intra-fibrillaire. Dans tous ces cas, il est inutile de chercher une pharmaco-dynamique spéciale pour expliquer les avantages du massage. Il agit comme partout ; en favorisant la résorption des produits inflammatoires, en diminuant les compressions, en accélérant la *restitutio ad integrum*. Par malheur les choses sont parfois compliquées ; il y a des névralgies réflexes, des névralgies d'origine centrale, d'autres sont consécutives à un état général. Dans tous ces cas, il [est difficile de supposer des compressions par des exsudats inflammatoires et dans tous ces cas le massage soulage ou guérit. On disait naguère, quand une belle phrase pouvait suppléer à l'observation et aux expériences, que la *névralgie est le cri d'appel des nerfs qui demandent un sang neuf*. Le massage local favorise l'hématopoïèse, mais il ne la favorise pas assez pour produire par ce mécanisme un soulagement aussi rapide que celui qui le suit.

Nous avons encore affaire à un autre facteur important :

« Dans ces derniers temps, on a reconnu l'avantage que la distension des nerfs peut présenter dans un certain nombre de leurs maladies ; bien que la démonstration de la chose ne soit pas encore faite, il est tout à fait probable que les troubles des nerfs en question sont produits par des altérations moléculaires à l'intérieur même de leurs éléments.

» Ces expériences nous donnent le droit de supposer que le massage comme la distension nerveuse produit un changement du mode d'agrégation, un dérangement de la disposition moléculaire correspondant à l'état morbide.

» Ne trouvons-nous pas des analogies dans le monde inorganique? Tout le monde sait que le choc, la pression, la commotion du bois et du fer produisent des changements moléculaires importants. Le fer malléable le plus dur présente des stries cristallines et devient cassant quand il a été longtemps martelé. On doit aussi tenir compte de l'opinion de Berghman qui croit que par le massage le nerf qui est momentanément anesthésié perd sa sensibilité et la reprend plus tard, nous devons aussi tenir compte de l'hypérémie produite par le massage et de son action (1). »

Et maintenant terminons par des faits.

OBS. XCIV (Berghman)

Névralgie faciale datant de cinq ans. — Massage. — Guérison.

Frédérik Froberg, 34 ans, de la paroisse de Lestringe en Sudermanie, éprouve sans cause connue des douleurs violentes dans la moitié gauche de la face ; elles disparaissaient et revenaient à des intervalles plus ou moins longs, les rémissions devinrent de plus en plus courtes, la douleur de plus en plus vive. Les deux premières années, il était tranquille une ou deux heures par jour, mais depuis lors son état s'est aggravé de telle sorte que, depuis six mois, il souffre presque constamment. Il n'est jamais tranquille plus de cinq minutes par jour et encore ne l'est-il pas complètement ; il ne peut dormir la nuit. Si, vaincu par le sommeil, il ferme les yeux, la douleur le réveille vite. Le moindre mouvement de la face pour parler ou pour manger, le simple attouchement des téguments suffisent pour éveiller un paroxysme ; de sorte que son visage présente un caractère de mobilité tout particulier. La douleur commence par une sensation de déchirure au voisinage de la commissure labiale et s'étend en haut vers la joue, en bas vers l'angle de la mâchoire inférieure. Les régions temporales, sus-orbitaires, parotidiennes sont épargnées. La douleur est si vive sur les dents de la mâchoire supérieure, qu'il a fait extraire les incisives, les canines et toutes les molaires de ce côté. Jamais de spasmes des muscles de la face. Ce malade a été traité pendant quelque temps à l'hôpital de Nykoping, par des injections de morphine. Quelques semaines plus tard, on a employé l'électricité, enfin depuis un mois il a été traité à l'hôpital Séraphin, par l'électricité et des injections de morphine, tout cela sans résultat.

Berghman le voit pour la première fois le 9 octobre 1873. On ne trouve rien que l'expression particulière de la face notée plus haut et un peu de tuméfaction de la peau au voisinage de la comissure labiale gauche.

Le simple attouchement des téguments suffit pour provoquer un paroxysme douloureux. Il n'y a pas à proprement parler de points maximum. La douleur siège dans toute la joue et sur la mâchoire, ces régions sont encore le siège d'une sensation de raideur prononcée. Aucun symptôme ne permet de songer à une origine centrale.

(1) Schreiber. Die Behandlung schwerer Formen von Neuralgie und Muskel-rheumatismus mittelst Massage. *Wiener med. Presse* 1881, 4 décembre, p. 1541.

Au bout de 6 jours, le malade déclare que la douleur disparait presque complètement après chaque séance ; malheureusement elle revient. Le dernier jour, il a eu une heure trois quarts de tranquillité, les nuits sont toujours agitées. Au bout de trois jours, il est tranquille pendant deux heures et peut dormir la nuit. Trois jours encore et les accès deviennent de plus en plus rares ; depuis quatre jours il n'a eu rien absolument, de telle sorte qu'il peut dormir sans difficulté toute la nuit. Il ne reste plus qu'un peu de raideur et d'insensibilité de la joue, ce qui ne paraîtra nullement extraordinaire, si l'on songe que depuis quatorze jours ce malade a été massé sur la joue avec un percuteur.

Obs. XCV (personnelle)

Névralgie des rameaux nasal et frontal de l'opthalmique de Willis.
Massage. — Guérison.

Mme M., 36 ans, vient me consulter au mois de janvier 1882, pour une violente douleur dont elle est affectée depuis le mois d'octobre dernier.

Cette douleur siège dans la région frontale et tout le nez, de la racine à l'extrémité antérieure. Elle est assez violente pour priver la malade de repos ; la sécrétion de la pituitaire est notablement augmentée. Un paroxysme se développe toutes les fois que la malade essaye de se moucher. Électricité employée pendant trois semaines sans résultat. Les frictions avec diverses préparations n'ont pas mieux réussi. Massage, guérison au bout de dix-huit séances, pas de récidive.

Le cas de Wagner est presque analogue au nôtre, il a vu une névralgie sus-orbitaire tellement améliorée après huit séances que la malade crut pouvoir cesser le traitement. Depuis elle avait toujours des douleurs, mais pas assez vives pour qu'il lui semblât nécessaire de recommencer le traitement.

Obs. XCVI (Wretlind)

Névralgie cervico-occipitale. — Myosite limitée du bord supérieur
du trapèze. — Massage. — Guérison.

M. W., 30 ans, ayant reçu au mois d'octrobre 1876 un coup sur la jambe droite eut une périostite limitée du bord antérieur du tibia, elle fut guérie au bout de quatorze jours. A ce moment, il commence à ressentir des douleurs lancinantes dans la moitié droite de la face et du cou, douleurs qui s'étendaient en haut jusque dans la région occipitale,

17

en bas jusque dans le voisinage de la colonne vertébrale. Ces douleurs apparaissent et disparaissent très vite. Le malade craignait qu'elles ne fussent en relation avec l'affection de la jambe. A l'examen des nerfs et des muscles de la région, on trouve sur le bord supérieur du trapèze un noyau d'induration accompagné d'une petite surface sensible derrière l'apophyse mastoïde. Massage, amélioration dès la cinquième séance. Il n'y a plus rien au bout de dix séances (1).

Obs. XCVII (Westerlund)

Névralgie cervico-brachiale. — Massage. — Guérison.

Mme A., 34 ans, d'une constitution robuste, non hystérique, ressent au mois de janvier 1874 une sorte d'engourdissement dans le bras qui, peu à peu, fait place à une véritable douleur occupant l'épaule et le bras droit. Frictions avec divers liniments, électricité sans résultat. Au commencement de juillet, la névralgie devient encore plus violente ; à la suite de quelques mouvements violents, elle devient de plus en plus forte ; chaque nuit, elle avait une telle intensité que la malade ne pouvait plus dormir. L'exacerbation devint de jour en jour plus marquée. Massage. Les douleurs, concentrées autour de l'articulation de l'épaule, s'étendaient jusqu'au coude, suivant le trajet du nerf musculo-cutané. La région sus-scapulaire et la nuque étaient elles-mêmes intéressées. Ces parties devenaient très sensibles aux pressions profondes, de même que dans toutes les tentatives de mouvement. Pas de foyer d'induration, de gonflement ou de rougeur. Les mouvements pour élever le bras ou le porter en arrière sont particulièrement pénibles. Pétrissage et tapotement, amélioration après huit séances, récidive au bout de six semaines, douze nouvelles séances de massage. Guérison, pas de récidive au bout de quinze mois.

Obs. XCVIII (*personnelle*)

Névralgie cervico-brachiale. — Massage. — Guérison

Mme N., 30 ans, se plaint depuis le mois de mars 1877 d'une sensation de fourmillement dans le bras droit. Cette sensation plutôt désagréable que douloureuse ne l'inquiète pas. Plus tard, elle s'exagéra au point de devénir extrêmement pénible. La douleur avait son siège dans la région de l'aisselle, et s'irradiait dans tout l'avant-bras, sur le trajet du cubital. Les courants faradiques, les bains russes, les frictions avec différentes

(1) Wretlind raconte, dans une note ajoutée à cette observation, qu'il a guéri de la même manière une sœur de ce malade, affectée d'une névralgie double du triju-meau, *Eira*, 8 décembre 1877, p. 728.

pommades n'amenèrent aucun résultat. De plus, la douleur s'irradiait dans toute la région sus-capulaire et la nuque. Tout disparut pendant un certain temps, et elle se croyait guérie, lorsque, à la suite d'un mouvement violent de l'épaule et du bras, la douleur reparut plus violente qu'auparavant. Le sommeil était pénible et troublé.

Au moment où je la vis pour la première fois, je ne trouvai rien d'anormal dans l'articulation de l'épaule, ni dans les muscles du bras. Les mouvements avaient leur amplitude normale, celui d'élévation et le mouvement en arrière étaient très douloureux. Une pression sur le trajet du nerf musculo-cutané, un mouvement brusque du bras ou de l'épaule suffisaient pour provoquer un paroxysme. On eut recours aux mêmes traitements que précédemment, mais cette fois, ils restèrent sans résultat. Après douze séances, le malade éprouve déjà un mieux sensible. Peut commencer à se servir de son bras. Guérison radicale après trente séances.

OBS. XCIX (Berghman)

Névralgie rebelle du cubital droit. — Paroxysmes douloureux ; trémulation de l'annulaire et de l'auriculaire ; anesthésie. — Massage.— Disparition des accès de douleur. — Retour de la sensibilité.

Mlle Sophie L., 42 ans, souffre, depuis 4 ans 1/2, de violentes douleurs dans le bras droit. Elles se sont développées sans cause connue, et sont bientôt devenues si violentes, qu'elle n'a eu de repos ni le jour ni la nuit. Elles apparaissent surtout quand la malade veut travailler ou faire un mouvement du bras. Pas de sommeil : il suffit que la malade veuille mettre la main dans un bas pour le soutenir, pendant qu'elle travaille, pour éveiller un paroxysme. La douleur commence au niveau du coude; elle s'irradie en bas, jusqu'à la pointe des doigts, surtout de l'annulaire, de l'auriculaire ; elle a son maximum dans la partie cubitale. Divers moyens ont été essayés, mais toujours sans résultat. L'électricité a même été employée pendant une année entière. Comme elle ne peut plus travailler et qu'elle souffre pour ainsi dire jour et nuit, elle est admise au bout d'un an comme incurable, dans un hospice de Stockholm.

L'auteur commence le traitement par le massage, le 13 mai 1873, sur l'autorisation du chef du service.

À un premier examen, il trouve les doigts de la main gauche, en particulier l'annulaire et l'auriculaire, en mouvement ; la malade ne pouvait pour ainsi dire, les tenir immobiles. À la pression sur le cubital droit dans le sillon cubital, on provoque une douleur si violente, que la malade s'en évanouit presque. Cette douleur s'étend de haut en bas, suivant le trajet du nerf; elle compare la sensation qu'elle éprouve au contact d'un fer rouge. Une douleur de même nature quoique moins intense se produit à la pression sur tout le trajet des filets supérieurs jusque dans l'aisselle, aucun gonflement. Le bras est ordinairement le siège d'une sensation de froid, et la sensibilité est complètement abolie sur le bord cubital. On ne trouve rien d'anormal dans les muscles et les jointures ; il n'y a pas d'autre gêne motrice que celle que produit la douleur accompagnant chaque tentative de mouvement. Après onze séances, la malade déclare qu'elle a eu pour la première fois un jour de tranquillité, depuis le commencement de sa maladie. Les douleurs reparaissent le lendemain, nouvelle rémittence après la soixante-treizième séance. Cette fois, l'amélioration fut plus durable et, pendant les trois semaines qui suivirent, la malade n'éprouva rien. Le 8 juillet, on interrompt le traitement pour voir si l'amélioration est définitive ; le 18, la douleur reparaît avec la même intensité qu'auparavant. Elle cesse après quatre séances, pour revenir à la suite d'une nouvelle interruption du traitement. L'auteur résolut alors de ne plus interrompre le traitement et de l'appliquer tous les jours. Le 28 octobre, cette malade n'avait plus de douleurs depuis six semaines ; elle pouvait coudre sans difficulté plusieurs heures de suite et se considérait comme guérie. Depuis, elle a eu encore quelques élancements dans le bras, on en a eu facilement raison par le tapotement. La pression dans le sillon cubital n'est pas plus douloureuse que chez un individu parfaitement sain et la sensibilité est presque normale ; il ne reste que des traces à peine sensibles des frémissements des doigts. D'après Berghmann, la névralgie n'est pas complètement guérie, mais le massage l'a réduite à des proportions telles que la malade ne souffre plus et peut travailler ; on peut même espérer arrêter avec elle un accès à son début (1).

La situation profonde des muscles intercostaux ne permet guère de leur appliquer le massage avec fruit ; je l'ai essayé quelquefois ; il était si douloureux que les malades se refusaient, dès les premières séances, à continuer le traitement ; il ne pouvait être question d'effleurage, de pressions graduées, la position même des nerfs réclame une manipulation énergique dès le début. Pourtant dans l'observation suivante, il y eut un bon résultat définitif.

Obs. C (Johnsen)

Névralgie intercostale consécutive à un zona. — Massage. — Guérison.

Il y a deux mois, le malade a eu un zona ; depuis lors, il est resté des douleurs violentes dans le dos, le cinquième et le sixième espace intercostal du côté droit. Ces douleurs s'irradient dans tout le côté corres-

1. Fall behandlade med Massage. *Hygiea*, nov. 1873. *Svensk. Läkaresällsk Förhandl*, p. 247.

pondant de l'abdomen. Le malade a eu aussi des douleurs dans le bras droit. Injections de morphine sans résultat. Amélioration à peine sensible après vingt séances de massage.

Obs. CI (Wretlind)

Névralgie de la paroi abdominale. — Gastralgie réflexe. — Massage. Amélioration marquée.

M. L., 50 ans, souffrait depuis 1850 d'attaques très pénibles de gastralgie. Il a pris pendant très longtemps de l'iodure de potassium. La maladie s'est améliorée, mais il a toujours des crampes d'estomac avec des accès douloureux assez sérieux pour qu'il soit obligé de rester parfois pendant des heures sans rien faire. Elles surviennent infailliblement après le moindre écart de régime, mais souvent aussi sans cause ; comme ces accès durent plusieurs heures, ils arrivent soit le jour, soit la nuit. Tous les médicaments employés n'ont donné aucun résultat. Le malade a même commencé, à trois reprises différentes, la gymnastique médicale ; il a obtenu une amélioration sensible ; malheureusement, le mal est revenu.

L'auteur le voit pour la première fois en 1876. En examinant soigneusement l'abdomen, il trouve dans sa paroi un point de sensibilité très marquée entre la crête iliaque et la dernière côte correspondant, selon toute probabilité, au point où le nerf iléo-hypogastrique traverse le muscle transversal, point très souvent sensible chez les femmes qui ont des douleurs nerveuses dans la région inguinale. Ces douleurs sont souvent améliorées par des pressions sur le point d'émergence du nerf. Le malade paraît avoir aussi une certaine sensibilité dans le plexus cœliaque, quoiqu'il soit bien difficile de localiser la douleur provoquée par une pression énergique sur la paroi abdominale. Pressions énergiques sur les points douloureux, pétrissage de l'épigastre. Séances de cinq minutes tous les jours pendant huit mois. La sensibilité disparaît au point d'émergence du nerf ; les accès de gastralgie deviennent plus légers et plus rares. Le malade est mieux qu'il ne l'a été depuis plusieurs années. Cette amélioration s'est maintenue tout l'été.

C'est peut-être dans les sciatiques de toute forme, de toute nature que le massage a le plus brillamment réussi ; il est employé depuis longtemps dans la pratique de Mezger.

En 1872, M. Faye, exposant à la Société de médecine de Christiania la méthode de Mezger, notait, parmi les affections du système nerveux susceptibles d'être guéries par le massage, les névralgies du sciatique, de l'obturateur ; il rapportait même à propos de la première l'observation d'un étudiant en médecine norvégien traité sans succès par les procédés classiques et dont il eut facilement raison par sa méthode (1).

Depuis lors, il a eu l'occasion d'y recourir dans les mêmes conditions. Parmi les cas qu'il a observés, un était relatif à une jeune femme de 25 ans arrivée au troisième mois d'une grossesse ; — Après l'insuccès de différentes médications 18 séances de massage suffirent pour la guérir, sans que son état fût en aucune manière influencé par le traitement (2).

Le docteur Winge qui dans la même séance parla sur le même sujet fit des observations analogues sur le traitement des névralgies : à cette époque il ne connaissait, comme son compatriote, que ce qu'il avait vu chez Mezger. Une communication ultérieure de Faye fut suivie d'une communication de Winge relative à un cas rappelant par plus d'un côté le sien : une femme de 49 ans avait exercé vingt ans auparavant une constriction énergique des membres inférieurs avec une bande de toile pour arrêter une métrorragie consécutive à un avortement. Depuis lors elle avait toujours conservé de la faiblesse des jambes ; enfin, il y a huit ans, elle fut prise d'une sciatique double intercurrente très douloureuse. Survinrent des contractions musculaires, de telle sorte que les mouvements des jambes étaient souvent entravés, et que la malade ne pouvait plus monter les escaliers sans douleurs violentes ; la nuit elle souffrait également beaucoup. Winge massa d'abord le sciatique gauche, quelques jours après le droit ; les douleurs diminuèrent. Au bout de huit jours, la malade pouvait monter sans difficulté l'escalier ; après deux mois et demi de traitement elle était complètement guérie.

Obs. CII (Gottlieb)

Sciatique gauche. — Massage. — Guérison.

M. S., 78 ans, vu pour la première fois par l'auteur le 4 juillet 1874.

---

(1) *Loc. cit.*, p. 604. — (2) *Norsk. Magaz*. 3. R. V. Voir aussi Hanfe. Ueber Massage. 2e id. 1881, p. 46.

Douleurs fugaces dans le membre inférieur gauche, de la hanche à la face postérieure de la jambe au-dessous de la tête du péroné ; douleurs accompagnées d'une vive sensation de raideur pendant la marche. Légère amélioration par les vésicatoires. Légère infiltration des muscles fessiers du côté gauche. Sensibilité à la pression sur tout le trajet du sciatique. Rien d'anormal du côté de l'appareil urinaire ou du tube digestif.

Massage.

30 juillet 1874. Peut faire de longues promenades sans éprouver de raideur. Plus de sensibilité à la pression ni de douleurs spontanées ; guérison après cent séances.

Obs. CIII (*personnelle*)

Sciatique rebelle. — Myosite sacro-lombaire. — Massage. — Guérison.

M. T., rentier, se plaint depuis six ans d'une douleur dans la région lombaire gauche. Persistante dans ces derniers temps, elle avait disparu auparavant pendant des intervalles plus ou moins longs. Depuis lors, la station verticale un peu prolongée était très sensible, surtout le matin quand le malade sortait du lit ; il traînait la jambe et se fatiguait très vite. Vive douleur lombaire dans les mouvements de rotation du tronc ; souffrait beaucoup pendant les changements de temps, au printemps et à l'automne ; tous les traitements sont restés sans effet. Depuis seize mois la douleur s'est irradiée dans la fesse droite sur les parties postérieures de la cuisse et dans la région péronière jusqu'à la malléole. Le malade est obligé de garder le lit pendant des jours entiers sans pouvoir dormir ; impossible de se coucher sur le côté malade. Courants continus sans résultat. Pointes de feu le long du sciatique au mois d'octobre dernier ; soulagement passager ; on propose la distension du nerf qu'il refuse.

Voici quel était son état au commencement du mois de janvier 1882. Marche avec peine en s'aidant d'une canne et en traînant la jambe. Dans l'épaisseur des muscles de la masse sacro-lombaire, on trouve une induration du volume d'une noix sans limites bien tranchées. Vive douleur à la pression sur cette tumeur, point lombaire.

Le demi-membraneux, le demi-tendineux et le biceps sont contracturés. Pétrissage de la tumeur, du sciatique de la fesse et de la cuisse. Disparition de l'induration au bout de six semaines. On continue le traitement des autres parties, amélioration croissante, guérison après deux mois de traitement. La sensibilité étant notablement diminuée, on fait l'extension des muscles contracturés. Disparition complète de la douleur au bout de quatre mois. A cette époque, la jambe avait repris sa force. Mouvements passifs, n'éprouve un peu de faiblesse qu'après avoir marché longtemps.

OBS. CIV (*personnelle*)

Sciatique chronique double. (Rameaux poplités interne et externe) chez une personne obèse. — Massage. — Guérison.

Mme L., 38 ans, un peu obèse. Raideur au niveau des articulations des membres supérieurs à la suite d'accidents rhumatoïdes ; raideurs contre lesquelles elle a employé la gymnastique méthodique, se plaint depuis quelques mois de douleurs des jarrets qui ont commencé au-dessus des creux poplités et depuis se sont irradiées dans les régions péronières. En général, elles sont peu vives, mais à la suite d'une marche prolongée, elles deviennent extrêmement gênantes. Sensation de fatigue très prononcée. Plusieurs médecins croyant à une affection chronique du genou ont fait longtemps sans résultat les badigeonnages iodés. Pas de gêne dans les mouvements du membre inférieur. Par suite de la surabondance du tissu adipeux il y a de chaque côté du creux poplité des espèces de tumeurs ou plutôt des saillies limitées siégeant dans le tissu sous-cutané. Une pression un peu énergique exercée à ce niveau sur le trajet du sciatique détermine une violente douleur surtout au voisinage de l'angle supérieur du creux poplité. Massage, une séance par jour ; au bout de quelques jours, la douleur à la pression est beaucoup moins vive et la malade se fatigue moins à la suite de marches même un peu longues.

OBS. CV (*personnelle*)

Sciatique aiguë gauche développée dans le cours d'un rhumatisme articulaire aigu. — Massage sur le trajet du nerf. — Guérison de la sciatique longtemps avant celle du rhumatisme.

Au mois de septembre 1881, M. N. suédois, peintre, est pris de douleurs dans la fesse gauche. Légères d'abord, elles devinrent bientôt extrêmement intenses et s'étendirent à la partie postérieure de la cuisse gauche ; il lui devint impossible de s'appuyer sur la jambe de ce côté. Frisson, fièvre, céphalalgie. La douleur était si violente qu'elle le privait complètement de sommeil, le moindre mouvement l'augmentait. Lorsque je le vis pour la première fois, je trouvai de la tuméfaction au niveau de plusieurs articulations des doigts, du genou, de la mâchoire, il y avait également de la tuméfaction au niveau de la bourse séreuse prérotulienne et du tendon du long péronier latéral. Le malade ne pouvait ni porter la main à la bouche, ni se lever sur son séant, ni se tourner dans son lit. Mastication extrêmement difficile ; ne peut guère prendre que des bouillons et des potages. Douleur sourde permanente dans la région fessière, prenant le caractère paroxystique au moindre mouvement. La douleur suit le trajet du sciatique jusqu'au creux poplité où elle s'arrête.

Il a cependant de temps en temps des poussées au-dessous de la malléole interne ; point lombaire et point fessier.

Massage sur le trajet du sciatique énergique, surtout à la fesse à cause de la profondeur du nerf. Très douloureux.

Les séances de six minutes au début furent portées à huit ou dix minutes, lorsque la douleur fut un peu diminuée. Il y eut chaque jour un mieux sensible. Pouvait remuer plus facilement et plus sûrement la jambe. Au bout de dix jours, plus de douleur spontanée ni à la pression. Mouvement de l'extrémité affectée du sciatique tout à fait libre. Il n'y a plus qu'un peu de faiblesse. La chose a du reste peu d'importance, car le malade est toujours retenu au lit par son attaque de rhumatisme articulaire aigu. Au bout de cinq semaines, lorsqu'il put se lever et faire quelques pas, il lui était impossible de s'appuyer sur une jambe ou sur l'autre. (Rétablissement complet au bout de cinq mois.)

(J'ai vu un cas tout à fait analogue chez un autre de mes compatriotes ; la sciatique avait complètement disparu au bout de douze jours, mais la guérison définitive fut très longue ; il y eut même de la myosite des muscles fessiers dont on n'eut raison qu'à l'aide d'un massage énergique.)

Obs. CVI (personnelle)

Sciatique chronique du côté gauche. — Massage. — Guérison.

M. V., 42 ans, a vu se développer, il y a sept mois, sans cause connue, une douleur qui occupe la hanche, la partie postérieure de la cuisse, et s'étend jusqu'au-dessus de la malléole externe. C'est surtout après s'être assis pendant quelque temps et en se remettant à marcher qu'il éprouve cette douleur. Certains jours le malade ne la ressent même pas, tandis que dans d'autres elle présente de véritables paroxysmes. Le maximum ne siège pas toujours au même endroit, tantôt il occupe une partie du nerf, tantôt une autre. La marche n'exagère rien, sauf quand elle est trop prolongée.

Vésicatoires volants suivis d'un soulagement purement temporaire. Au toucher on trouve un léger gonflement dans la région fessière, correspondant au trajet du sciatique, sensibilité à la pression au même niveau. Les manipulations sont du reste bien supportées. A partir du onzième jour de traitement, amélioration manifeste. Au bout de vingt-trois jours, il ne reste plus qu'une légère sensation de raideur. Depuis lors, pas de récidive ; en tout vingt-trois séances.

Obs. CVII (Berghman)

*Sciatique ancienne du côté droit rebelle à tous les traitements. — Atro-
phie de plusieurs muscles de la jambe et de la cuisse. — Massage. —
Guérison.*

M. O., 44 ans. A beaucoup chassé dans sa jeunesse et a éprouvé des
refroidissements nombreux. Passe un gué pendant un jour froid et humide de l'automne de 1877. Le lendemain, douleur très intense du
côté droit ; elle s'atténue un peu, mais persiste les jours suivants, malgré des bains chauds prolongés. Le mal disparut au milieu de l'été, et
revint à l'automne. Les rémittences furent de plus en plus courtes à
tel point que la douleur finit par devenir à peu près continue en même
temps qu'elle augmentait d'intensité. Depuis l'année 1880, elle n'accor-
dait de repos au malade ni le jour ni la nuit. Cette douleur avait son
siège dans la région fessière, la partie postérieure de la cuisse, le jarret,
elle se prolongeait parfois suivant la région péronière jusqu'au petit
orteil. Électricité pendant plus d'un an, hydrotérapie ; vésicatoires
volants pendant un an, toujours sans résultat. Des pointes de feu
appliquées sur le trajet du nerf n'ont pas mieux réussi ; on n'a jamais
obtenu qu'un soulagement passager. De plus ce malade a pris à l'intérieur, du bromure de potassium, de la quinine, de l'acide salicylique
au point d'en devenir presque fou ; des injections sous-cutanés de hautes doses de morphine. Le résultat a été à peu près nul.

Je le vois pour la première fois à la fin de mars 1880, il marche péniblement en s'appuyant sur une canne, traîne la jambe, tire la hanche
en haut en même temps qu'il incline la moitié supérieure du corps du
côté opposé.

Ce malade passe la plus grande partie de son temps étendu sur un
canapé. Le sommeil est troublé ; le moindre mouvement, la plus légère
tentative faite pour donner aux membres une autre position sont extrêmement pénibles ; un éternuement suffit pour provoquer un paroxysme. L'état général a même été intéressé, le malade a notablement
maigri il est pâle et très anémique.

La sciatique a pris son origine jusqu'à la bifurcation poplitée et est le
siège d'une douleur continue exagérée par la pression. Cette douleur se
prolonge sur tout le trajet du péronier. Les muscles fessiers, ceux de
la région postérieure de la cuisse présentent un notable degré d'atrophie ;
les péroniers, les extenseurs des orteils sont également un peu plus
grêles qu'à l'état normal, de telle sorte que le malade éprouve un peu
de difficulté à lever la pointe du pied et butte en marchant ; le pied
tend aussi à se mettre en travers. Il n'y a pas de points douloureux proprement dits, sauf à l'endroit ou le sciatique émerge de la cavité pel-
vienne.

8 septembre. Massage du sciatique et des muscles atrophiés.

12 septembre. Les douleurs ont notablement diminué, le malade marche beaucoup mieux ; l'état général est meilleur, l'appétit revient.

1er novembre. Depuis douze jours le malade n'éprouve plus de douleurs sauf quand il tourne brusquement la jambe. Dans ces cas, douleur lancinante qui s'irradie sur toute la longueur du membre inférieur. Depuis quelques jours, il peut marcher malgré la faiblesse qui persiste encore dans la jambe ; les muscles ont presque repris leur volume normal ; l'état général est beaucoup meilleur. Séjour à Aix-les-Bains. Il ne reste plus qu'un peu de faiblesse ; plus de douleurs pendant la marche.

Nous pouvons ajouter à ces faits ceux que renferme la statistique de Johnsen. Ils sont au nombre de quatorze ; quatre furent améliorés par le massage. Le nombre des séances avait varié entre onze et trente-quatre ; huit furent complètement guéris, ils avaient subi de quatorze à cinquante-six séances. Enfin, dans deux cas on n'obtint absolument rien. Il est vrai que chez tous les deux le diagnostic renfermait un point d'interrogation chez le premier malade, il y avait en même temps que l'affection périphérique une très vive douleur à la pression au niveau des dernières vertèbres thoraciques et des premières lombaires. L'électricité, les injections de morphine, les vésicatoires et trente-quatre séances de massage ne produisirent absolument rien. Dans un autre cas, on ne fut pas plus heureux ; et cette fois encore une douleur violente au niveau des vertèbres lombaires faisait craindre que la sciatique eût une origine centrale.

Obs. CVIII (Berghman)

Coccygodynie. — Massage. — Guérison.

Mlle X., 30 ans, a depuis deux ans une douleur très vive dans les régions sacrée et fessière ; les accès n'arrivent que quand elle est restée assise pendant une heure, cette position est extrêmement douloureuse. Le docteur Haggstrom l'a récemment traitée pour un catarrhe ulcéreux du col, guéri au moment où Berghman la vit pour la première fois. Haggstrom avait également diagnostiqué une coccygodynie. A la pression sur l'extrémité du coccyx douleur violente s'irradiant vers la fesse. Pas de fissure anale. Guérison très rapide par le massage.

Obs. CIX (*personnelle*)

*Névralgie du nerf fémoro-cutané de la cuisse gauche. — Massage. —
Guérison.*

Mme D., 28 ans, se plaint depuis quelques semaines d'une douleur
qui prend naissance au-dessus du pli de l'aine du côté gauche, s'irradie sur les faces antérieure, interne et externe de la cuisse jusqu'au
genou. A ce niveau elle contourne l'articulation au point de faire croire
que celle-ci est surtout intéressée.

La marche amène des crises douloureuses et laisse à sa suite une
sensation très pénible de fatigue dans la région indiquée. Vésicatoires,
frictions avec du baume opodeldoch. Les mouvements sont parfois gênés par suite des douleurs toujours déterminées par des changements
de position un peu brusques.

Massage. Le mal est complètement enrayé au bout de dix jours.

Obs. CX (Güssenbauer)

*Névralgie du nerf fémoro-cutané. — Massage. — Guérison au bout de
huit jours.*

Un agent de la sûreté, âgé de 34 ans, fut admis à la clinique de
l'auteur pour une névralgie contractée à la suite d'un refroidissement,
boite en marchant. Rien dans les articulations ni dans les os. Douleur
a environ trois travers de doigt au-dessous du ligament de Poupart. Ces
douleurs prennent naissance un peu en dehors de la ligne médiane ;
elles s'irradient sur le côté antéro-externe de la lésion. Point douloureux à l'endroit où le nerf fémoro-cutané émerge du fascia lata. Deux
séances de massage par jour. Au bout de huit jours, disparition de la
claudication, de la douleur et même de la sensibilité à la pression.

§ IV. — APPAREILS DE SENSIBILITÉ SPÉCIALE.

1° *Appareil de la vision*. — Il était facile de prévoir qu'à
partir du jour où l'action résorbante du massage serait appliquée en chirurgie et en médecine, où elle aurait fait ses preuves, les ophtalmologistes essaieraient d'en tirer parti. Les
maladies avec exsudation, les néoformations inflammatoires
sont assez fréquentes, assez graves pour qu'on ne néglige point
d'employer contre elles les médications qui ont donné dans
d'autres régions des succès signalés. De plus les recherches

physiologiques avaient préparé pour ainsi dire la voie ; le professeur Leber dans un mémoire couronné avait montré que les voies de résorption des liquides intra-oculaires sont réunies près de la limite cornéo-scléroticale ; il suffisait qu'une voix autorisée prononçât le mot massage pour que de tous côtés on se mît résolument à l'essayer. Ce fut Donders qui au congrès ophtalmologique de Londres (1873) en parla pour la première fois ; de sorte que quel que soit l'avenir de la méthode en oculistique on ne saurait nier sa parenté directe avec l'École d'Amsterdam. Dès 1875, M. Heiberg lisait à la Société de médecine de Christiania un mémoire dans lequel il utilisait largement la communication restée inédite de Donders et préconisait d'après lui le massage dans les irrégularités de la cornée, les facettes, les saillies ; mais le premier travail réellement classique sur ce sujet fut celui de Pagenstecher (1).

Le savant oculiste donna des règles pour le manuel opératoire ; il était évidemment difficile d'appliquer à la cornée à la sclérotique, à l'iris, l'effleurage, les frictions, le tapotement, il essaya sinon de codifier, du moins de formuler avec précision les indications.

Voici, d'après M. Damalix, qui a suivi la même méthode, comment Pagenstecher procède :

« On saisit avec le pouce ou l'index la paupière supérieure ou inférieure, dans le voisinage du rebord palpébral lui-même, on fait des frictions sur le globe oculaire, et cela le plus rapidement possible. Il y a deux sortes de frictions : la friction dans le sens des diamètres, et la friction circulaire. La première est de beaucoup la plus importante et applicable à la plupart des cas.

» Elle consiste à faire la friction du centre de la cornée vers la portion équatoriale du bulbe de l'œil. De cette façon on ne masse ordinairement qu'un secteur et, en changeant la direction, on peut masser toute la circonférence de l'œil. Les frictions doivent être faites rapidement, mais sans pression trop forte sur l'œil. Le doigt suit avec la paupière supérieure les contours du bulbe.

(1) Archiv. fur Augenheilk. Bd. X, p. 225.

» Quant à la méthode circulaire, elle consiste à faire les frictions sur les limites de la sclérotique et de la cornée.....

» A l'époque où Pagenstecher commençait à employer cette méthode, il pratiquait le massage sans médication et sans interposition d'aucune substance. Mais bientôt il y joignit la pommade au précipité jaune et obtint de si bons résultats qu'il ne cessa depuis d'en faire usage. Nous nous sommes conformé à cette pratique en employant suivant les cas une pommade contenant de 1 à 10 p. 100 de précipité jaune avec de la vaseline pour véhicule (1). »

Depuis l'époque où le travail a été écrit, la méthode a trouvé des partisans un peu partout, en France elle a acquis presque dès le premier jour droit de cité et l'excellent mémoire de M. Damalix sur ce sujet montre avec fidélité les résultats qu'elle a donnés entre les mains de son maître M. le professeur Panas à la clinique ophtalmologique de la faculté de Paris.

Après Pagenstecher MM. Gradenigo, Chodin (2), Klein, Just (3), de Zittau, Pedraglia (4), Wicherkiewicz (5), Schabel (6), se sont fait les avocats du massage oculaire.

« Il est facile, dit Klein, de comprendre qu'il produit souvent ce qu'on attend de lui, si l'on songe que beaucoup de cas d'inflammation chronique laissent des reliquats à peu près immuables ; grâce à l'intervention on est dans des conditions beaucoup meilleures, et on rompt artificiellement le cercle vicieux. Une inflammation avec un exsudat abondant provoque le dépôt des produits nouveaux qui, de leur côté, deviennent la cause d'une nouvelle irritation inflammatoire et de la formation d'autres dépôts. Le tout disparaîtra aussitôt que les stomates obstruées redeviendront perméables. La plupart des méthodes employées atteignent ce but dans un cas ou dans un autre, mais dans la plupart de ceux dont il est ici question, elles échouent. Comment doit-on commencer dans le cas de pannus devenu permanent par exemple ? Tant que la source productive et nutritive, c'est-à-dire les granulations

<hr>

(1) *Archives d'ophtalmologie*, t. I. — (2) *Centralbl. f. Augenh.*, 1880, p. 279. — (3) Même journal, p. 173. — (4) Même journal, 1889, p. 3. — (5) Même journal, 1880, p. 3. — (6) *Wien. med. Blätter*, 1882, p. 676.

conjonctivales existent, c'est à elles que la thérapeutique doit s'attaquer si elle veut avoir raison du reste. La méthode est complètement impraticable lorsqu'il n'y a plus de granulations conjonctivales, les moyens ordinaires sont absolument sans action contre un pannus développé dans ces conditions. Les insufflations de calomel, les instillations des divers liquides ne sont pas autre chose que des moyens irritants. A quoi servent les excitations de toute nature si les produits préformés ne trouvent pas de voie ? On peut en dire autant de la péritomie. On coupe un fragment de la conjonctive pour faire disparaître les vaisseaux qui nourissent le pannus et de nouvelles connexions vasculaires se rétablissent très vite.

« L'inoculation de pus blennhorragique répond seule au postulatum physiologique ; elle produit de nouvelles voies d'absorption et libère les anciennes. Mais en même temps, elle détermine une véritable révolution dans la structure de l'œil, elle le met toujours en péril, le détruit parfois. Avec le massage, c'est autre chose ; ce n'est plus un simple irritant, mais un agent capable de rétablir la perméabilité, d'interrompre le cercle vicieux. Il est sans péril, efficace, indolent, bien supporté par le malade, et actif.

» Avec tous les autres procédés il faut dans les cas heureux un certain temps pour qu'on s'aperçoive de l'amélioration ; le massage montre très vite ses bons effets (1) ».

M. Klein est, comme on le voit, un partisan convaincu du massage. Les cas heureux qu'il a observés lui-même semblent lui donner raison. Mais la médaille a son revers ; comme tous les traitements celui-ci a eu ses insuccès ; parfois il n'a rien donné du tout, parfois il a produit des accidents assez graves pour qu'on fût obligé de l'abandonner dès le début sur l'injonction même des malades, nous allons voir comme toujours quelques observations qui nous aideront à élucider ces différents points :

(1) Ueber die Anwend. d. Massage in der Augenheilk. *Wien. med. Presse*, 1882.

Obs. CXI (Klein)

Conjonctivite phlycténulaire. — Massage. — Pulvérisations. — Guérison.

Femme de 28 ans, traitée pour une conjonctivite phlycténulaire. Traitement ordinaire suivi d'amélioration; mais quand celle-ci fut arrivée à un certain degré, le mal empira de nouveau. Ceci me persuada que j'avais affaire à une des formes les plus rebelles au traitement médical. Massage, guérison au bout de trois ou quatre jours. Traitement alternatif, massage dans un œil et pulvérisation sur l'autre.

Obs. CXII (Klein)

*Ophtalmie saisonnière de caractère indécis. — Massage. —
Amélioration*

Jeune homme de 15 ans atteint d'une ophtalmie saisonnière de caractère mal déterminé présentant un mélange de conjonctivite granuleuse et phlycténulaire. Comme caractère fondamental de la première, on avait un gonflement hypertrophique du corps papillaire; les vaisseaux semblent s'étendre d'une cicatrice libre des paupières à la conjonctive bulbaire. A droite, ils étaient nombreux, disposés comme dans la kératite vasculaire du pannus scrofuleux ou trachomateux.

Ils s'arrêtent vers le limbe de la cornée au lieu de passer sur elle. Cette dernière est claire, brillante; elle ne présente nulle part aucune trace de troubles, d'inflammation ou de formation vasculaire. Les paupières, tenues constamment en mouvement par suite de la photophobie, présentent un aspect particulier. Le globe de l'œil paraît rouge, comme enflammé et cependant il n'y a point d'injection ciliaire. Le limbe kératique est annulaire. Pas de troubles visuels, pas d'augmentation de la sécrétion ; pas de douleurs, simplement de la photophobie. Ce malade a été traité depuis plusieurs années par le cuivre, le nitrate d'argent, sans résultat. D'après ce que dit le père, l'état de l'enfant s'améliore tous les ans à la fin de l'été, vers le mois de novembre, l'injection disparaît avez la photophobie ; elle reparaît en mai ou juin pour disparaître encore avec le retour de l'hiver. Il n'y a pas lieu de songer à une affection transmise par contagion ; aucune des personnes qui entourent l'enfant n'a mal aux yeux. L'auteur croit à une affection analogue au catarrhe printanier de Samisch, catarrhe très pénible et à répétition, qui dure des années et se termine par une sorte d'hypertrophie du limbe cornéen, sans secrétion catarrhale.

Le traitement consista en cautérisations au sulfate de cuivre avec insufflation au calomel. Aucune indication de traitement général, le jeune homme était bien développé et parfaitement portant. Massage sur l'un et sur l'autre œil, amélioration rapide. Malheureusement on dut interrompre le traitement parce qu'il fut obligé de retourner dans son pays.

Obs. CXIII (Damalix)

Ophtalmie granulaire. — Kératite interstitielle consécutive. — Massage. — Amélioration.

B..., âgé de 56 ans, atteint depuis longtemps de conjonctivite granuleuse avec pannus consécutif. Déjà tous les traitements ont été épuisés : canthoplastie, péritomie, cautérisations, insufflations, etc.

Le 25 février, époque à laquelle on peut commencer le massage dans les conditions précitées, voici l'état de ses yeux :

Œil gauche : Cornée cutisée, laissant difficilement entrevoir la pupille. Chémosis charnu. Paupière et conjonctive à l'état de xérophtalmie

$$V = \frac{0,24}{60}.$$

Œil droit : Même aspect, $V = \dfrac{0,50}{60}.$

Le 26 février, les deux yeux, qui la veille étaient restés rouges pendant une heure après l'opération, avaient repris leur aspect primitif. Aucune douleur n'a suivi les frictions.

On recommence les frictions pendant cinq minutes sur chaque œil, sans gêne, sans douleur pour le malade.

5 mars. — Cornée s'éclaircit un peu. On distingue facilement l'orifice pupillaire. Chémosis charnu qui entourait la cornée est moins saillant.

$$\text{œil gauche } V = \frac{0,50}{60}$$

$$\text{œil droit } V = \frac{0,25}{60}$$

Jusqu'au 15 mars le massage est continué chaque matin avec les mêmes précautions, et à cette date l'acuité visuelle se traduisait par

$$\text{œil gauche } \frac{0,50}{60}$$

$$\text{œil droit } \frac{0,50}{36}$$

Le 1er avril, les résultats restant les mêmes, on cesse le massage.

18

Obs. CXIV (Damalix)

Conjonctivité granuleuse. — Xérophtalmie. — Massage. —
Amélioration légère

Oswald, soixante-deux ans, atteint de granulations avec pannus et état xérophtalmique de l'œil. Le malade distingue à peine la clarté du jour, juste suffisamment pour se conduire. Depuis le 20 février jusqu'au 14 mars, le massage est régulièrement pratiqué sans fournir aucun résultat. Le 15 mars en effet le malade ne peut lire aucun des caractères de Snellen.

En somme, voici deux observations qui semblent peu favorables à la médication par le massage ; mais il faut considérer aussi que nous nous sommes trouvé en présence de malades vieux et chez qui les désastres étaient portés à la dernière extrémité.

L'observation qui suit est doublement intéressante, car elle va nous montrer qu'on ne peut pas toujours sans inconvénient traiter par le massage d'une façon continue.

Obs. CXV (Damalix)

Conjonctivite granuleuse. — Pannus. — Massage. — Amélioration.

M. G..., atteint depuis de longues années d'ophtalmie granulaire avec kératite interstitielle consécutive, et soumis déjà à toute sorte de traitements.

État des yeux le 23 février :

Œil gauche. — Cornée opalescente dans toute sa totalité permettant de distinguer incomplètement les contours de la pupille ; conjonctives ecchymotiques et comme charnues. Ne peut lire aucun caractère de Snellen.

Œil droit. — Même état de la cornée. Tache d'albugo avec une pointe de synéchie irienne. Même chémosis charnu. Pupille indistincte.

Tarse fortement gaufré. Ne peut lire aucun caractère ; ne peut compter les doigts.

On pratique le massage.

1er mars. — Le malade se plaint de quelques douleurs, de chatouillements dans les yeux. La vue est plus troublée que de coutume, dit-il, et il ne peut plus se conduire. Les deux yeux sont un peu congestionnés. On cesse le massage et, dès le lendemain, les phénomènes inflammatoires de la veille ont disparu.

Le massage est pratiqué jusqu'au 1er avril avec des reprises successives et à cette époque l'état de l'œil était le suivant :

Œil gauche. — Les paupières sont moins rouges, mais l'état gaufré persiste toujours. La cornée est toujours opalescente, cependant on peut distinguer l'orifice pupillaire. Chémosis persiste.

$$V = \frac{0{,}30}{6}$$

Œil droit. — Les caractères extérieurs de l'œil ne diffèrent pas de ceux du début et la vision est absolument nulle. L'albugo n'a pas été modifié.

Ainsi voilà un malade chez qui les résultats ont été bien médiocres et qui présentait cette particularité : c'est l'obligation dans laquelle on se trouvait de cesser tous les quatre ou cinq jours les frictions du globe par suite des phénomènes réactionnels qu'elles entraînaient.

Dans d'autres conditions, au contraire, les résultats semblent fort nets. C'est notamment lorsque l'on se trouve en présence d'un individu jeune atteint de kératite chronique dépendant d'un mauvais état général tel que lymphatisme, scrofule, rachitisme.

Obs. CXVI (Schenkl)

F..., Henri, âgé de 8 ans, est atteint de kératite parenchymateuse dite d'Hutchinson et offre tous les caractères du tempérament rachitique.

Le 22 février, on constate un albugo central interstitiel des deux cornées. La pupille est dilatée et il existe de la photophobie.

Le massage est pratiqué : deux jours après, la photophobie avait disparu.

Le 12 mars, l'examen de l'œil nous permettait de voir que l'albugo central de la cornée avait beaucoup diminué et ne formait plus qu'un léger nuage. La pupille était très visible et le malade pouvait lire à la distance de 50 centimètres le n° 6 de Snellen.

Mais nous devons ajouter que, pendant tout le temps, le malade était soumis à un traitement général par le fer et l'iodure de potassium et l'huile de foie de morue.

Cette pratique du reste a été adoptée conjointement avec le massage pour tous les malades dont nous rapportons les observations.

Obs. CXVII (Schenkl)

Conjonctivite granuleuse. — Pannus. — Insuccès de divers traitements. Massage. — Guérison

M. N. 78 ans, traité trois ans auparavant pour des granulations conjonctivales et une kératite panneuse de l'œil gauche. Par suite d'une blennhorrée du sac lacrymal durant depuis un an, il survint un abcès de la cornée que l'on fit résorber par un traitement approprié et qui guérit en laissant à sa suite un trouble central. Les granulations disparurent après des cautérisations systématiques, sans que le pannus fût notablement amélioré à la suite du trouble central et du pannus occupant toute la cornée, l'acuité visuelle de l'œil était tombée jusqu'à la simple sensation de lumière. Les moyens ordinaires (astringents, calomel, fomentations chaudes, pulvérisation) n'avaient point produit la disparition du pannus, mais ils avaient augmenté l'état d'irritation, produit de la photophobie, du larmoiement, on avait même dû recourir aux instillations d'atrophie à cause de la desquammation épithétrale et de la nature de l'infiltration. L'auteur a résolu d'avoir recours au massage en se servant de la vaseline pure, et cela non sans défiance parce qu'il savait que l'œil de ce malade présentait une susceptibilité extrême. A son grand étonnement, le procédé fut parfaitement supporté. Les phénomènes d'excitation diminuèrent de jour en jour et après le 4e ou le 5e massage, les troubles de la partie supérieure de la cornée commencèrent à s'éclaircir. Aujourd'hui, le malade peut apercevoir les objets d'un certain volume ; la vision n'est plus gênée que par la cicatrice centrale. Le pannus a complètement disparu.

Obs. CXVIII (Damalix)

Kératite parenchymateuse. — Massage. — Amélioration

N. (Jules), âgé de 18 ans, est atteint d'ophtalmie strumo-granuleuse avec kératite interstitielle.

Le 23 février, il est soumis au massage. A cette époque la cornée était très opaque et ne permettait que difficilement d'apercevoir la pupille. Les vaisseaux conjonctivaux sont très développés.

Le malade ne pouvait lire à aucune distance. Le 15 mars, la vision se traduisait ainsi :

$$\text{O. D. } \frac{3^{\text{m}}}{60} \quad \text{O. G. } \frac{0{,}50}{60}$$

Le 30 avril, on constate que la cornée est plus transparente, l'iris est moyennement dilaté sans adhérence et enfin l'acuité visuelle se chiffre par :

$$\text{œil droit } V = \frac{3\text{ m}}{36.}$$

$$\text{œil gauche } \frac{0{,}50}{24}$$

Obs. CXIX (Klein)

*Kératite parenchymateuse. — Traitement interne. — Fumigations aro-
matiques. — Guérison avec troubles persistants de la cornée. — O. G.
Kératite parenchymateuse au début. Massage. Guérison. — O. D.
Massage. Disparition des troubles.*

Petite fille de 9 ans, scrofuleuse. Les symptômes objectifs et subjectifs
de la maladie sont très prononcés. Pendant six semaines, traitement
antistrumeux interne et fumigations aromatiques locales à la suite
d'instillations d'atropine, le tout sans résultat.

A la fin, tous les phénomènes d'irritation avaient disparu, l'œil était·
pâli et la cornée était presque claire quand l'œil gauche commença à se
prendre. On n'avait pas osé employer le massage à cause de l'acuité des
phénomènes. L'auteur massa d'autant plus volontiers que le professeur
Mauthner qui avait également vu la petite malade, avait conseillé le
massage de l'œil droit, sans qu'il eût eu la hardiesse de suivre ce conseil. Comme le traitement ordinaire appliqué pendant deux ou trois
jours avait produit plutôt une aggravation qu'une atténuation des
symptômes. Après trois séances, l'œil était complètement sain ; on commence alors à masser l'autre œil et on obtient très vite la disparition des
troubles de la cornée.

Dans les ulcères de la cornée, on a employé le massage
à différentes reprises. Just n'a eu qu'à s'en louer dans *l'ulcus
serpens ;* il a pu par ce moyen obtenir rapidement la résorption du pus épanché dans la chambre antérieure. En pareil
cas il massa une fois par jour matin et soir ; dans un cas, il
réussit à guérir complètement l'ulcération elle-même.

M. Schenkl l'a employé dans les mêmes conditions lorsque
les ulcérations kératiques n'étaient accompagnées ni de
phénomènes d'irritation ni de douleurs ciliaires. Il est vrai
que les résultats sont peu encourageants, il n'a eu ni atténuation du processus ni diminution de sa durée.

Pagenstecher et Pedraglia ont employé le massage dans l'é-
pisclérite à forme aiguë ou chronique. Les premiers à obtenir
la guérison dans un cas après 10 séances ; des deux cas rapportés par le second, l'une guérit après six séances, l'autre
après trois.

Obs. CXX (Klein).

Épisclérite. — Chémosis. — Insufflations de calomel. — Guérison.

L'affection fut observée chez un employé âgé de 36 ans ; quand l'auteur vit pour la première fois ce malade, l'épisclérite durait depuis 14 jours, elle était apparue sans cause connue. Le foyer d'inflammation s'étendait sur le globe oculaire jusqu'au voisinage de la fente palpébrale ; c'est-à-dire du bord de la cornée à l'angle externe du cul-de-sac conjonctival. La tuméfaction était si prononcée que l'occlusion des paupières était difficile et douloureuse. Le malade éprouvait de plus une pénible sensation de tension qui n'avait que de très faibles intermittences. Outre ce phénomène, l'affection produisait une difformité extrêmement désagréable pour le malade, un peu de chémosis conjonctival au-dessus du foyer de sclérite ; à ce niveau la conjonctive était tout à fait normale. Ailleurs l'œil était complètement pâle. Pas de trace de secrétion altérée ou augmentée, pas d'irritation ciliaire. La plupart de ces phénomènes doivent être attribués au gonflement circonscrit. Tout le reste est absolument normal, sauf une sorte d'asthénopie que l'on ne peut guère expliquer par l'hypermétropie. Pendant 8 jours, insufflation. de calomel, eau de Friedrichshall à l'intérieur, puis massage. L'auteur fut à la fois étonné et satisfait, quand il vit au bout de quelques jours un changement radical. Si on voulait donner une expression numérique à la chose en représentant par O, le début du processus et 100 la guérison complète on pourrait dire qu'on avait gagné 50 0/0 dans l'intervalle. On fait alors porter le massage sur l'autre œil en laissant le premier en repos, au bout de 24 heures l'état de celui-ci n'avait pas changé, tandis qu'on avait du côté du premier une amélioration de 30 0/0 au moins. Après 5 à 6 séances, guérison complète. L'épisclérite était guérie, l'œil avait son aspect normal : il ne restait plus rien que l'asthénopie mal déterminée dont il a été parlé et qui se prolongea fort longtemps.

Obs. CXXI (Schenkl)

Iritis à répétition. — Iridectomie. — Tendance persistante aux récidives
Massage ; pas de résultats.

Un homme de cinquante ans a eu du côté gauche des récidives si fréquentes d'iritis qu'il a dû subir l'iridectomie en 1879, à Dresde. Cette opération n'eut pas raison de la tendance aux récidives et au moment ou l'auteur le vit, il en présentait une qui datait de 8 jours Depuis l'enfance

l'œil droit est amblyope. (Doigts à 4' : Strabisme divergent de ce côté
l'œil gauche présente des phénomènes inquiétants d'irritation. Troubles
légers de l'humeur aqueuse, cicatrice et tuméfaction de l'iris, myosis ;
céphalalgie frontale. Le malade fut massé chaque jour avec précaution
avec de la vasseline ; atropine, pas de douleur, pas d'augmentation de
l'irritation ; mais la durée totale de la maladie ne fut pas essentiellement diminuée (1).

Obs. CXXII (Schenkl)

Restes d'iritis. — Poussée aiguë. — Massage. — Guérison.

A. N. 18 ans couturière synéchies nombreuses de l'œil gauche à la
suite d'une iritis qu'elle avait eue 2 ans auparavant. Depuis 10 jours
récidive avec signes d'irritation et névralgie. Massage avec atropine et
vasseline, parfaitement supporté, guérison au bout de trois semaines. A
la même époque : O D rougeur, larmoiement, photophobie ; tous ces
phénomènes disparaissent par le massage avec l'atropine vasseline.

Schnabel aurait réussi à faire disparaître par le traitement
des troubles glaucomateux de la cornée. Schenkl qui l'a employé également, n'a pas toujours eu à s'en louer. Dans l'observation qu'on va lire, l'amélioration était si légère qu'autant
vaut n'en pas parler ; chez un autre les douleurs augmentèrent
à tel point à la suite des manipulations qu'il se refusa énergiquement à ce qu'elle fussent continuées.

Obs. CXXIII (Schenkl)

*Glaucome inflammatoire chronique. — Massage. Amélioration tem-
poraire.*

K. L. 40 ans.
OG. Glaucome absolu.
OD. Depuis 2 ans, symptômes prodromiques d'un glaucome inflam-
matoire chronique. Mydriase.

$$T + 1 \quad V = \frac{20}{200} \quad Ch. \; v. \; r.$$

Hémicranie.
A l'ophtalmoscope :
Excavation marquée du nerf optique et pouls artériel, refuse toute

(1) *Prag. med. Wochenschr*, 1882, n° 29, 30, 31 et 32.

opération. Massage journalier et à sec de l'œil bien supporté diminution de la tension persistant deux heures après l'application du procédé, le lendemain le tonus est redevenu ce qu'il était auparavant. Pas de rétrécissement de la pupille.

Parmi les indications générales qu'il formule et que nous verrons plus loin, M. Klein a placé le blépharospasme et la névralgie sus-orbitaire. « Comme nous n'avons plus affaire au globe de l'œil, ajoutait-il, ce n'est plus tout à fait notre affaire même quand les affections en question rentreraient dans la sphère de l'ophtalmogie et cela parce qu'au point de vue du manuel opératoire du massage, les paupières, organes protecteurs du globe de l'œil sont absolument comparables au reste du corps ».

Au moment où M. Klein écrivait ces lignes, le massage avait été essayé par M. Abadie dans une des affections qu'il signalait :

« Le 21 janvier 1882, dit-il, paraissait, dans le *Progrès médical*, un article de M. Vigouroux, annonçant que M. Wolff guérissait par un procédé à lui appartenant une affection jusqu'ici réputée incurable, la crampe des écrivains. Comme il s'agissait de malades qui avaient été vus par M. Vigouroux et par M. le professeur Charcot, le diagnostic ne pouvait être mis en doute.

Toutes les fois qu'on prétend avoir découvert le moyen de triompher d'une affection jusqu'alors réputée incurable, la chose en vaut la peine et mérite de fixer l'attention. Aussi, j'avais lu et médité l'article Vigouroux, cherchant à me rendre compte de quelle façon le succès était obtenu. Malheureusement, ni M. Vigouroux dans le *Progrès médical*, ni M. Wolff dans la circulaire en question, ne donnent des détails bien précis sur la manière d'opérer. M. Vigouroux nous parle bien d'une distention plus ou moins forcée, presque d'une élongation des muscles spécialement affectés, combinée à des mouvements plus étendus de l'avant-bras et du membre supérieur tout entier ; mais M. Wolff reste sobre de détails sur le *modus faciendi* qui lui serait personnel, et qui constituerait le secret de sa découverte.

Le mot « élongation des muscles » prononcé par M. Vigoureux m'avait frappé. J'avais pensé qu'en effet c'était bien là le mot indiquant la chose, et dans mon esprit l'efficacité du procédé consistait sans doute soit dans l'élongation des muscles, soit peut-être dans l'élongation des extrémités nerveuses sensitives et motrices, qui viennent se perdre à la surface des derniers faisceaux musculaires. L'élongation des *troncs nerveux* est une conquête thérapeutique récente qui compte aujourd'hui à son actif des succès nombreux et indiscutables et qui a permis de guérir des troubles de sensibilité et de motilité, ayant résisté à tous nos autres moyens d'action. Elle se fait, ou bien en allant directement à la recherche du nerf, ou bien sous la peau en respectant les parties molles, comme par exemple pour le sciatique où l'élongation se produit en renversant sur le bassin le membre inférieur maintenu fortement tendu.

Il me paraissait que, dans les manipulations pratiquées par M. Wolff, l'extension forcée de certains muscles pouvait entraîner l'élongation des filets nerveux qui les innervent, et amener par suite la modification de certains états pathologiques. Si cette conception est juste, on serait en possession d'une méthode générale de traitement : le *massage forcé* applicable à tous les états spasmodiques des muscles facilement accessibles, tels que le sterno-mastoïdien, etc.

Le spasme du muscle orbiculaire me semblait devoir être justiciable de ce traitement à tous les points de vue. D'abord, c'est un spasme dont l'étiologie est bien connue ; il est le résultat d'une excitation réflexe partie des terminaisons sensitives du trijumeau. La preuve en est que le meilleur moyen pour le faire disparaître consiste à sectionner les branches sus ou sous-orbitaires de la cinquième paire. De plus, c'est un muscle placé superficiellement sous la peau et facile à distendre dans tous les sens » (1).

Voyons comment l'auteur mit son projet en pratique :

1. *Gazette des Hôpitaux*, 1882, p. 925.

Obs. CXXIV (Abadie)

Blépharospasme. — Massage. — Guérison.

Une malade âgée de quarante-cinq ans, se présente à ma clinique, atteinte d'une blépharospasme de l'œil gauche. Ce spasme de l'orbiculaire remonte à une dizaine d'années environ ; il s'est un peu étendu aux muscles de la joue, et par moments, quand il est très-accusé, il donne à la physiomie un aspect grimaçant. Depuis le début de sa maladie, cette femme à consulté plusieurs spécialistes qui, après avoir essayé successivement tous les moyens ordinaires (électricité, injections de morphine, etc.), lui ont proposé à plusieurs reprises, comme ressource suprême, la section du nerf sus-orbitaire ; mais elle n'a jamais voulu consentir à une opération. Comme à mes confrères, la névrotomie me paraît être le seul moyen curatif ; mais en présence d'un refus obstiné, je crois l'occasion favorable d'essayer le massage forcé.

Après avoir enduit de vasseline tout le pourtour de l'œil, je pratique avec les pouces, aussi vigoureusement que je le puis, la distension forcée du muscle dans un sens rayonné tout autour de l'œil, refoulant la peau et les tissus-sous-jacents de l'ouverture palpébrale vers la périphérie. Cette séance de massage, qui finit par devenir réellement fatigante pour l'opérateur et la malade, dure environ six à sept minutes.

Le lendemain cette malade revient, accusant un soulagement notable dans son état ; son œil gauche est, en effet, presque aussi ouvert que le droit. Je la tiens en observation pendant une heure environ, et je constate que le spasme de l'orbiculaire est incontestablement moindre que la veille. Nouvelle séance de massage forcé pendant dix minutes.

Le lendemain, l'amélioration s'accentue encore, et cette femme nous déclare que de tout ce qu'elle a essayé jusqu'ici c'est ce qui lui a le mieux réussi. Le traitement est continué pendant trois semaines, au bout desquelles la guérison semble au moins momentanément assurée: les paupières s'ouvre aussi librement l'une que l'autre. Depuis, cette malade a cessé de venir, et j'ignore si le résultat s'est maintenu aussi satisfaisant.

Depuis lors, M. Abadie a eu recours au même procédé et non sans succès : Un jeune homme, âgé de vingt-six ans, atteint depuis un an d'un blépharospasme monolatéral, a été aussi rapidement amélioré, et n'est plus revenu au bout de quinze jours, se disant guéri.

« Mais je dois avouer, ajoute-t-il, qu'à côté de ces deux succès, au moins momentanés, j'ai eu un revers complet chez une autre malade, âgée de cinquante-cinq ans, affligée depuis longtemps de cette forme bizarre le blépharospasme double intermittent, qui procède comme par surprises produisant une cécité momentanée par l'occlusion violente des paupières, puis disparaissant subitement comme il est venu ; c'est pourtant une forme qui guérit bien par la névrotomie.

Je me propose d'essayer encore le massage forcé de l'orbiculaire contre le *spasme nocturne des paupières,* affection qui est loin d'être rare, bien qu'elle ne soit signalée dans aucun ouvrage classique. Je profite de l'occasion pour en dire quelques mots.

Assez souvent, nous sommes consultés par des malades qui se plaignent de ne pouvoir ouvrir les yeux, soit pendant la nuit, soit le matin au réveil. Chez quelques-uns, l'impuissance est parfois absolue, et ce n'est qu'au bout de cinq ou dix minutes qu'ils parviennent, après des efforts pénibles et douloureux, à écarter les paupières l'une de l'autre.

Chez d'autres, la difficulté est telle qu'ils ne peuvent y réussir qu'en se servant de leurs doigts. Ce spasme nocturne ne paraît lié à aucune lésion intra ou extra-oculaire, et c'est probablement en raison de son caractère de bénignité que cette affection a passé jusqu'ici, sinon méconnue, du moins non décrite. Pourtant cette difficulté d'ouvrir les yeux la nuit est parfois gênante et même inquiétante pour certaines personnes, et il est bon qu'on s'en occupe.

J'ai remarqué qu'habituellement cette affection finit par disparaître d'elle-même ; mais elle résiste à tous les moyens que jusqu'ici j'ai tenté de lui opposer (frictions analgésiantes, électricité, etc.). Peut-être que le massage forcé de l'orbiculaire se montrera plus efficace ».

Nous ne saurions mieux faire pour résumer l'état actuel de nos connaissances sur les indications du massage de l'œil que de citer en partie les conclusions de M. Klein.

« Je place, dit-il, en première ligne, les maladies accompagnées d'une augmentation de la pression. Dans les cas de

glaucome aigu ou chronique, accompagnés d'accidents inflammatoires et d'élévation de la tension intra-oculaire, le massage
doit présenter une certaine efficacité. Lorsque l'iridectomie et
la sclérotomie sont restées sans résultat, on ne doit pas négliger d'y avoir recours car, il ne faut pas l'oublier, il n'est jamais
nuisible. L'action dépressive qu'il exerce sur la pression
n'est pas douteux, on peut simplement se demander si elle est
permanente ou temporaire. On doit également y recourir
avant toute opération, à moins qu'il ne soit nettement contre-
indiqué, comme on recourt à l'ésérine ou à la pilocarpine.

Les violentes douleurs névralgiques de toutes les formes de
glaucome, surtout du glaucome absolu dans lequel il ne peut
plus être question d'opération, sont une indication. Il est possible qu'elles soient atténuées, si elles ne disparaissent pas
complètement. Pagenstecher a réussi à guérir un cas dans
lequel, selon toute probabilité les terminaisons des nerfs
ciliaires étaient comprimées par un exsudat. Il est probable que
les cas invétérés dans lesquels les terminaisons sont distendues
et refoulées par l'énorme quantité de lymphe épanchée sont
améliorés parce que le massage refoule en partie cette lymphe dans les voies de résorption.

On a peu de chose à perdre en essayant le massage dans
une forme de glaucome contre laquelle toute opération est
périlleuse, la forme hémorragique.

En me plaçant au même point de vue, il me paraît digne de
considération dans les douleurs ciliaires. On sait combien
elles sont rebelles à tous les traitements. J'en ai observé un
cas, dans le cours de l'année 1879, chez la femme d'un com-
merçant de Varsovie ; elle éprouvait une douleur légère,
supportable qui disparaissait pendant des intervalles de
quelques heures, mais au bout de quelques semaines se dé-
veloppèrent des paroxysmes épouvantables ; durant ce temps
apparaissaient des éruptions herpétiques sur la cornée. Je
n'ai pas eu l'occasion de voir ces accès ; quand j'ai examiné
cette personne, la cornée semblait parfaitement saine ; à part
un peu d'hypermétropie et d'astigmatisme hypermétropique,
tout était normal, cela n'empêchait pas l'éruption vésiculeuse

d'apparaître et de disparaître sans laisser de traces. Tous les médicaments employés étaient restés sans résultat. Des instillations de morphine faites dans l'œil avaient simplement produit une légère amélioration.

Si j'avais l'occasion de voir de nouveau un cas semblable, je n'hésiterais point à recourir au massage, peut-être s'agit-il d'une compression des nerfs ciliaires par une collection liquide, d'un exsudat, d'une prolifération cellulaire dans leurs gaînes ou entre leurs fibres, produits que le massage pourrait faire résorber. La même année, quelques semaines plus tard, j'eus à traiter une dame de 50 ans qui présentait des phénomènes exactement semblables. Chez elle il s'agissait d'un herpès, j'en ai vu deux accès séparés par une pause de 6 à 8 semaines. Elle avait des vésicules dont le volume variait depuis celui d'un pois à celui d'une lentille au centre d'une cornée parfaitement claire, c'est-à-dire, dont le tissu parfaitement clair était recouvert d'une couche d'épithélium qui disparaissait, laissant à sa place des petites ulcérations. Les douleurs d'abord très vives cessaient quand elles se rompaient et le reste durait encore deux à trois jours.

En 1880, survint un nouvel accès, je propose à la malade de ponctionner les vésicules avec la pointe du couteau à cataracte afin de diminuer la durée, elle remit au lendemain, puis au jour suivant. Alors j'ajoutai aux instillations d'atropine et au bandage protecteur de l'année précédente des insufflations de calomel, espérant réussir par ce moyen à provoquer nécessairement la rupture des vésicules. J'y réussis et au bout de deux jours, tout allait bien. Depuis lors j'ai revu cette femme en 1881, elle n'a pas eu de nouvel accès. Le massage me paraît indiqué en pareille circonstance et si jamais un cas analogue se présente, je n'hésiterai pas à l'employer, peut-être réussirait-il à produire la résorption du contenu des vésicules. Dans ces conditions, la douleur est certainement produite par le soulèvement de l'épithélium et le tiraillement des extrémités nerveuses qui se prolongent jusque dans la cornée.

Du reste, il résulte des remarques de Gradenigo que le massage a des propriétés anesthésiques énergiques. Une malade chez laquelle on faisait le soir des injections hypodermiques, les remplaçait avec avantage par le massage. »

L'avenir confirmera-t-il les prévisions optimistes de l'auteur? le massage rendra-t-il les services qu'il en attend, c'est ce que nous ne saurions dire. Malgré tout, les plus défiants auraient tort de le déclarer inutile et de le rejeter d'emblée. Nous avons vu que dans une partie des cas de M. Damalix, les résultats, sans être brillants, lui ont paru assez satisfaisants pour que, sans aller jusqu'aux recommandations positives de Klein, il ne craignît pas de lui donner une place honorable parmi les procédés thérapeutiques dont les oculistes disposent.

« Sur les cas observés par nous, dit-il, plus de la moitié ont bénéficié du traitement employé par nous et pas un seul de nos malades n'a vu une aggravation de son état antérieur. Ce premier point nous permet donc d'interpréter favorablement les moyens que nous avons mis en usage et nous donne le droit d'attribuer un rôle curatif important aux frictions de l'œil ou, si l'on veut, au massage de l'œil.

Remarquons d'autre part que, si nous avons échoué dans certains cas, c'était précisément chez des gens âgés où les conditions de vitalité sont moindres et chez lesquels la chronicité de l'affection était de longue date, et nous pourrons formuler ce premier jugement :

Le massage de l'œil est une très bonne méthode dans les kératites chroniques chez les jeunes sujets.

Cependant, tout en faisant du massage la base d'un nouveau traitement, il nous faut tenir compte aussi des moyens auxiliaires. Chacun sait en effet que, même avant l'emploi du massage, le traitement général jouait un grand rôle dans les affections de l'œil et aidait à la réparation d'un état plus complexe dont les accidents du côté de la cornée n'étaient qu'une manifestation particulière. De plus, au massage nous adjoignons, et cela d'une façon constante et méthodique, la pommade au précipité jaune et on peut admettre comme probable qu'ici encore l'effet curatif observé peut avoir été influencé dans une large mesure par l'action résolutive des sels de mercure.

Et pour résumer en quelques mots notre opinion sur cet essai thérapeutique, nous dirons « que le massage de l'œil est un procédé facile, d'une action rapide, non douloureux et qui peut rendre des services d'autant plus grands dans le traitement des affections chroniques de la cornée, qu'on aura affaire à des sujets plus jeunes et qu'on associera au massage proprement dit la pommade au précipité jaune et un traitement général reconstituant.

Là s'arrêtent nos conclusions : Pagenstecher va beaucoup plus loin ; suivant lui, l'indication du massage se poserait dans un bien plus grand nombre de cas. Les affections de la cornée, de la conjonctive, de la sclérotique, voire même des procès ciliaires, seraient justifiables de l'emploi de cette méthode, mais toutefois il la répudie absolument pour les affections inflammatoires aiguës dans les cas où des phénomènes d'irritation se manifestent du côté de l'iris.

Pour ce qui concerne la cornée, l'efficacité du massage se ferait surtout sentir lorsqu'on est en présence de ces opacités superficielles et profondes qu'on rencontre si souvent comme résidu des pannus, de la kératite scrofuleuse superficielle ou de la kératite parenchymateuse ; mais encore, pour le voir réussir, faut-il ne l'employer qu'à des périodes tout à fait déterminées. Les maladies de la conjonctive et de la sclérotique sont, pour l'auteur allemand, celles où l'on obtient les meilleurs résultats, et notamment dans la forme de conjonctivite qu'il appelle pustuleuse ; il les place au premier rang pour la rapidité et la sûreté d'action du massage ».

2° *Appareil de l'audition.* — Nous terminerons le chapitre des maladies du système nerveux par une courte addition relative à l'appareil de l'ouïe. Les auteurs que nous avons consultés, sont sobres de détails à cet égard. On pourrait même dire sans grande erreur qu'ils sont absolument muets. M. Gerst seul consacre une page aux maladies de l'oreille ou du moins à certaines d'entre elles, et conseille l'effleurage du cou comme adjuvant des traitements classiques.

« Dans les affections catarrhales de la trompe et de l'oreille moyenne, dans l'otite externe diffuse, j'ai quelquefois employé le massage et j'en ai obtenu de bons résultats. On peut supposer qu'en favorisant méthodiquement les déplétions de la veine jugulaire, des veines et des lymphatiques superficiels du cou, comme on le fait par le massage de la région, on produit une aspiration énergique dans tout le réseau formé par ces veines et ces lymphatiques et en outre qu'on favorise comme dans l'ozène ou l'amygdalite accompagnée d'ulcérations ; il faut toutefois surveiller attentivement l'écoulement du pus avant le début des séances, nettoyer à fond la cavité de l'oreille avec des liquides désinfectants (Procédé de Valsalva ou de Politzer).

Obs. CXXV (Gerst)

Rhumatisme articulaire aigu. — Salpingite. — Inflammation de la caisse du tympan. — Massage du cou. — Guérison.

Simon Maag, cordonnier au 2ᵉ régiment d'artillerie de campagne, âgé de 31 ans, devient malade le 1ᵉʳ mars 1878, avec des alternatives de froid et de chaud, de la céphalalgie, des douleurs de différentes jointures ; dans l'articulation de la main et du coude droit, dans celle de la hanche gauche, du genou et du pied. Au début du traitement, douleur dans les jointures ; céphalalgie et depuis la veille sensation de douleur brûlante dans le cou et dysphagie pharyngienne. Gonflement œdémateux des articulations en question ; rougeur et gonflement de la muqueuse pharyngienne. Catarrhe bronchique des deux côtés. P = 120 T A = 40,3. Salicylate de soude 4 gr., vessie de glace sur la tête, compresses d'eau glacée autour du cou, articulations malades, entourées de ouate et immobilisées dans des gouttières en carton ; élévation de ces articulations. Morphine.

3 mars. Les douleurs articulaires continuent. La dysphagie et la raucité de la voix également. Douleurs dans l'oreille droite. Entend très mal de l'oreille gauche. Le gonflement et l'injection de la muqueuse pharyngienne persistent. La membrane du tympan du côté droit est injectée. Procédé de Valsalva sur les deux oreilles sans succès. P = 112 F = 39. Salicylate de soude, vessie de glace sur la tête ; plus de vessies de glace autour du cou. Effleurage des deux côtés du cou, 4 séances de chacune 10 minutes par jour.

Le soir, rougeur et gonflement de la muqueuse pharyngienne ; la céphalalgie et les mouvements de déglutition ont diminué, la douleur gravative de l'oreille droite a disparu, et il ne reste plus de ce côté comme du côté gauche que de la difficulté de l'audition. Douleur dans l'oreille droite moindre que le matin ; les jointures sont toujours tuméfiées et douloureuses. T=39°1. Continuer l'acide salicylique et l'effleurage.

4 mars. Les douleurs d'oreille, la dysphagie et la dysphonie ont disparu. La dureté de l'ouïe et les douleurs des jointures continuent des deux côtés. Peau moite. Pas d'injection de la membrane du tympan, la muqueuse du pharynx est encore un peu gonflée et hypérémiée. Le gonflement articulaire est moindre. T = 38°,4.

Effleurage et traitement par l'acide salicylique continué.

5 mars. La dureté des deux oreilles a disparu ; les articulations ne sont plus douloureuses mais seulement gonflées. Muqueuse du pharynx normale ; peau humide et chaude. Température 37°,5. Continuation de l'effleurage et du salicylate de soude.

6 mars. Les articulations ne sont plus douloureuses, elles peuvent être remuées. Sueurs profuses, pas de faiblesse, début de la convalescence.

« On pourrait croire, dit l'auteur, après avoir rapporté cette observation, que les troubles de l'audition résultaient de l'action de l'acide salicylique. L'injection de la membrane du tympan, la disparition de ces troubles lorsque l'on continuait d'administrer le médicament, semblent indiquer le contraire. Les douleurs aurales, les anomalies de l'audition avaient été guéries par la résorption rapide des éléments du sang accumulés dans les organes enflammés ; de même que celle de l'infiltration séreuse et cellulaire, l'action thérapeutique de l'effleurage devra être très utile dans toutes les affections de l'appareil auditif avec hypérémie et exsudation séreuse. Même lorsque le stade d'hypérémie aiguë est passé et qu'une suppuration chronique s'est développée à sa place dans l'otite externe, dans l'otite moyenne aiguë ou chronique, ce traitement est utile. En général, cet état a été précédé d'une inflammation catarrhale de la muqueuse du pharynx, inflammation qui s'était étendue à la trompe et à l'oreille moyenne d'un côté, à la trompe seulement de l'autre ; ces symptômes disparurent sous l'influence de l'effleurage parce qu'il fit disparaître l'hypérémie inflammatoire des organes de la région.

OBS. CXXVI

Otite externe suppurée. — Massage. — Guérison.

Conrad Voltaud de la compagnie de santé du 2° bataillon du train fut reçu le 9 avril 1878 dans l'hôpital de garnison de Vürzburg ; la veille il avait eu à la suite d'un refroidissement des douleurs dans la moitié droite de la face et dans l'oreille droite ; depuis le matin, il a des vertiges, des douleurs de tête, et un écoulement purulent de l'oreille droite.

Dans le conduit auditif externe du côté droit, on voit du pus d'un jaune rougeâtre et en grande quantité.

Ce conduit est rétréci et douloureux à la pression. Après le nettoyage de l'oreille les téguments externes sont tuméfiés, hypérémiés ; la membrane du tympan est injectée ; acuité auditive diminuée de ce côté. T = 38°,2.

Traitement : trois fois par jour effleurage des deux côtés du cou, penant dix minutes au début de chaque séance. Le conduit auditif est netoyé avec de la ouate salicylée et on enlève le pus avec une solution phéniquée à 1 0/0. Après le nettoyage, le conduit est obturé avec de la ouate salicylée.

Après la première séance, les vertiges et la céphalalgie ont disparu.

10 avril. La collection purulente du conduit auditif externe est moindre. Douleur de tête insignifiante. On continue l'effleurage.

11 avril. Suppuration abondante. Plus d'injection de la membrane du tympan T = 38°,5. Continuation du traitement.

18 avril. Sécrétion du pus très légère. Pas de tuméfaction des parties molles du conduit auditif. On aperçoit une néoformation d'épiderme sur la paroi rougie du conduit auditif près de son orifice externe.

24 avril. Pas de sécrétion purulente. La restauration épidermique est sensiblement avancée.

28 avril. Guérison complète. Quitte l'hôpital.

Je suis loin d'accepter à la lettre l'opinion extrêmement favorable de l'auteur sur ce point ; nous avons en tout deux observations. Dans l'une, il s'agit d'une affection générale grave contre laquelle on n'emploie pas le massage. Rien ne dit que les frictions rudimentaires faites des deux côtés de la nuque du cou aient été pour quelque chose dans la rétrocession rapide des troubles auditifs. Il n'est nullement rare que la polyarthrite aiguë rhumatismale s'accompagne de phlegmasies étendues des muqueuses ; les troubles auditifs avec une dose de un gramme d'acide salicylique par jour ne sont sûrement pas constants. De sorte que sans essayer de rattacher la dureté de l'ouïe ou les douleurs d'oreille à la médication employée, on n'est pas nécessairement obligé de mettre leur disparition sur le compte du massage. Le rhumatisme a été traité, il est possible que la rétrocession se soit dispersée d'abord du côté de la muqueuse pharyngée, tubaire et tympanique.

Dans le second, il s'agit d'une otite externe suppurée ; il est probable que les injections désinfectantes, les lavages, l'occlusion avec des tampons de ouate aient exercé une action infiniment plus énergique que les frictions faites des deux côtés du cou.

De sorte que, pour ce qui est du massage dans les maladies de l'oreille, nous nous bornons à signaler son emploi, sans oser promettre grand'chose à ceux qui seraient tentés de l'essayer.

CHAPITRE VIII

MASSAGE DANS LES MALADIES DE L'APPAREIL CIRCULATOIRE

On l'a employé dans les maladies du cœur comme tonique, puis pour faciliter la circulation en retour et diminuer l'œdème ; on l'a employé dans les angiomes, les varices ; dans presque tous ces cas, les résultats obtenus sans être brillants valent la peine d'être mentionnés.

Arétée conseillait les exercices modérés et le massage dans les maladies du cœur ; il est vrai que chez les médecins de l'antiquité cette expression était loin d'avoir le sens que nous lui attachons aujourd'hui, et que bien souvent on croyait le cœur en cause lorsqu'il s'agissait simplement de gastralgie ou de névralgies intercostales.

Galien ne parle pas du cœur, mais il déclare que chez les hydropiques on fera bien d'avoir recours aux bains d'étuves et aux massages répétés et énergiques, afin de favoriser la disparition de l'eau qui est sous la peau. Les modernes ont espéré plus, au lieu de s'en tenir à l'épiphénomène, à l'œdème, à la stase veineuse ; ils ont voulu agir indirectement par le cœur lui-même.

« En soumettant par exemple, dit M. Georgii, la poitrine à une espèce de vibration en même temps que cette partie du corps est ramenée en avant par le médecin ou le masseur, on fait cesser souvent au bout de quelques secondes cette sorte d'évanouissement qui se présente dans les cas de perturbation du cœur. »

Jusque-là il n'y a rien que de parfaitement physiologique.

Georgii traite la syncope des cardiaques par les excitations cutanées et la respiration artificielle, rien de mieux. Mais il va beaucoup trop loin, quand il prétend agir directement sur les contractions du cœur. Cruveilhier moins ambitieux était infiniment mieux inspiré.

« Si l'on se rappelle, dit-il, combien est grande la quantité de sang qui pénètre les muscles de la vie de relation, combien la circulation qui a lieu à travers les muscles agissants est plus considérable que celle qui a lieu à travers les muscles à l'état de repos ; si l'on rapproche de ces faits, d'une part, cette loi de l'économie en vertu de laquelle la fluxion sanguine ne peut être portée au même degré dans deux points à la fois ; d'une autre part, cette autre loi par laquelle l'exercice répété, exagéré d'un muscle, augmente très rapidement sa masse, son volume et son énergie de contraction et développe proportionnellement son système vasculaire, on comprendra facilement quelle dérivation puissante doit opérer sur la circulation et sur la nutrition du cœur, l'exercice simultané de presque tous les muscles de l'économie[1]. »

Les exagérations avaient produit ce qu'elles produisent toujours, la défiance puis l'abandon. Dans une thèse soutenue en 1869, et rédigée sous l'inspiration de M. Constantin Paul, M. Perrussel a rapporté deux observations d'applications du massage dans les maladies du cœur. Les voici *in extenso* :

Obs. CXXVII (de Perussel)

Affection organique du cœur.— Lésion mitrale. — Dégénérescence graisseuse, anasarque, hypertrophie.— Mort imminente.— Massage paliatif. — Disparition de l'anasarque, puis de l'asystolie.— Amélioration considérable. — Plus tard, pneumonie, suite de refroidissement, et mort.

Delrieux (Guillaume), 72 ans, entre à l'hôpital de la Charité, salle Saint-Jean-de-Dieu, n° 19, le 13 janvier, pour une affection cardiaque.

1. *Anat. patholog.*, t. III. f° 21.

Cet homme, né à Pont-de-Vernet (Cantal), n'est malade que depuis deux ans ; il n'accuse aucun antécédent rhumatismal.

Le début s'est manifesté d'une manière insidieuse ; il fut pris, au milieu de ses occupations, de palpitations de cœur qui l'obligeaient de cesser son ouvrage ; quelquefois, à la suite de ces palpitations, il eut quelques crachats sanguinolents.

Après quelques mois de cet état, un peu d'œdème survint aux membres inférieurs, puis aux membres thoraciques.

L'état général était mauvais, l'appétit nul, la faiblesse extrême ; tout mouvement et tout effort étaient rendus impossibles par suite des palpitations et des angoisses qu'elles produisaient.

Ce malade se décide donc à entrer à l'hôpital, et présente à son arrivée les phénomènes suivants : face pâle, abattue, œdématiée ; oppression extrême ; battements de cœur tumultueux, intermittents, perçus facilement avec la main, qui est assez vivement repoussée ; œdème des membres thoraciques et pelviens, plus prononcé dans les premiers ; peau blanche sans circulation capillaire apparente.

L'auscultation fait constater quelques râles sous-crépitants à la base des deux poumons ; celle du cœur fait percevoir un bruit de souffle râpeux au premier temps ayant son maximum d'intensité au-dessus de la pointe, en dehors et à gauche du sternum, se propageant vers la pointe et disparaissant au-dessus de la base de l'organe ; le pouls est petit, irrégulier, intermittent ; pas de pouls veineux aux jugulaires. La percussion donne une augmentation du volume du cœur : la pointe se trouve, en effet, dans le sixième espace intercostal, au-dessous du mamelon. Le diagnostic porté est donc : affection mitrale.

L'œdème des membres thoraciques donne les dimensions suivantes :

Bras droit :

1° Circonférence de la main,	25 cent.	3 mil.
2° — du poignet,	19	5
3° — de l'avant-bras,	28	5

Bras gauche :

1° Circonférence de la main,	26 cent.	5
2° — du poignet,	21	»
3° — de l'avant-bras,	27	»

Quant à l'œdème des membres pelviens, bien qu'existant, il était assez peu considérable pour que je n'aie pas cru nécessaire d'en faire la mensuration.

Les séances de massage furent commencées le 20 janvier, et les manœuvres consistèrent en frictions linéaires excentriques, d'après la méthode conseillée par M. le Dr Constantin Paul. La première séance fut de dix minutes pour chaque membre. Les frictions furent continuées chaque matin pendant le même laps de temps, et le 25, le malade ressentit un soulagement notable consistant en une liberté plus grande de la poitrine, des battements cardiaques moins précipités, une dyspnée moins intense, et enfin une diminution notable de l'œdème. Les symptômes s'amendèrent graduellement, et disparurent tout à fait le 10 février, époque à laquelle il n'existait plus de trace d'œdème, où les palpitations et l'oppression étaient presque nulles, où la faiblesse avait disparu, où l'appétit était revenu, et où l'abattement avait fait place à un sentiment de bien-être que ce pauvre vieillard n'avait pas éprouvé depuis longtemps.

La circulation veineuse avait entièrement repris son cours ; les veines se voyaient sous la peau, pleines, turgescentes et gorgées de sang.

Les frictions furent cependant continuées tous les deux ou trois jours, autant pour empêcher le retour de l'œdème que pour aider à la circulation veineuse, car, la lésion organique persistant, les accidents n'auraient pas tardé à revenir si le malade avait été abandonné à lui-même.

Le malade se maintient dans cet état satisfaisant jusqu'au milieu du mois de mars, époque à laquelle, à la suite d'un refroidissement, il contracta une pneumonie qui l'enleva en quelques jours.

L'influence du massage fut ici des plus caractéristiques, et amena en peu de temps, dans l'état local, des changements notables : disparition des obstacles de la circulation, et par suite de l'œdème ; activité plus grande de la circulation veineuse, et par suite soulagement pour le cœur ; dans l'état général, disparition de la dyspnée, retour de l'appétit, nutrition plus complète et retour des forces.

OBS. CXXVIII (de Perussel)

Affection cardiaque, insuffisance aortique. — Dyspnée intense. — Hypertrophie considérable. — Palpitations violentes ; œdème des membres supérieurs. — Insomnie. — Mort imminente. — Massage. — Amélioration.

Siruget, âgé de 24 ans, employé de commerce, entre à la Charité le 23 décembre 1868, salle Saint-Jean-de-Dieu, n° 18. Le début de sa maladie remonte à une dizaine d'années et se manifesta par des épistaxis fréquentes revenant toute l'année et plus abondantes en été. Souvent il ressentait des palpitations qui disparaissaient au bout d'un certain temps, mais qui jamais ne l'avaient forcé de quitter son ouvrage. Depuis six semaines, se sentant plus souffrant, il se décida à entrer à l'hôpital. A son arrivée, on constate les phénomènes suivants : bouffissure de la face, dyspnée considérable, œdème des membres supérieurs et inférieurs, palpitations violentes ; appétit nul, débilité extrême.

Inspection. Voussure très notable du côté gauche avec soulèvement des 4°, 5° et 6° côtes.

Palpation. Énergie toute particulière du choc soulevant la main.

Percussion. Matité énorme, limite supérieure normale dans le 2° espace intercostal. Diamètre vertical de 16 centimètres, bord droit fortement dévié ; de l'oreillette droite à la pointe 16 centimètres 5.

Auscultation. Premier bruit fort, rude ; bruit de souffle au 2° temps à la base ayant son maximum dans le 2° espace intercostal droit et se prolongeant le long de l'aorte.

Pouls. Large, irrégulier, bondissant, augmentant d'intensité par l'élévation du membre.

La réunion de ces divers symptômes nous permet de porter le diagnostic suivant : insuffisance aortique avec hypertrophie considérable du tissu musculaire.

Comme antécédent, pas de rhumatisme, pas d'affection pulmonaire ; le malade dit seulement que son père a la goutte.

Le massage ne fut commencé que le 15 janvier. Nous procédâmes à des séances d'une demi-heure par jour, faites alternativement sur les membres thoraciques et pelviens. Les premières séances ne furent pas très bien supportées par le malade, en raison de son extrême sensibilité ; il s'y habitua cependant et ne tarda pas à éprouver les bienfaits de cette médication.

En effet, à dater du 25 janvier, tous les phénomènes étaient notablement diminués, et le 1er février l'état du malade était le suivant : disparition de l'œdème, rétablissement de la circulation veineuse, palpitations moins violentes, retour de l'appétit et des forces, possibilité de s'étendre dans son lit. Le bruit de souffle existait toujours, le pouls était toujours aussi large et bondissant, l'hypertrophie avait conservé le même volume ; en un mot, toutes les lésions matérielles n'avaient subi aucun changement, mais les symptômes subjectifs, sur lesquels seuls la thérapeutique a quelque prise avaient notablement diminué ; or, nous avons dit au commencement de ce chapitre que ce n'est pas tant la lésion matérielle que les troubles fonctionnels qui constituent un obstacle à la vie.

Comme dans le cas précédent, la méthode employée a consisté en frictions linéaires excentriques.

Le malade quitta la Charité dans les premiers jours de mars pour aller à Vincennes où il resta huit jours.

Nous le revîmes dans le courant d'avril, son état était le même qu'à sa sortie de l'hôpital : aucune aggravation ne s'était manifestée. Mais nous n'avons pas la prétention de croire à une guérison complète : les moyens employés ne peuvent être que palliatifs, puisque les lésions matérielles existeront toujours, et nous croyons que, dans un temps plus ou moins rapproché, les accidents se représenteront et qu'il faudra recourir aux mêmes moyens. Pour être plus assuré du succès, il faudrait pouvoir y avoir recours dès le début de la reprise des accès et ne pas attendre leur trop grande intensité ; c'est du moins l'opinion de M. le Dr Gendrin, qui dit avoir pu par ce procédé prolonger la vie à certains malades pendant plusieurs années.

Dans les affections du système veineux le massage a été recommandé par Ardouin, Dally, Lepage, etc. Je ne savais rien de leurs travaux quand j'eus l'occasion moi-même de l'appliquer pour des varices volumineuses, superficielles et profondes des deux membres inférieurs. Je n'ai eu qu'à m'en louer : O. S. A. Starke et Bruberger l'ont employé non seulement contre les varices elles-mêmes, mais encore contre les cicatrices laissées par les ulcères variqueux et l'eczéma qui les accompagne.

« J'ai, dit le second, fait des frictions méthodiques de manière à accélérer le cours des liquides dans les vaisseaux sanguins et lymphatiques en ayant eu soin de donner préalablement une douche. Le malade était couché, les pieds étaient élevés ; j'ai eu de très bons résultats dans le traitement des varices. Je me proposais en premier lieu de produire une déplétion du système veineux de manière à ce que les éléments musculaires des parois veineuses toujours plus ou moins touchés dans la périphlébite qui accompagne les varices, pussent se contracter plus énergiquement de telle sorte que le tonus de la paroi augmentât. On peut appliquer ensuite une bande de caoutchouc de manière à éviter la réplétion nouvelle du système veineux. J'ai réussi à guérir très vite par ce procédé des gens qui, durant des mois, restaient assis sur un sopha, redoutant le moindre mouvement et à les guérir de telle sorte qu'ils pouvaient faire de longues courses à pied même dans les montagnes. Le procédé décrit est applicable aux cicatrices, surtout à celles que laissent les ulcères variqueux ; par le massage, elles deviennent plus élastiques et plus résistantes.

Voici mon observation :

Obs. CXXIX (personnelle)

Varices aux deux jambes. — Massage. — Guérison.

Mme C..., 28 ans, vue pour la première fois en 1880. A depuis quatre ans des varices des deux jambes, marquées surtout du côté gauche. Au-dessous du genou deux dilatations sont seules perceptibles tandis que sur la jambe il y a des varices nombreuses et très développées. Sur le trajet d'une des veines sinueuses, on trouve des indurations du volume d'une noisette (larges de 1 cent., longues de 1/2). Gonflement œdémateux des deux jambes, surtout de la gauche. Au-dessus des malléoles, bourrelet œdémateux plus accusé le soir. Employée dans un magasin, elle est obligée de rester debout la plus grande partie de la journée ; le soir elle peut difficilement regagner son domicile. Pendant l'été, les varices sont douloureuses.

Le pied est mis dans l'élévation ; frictions, pétrissage des tumeurs variqueuses. Au bout de deux mois, sans que la malade eût été obligée d'interrompre son travail, il ne restait plus de varices que sur la face postérieure de la jambe. Le soir, il n'y a plus d'œdème, la marche n'est plus pénible, la station debout peu fatigante. Les indurations ont notablement diminué de volume. A la cuisse, les varices sont toujours dans le même état.

J'ai revu cette malade au mois de février 1882, elle avait fait avec sa famille un séjour de deux ans en Algérie. Les varices avaient un peu augmenté de volume, mais il n'y avait eu depuis de douleur ni d'œdème.

Depuis lors, on a procédé avec beaucoup plus de hardiesse, l'observation suivante va nous le montrer :

Obs. CXXX (Kochmann)

Phlegmatia alba dolens. — Massage. — Guérison (1).

Mme Schw., convalescente de fièvre puerpérale, est prise, le 30 janvier 1883, de phénomènes fébriles et de douleurs dans la jambe gauche qui augmentèrent le matin. A ce moment, la température est à 38°,5 P = 96, œdème douloureux de tout le membre au-dessous de l'arcade crurale, dans le triangle de Scarpa. Tumeur du volume d'un œuf de pigeon. On diagnostique une phlegmatia alba dolens avec thrombose de la veine crurale.

Laissant de côté tous les moyens employés jusqu'à ce jour, sauf les

____

1. *Allgemeine Central zeitung*, février 1883.

laxatifs, j'employai le massage et j'obtins un succès remarquable. La jambe gauche fut placée sur un plan incliné oblique, de telle sorte que la pointe du pied fût plus haut que la tête de la malade. Au début, je masse à partir de la pointe du pied, en pressant légèrement au début, mais plus tard un peu plus énergiquement en accordant une attention toute spéciale aux organes internes de la cuisse sur le groupe des adducteurs, qui étaient douloureux et dont l'augmentation de volume avait occasionné la tuméfaction de la cuisse. Le massage fut fait sur ces muscles de haut en bas et de dedans en dehors. Ensuite, l'élévation fut maintenue par un sachet de sable placé au-dessous de la jambe, de manière qu'elle fût plus élevée que le fémur et les muscles de la cuisse tuméfiés. A la suite des tractions exercées par le massage sur la peau et les muscles, la circulation devint meilleure et la douleur disparut. Surpris par les résultats de cette première séance, l'auteur refit du massage le lendemain, puis une nouvelle application du pansement de Priessnitz en ayant soin d'élever la jambe et de l'entourer de serviettes pliées de la largeur de la main. On plaça une compresse de soie au-dessus, puis une couche de ouate. Le lendemain matin, le pansement et le lit étaient tout à fait humides, le membre était notablement moins œdématié, il n'y avait plus qu'un peu d'œdème des adducteurs. Il n'y avait plus de douleur pendant le repos et la température était normale. La tumeur était devenue notablement plus petite ; frictions légères de crainte d'embolie. On répète la même manœuvre le soir, et on donne une tasse d'infusion de jaborandi, 5 gr., pour tâcher de déterminer la sudation. Quatre jours après le début du traitement, tout danger avait disparu, la tuméfaction n'avait plus que le 1/3 de son volume primitif, au bout de douze jours la malade put quitter le lit, aidée d'un bâton. L'état général est bon. Le teint est meilleur et les forces augmentent.

M. Kormann a soulagé sa malade dès le premier jour ; il l'a remise sur pied très vite ; elle a été contente, la famille a été enchantée ; tout a donc été pour le mieux.

Cependant je ne conseillerais pas de compter sur un pareil succès et de recourir systématiquement au massage dans ces conditions. Qu'on procède aussi doucement qu'on voudra, on s'expose, de gaieté de cœur, à fragmenter et à mobiliser des caillots, à semer de la graine d'embolies. Le résultat obtenu, si satisfaisant qu'il soit, ne saurait être mis en balance avec le péril d'apoplexie pulmonaire et de mort subite auquel on s'expose de gaieté de cœur.

On ne saurait faire la même objection au traitement des angiomes.

Il y a plus de 30 ans Velpeau avait remarqué que les ecchymoses, ou les bosses sanguines d'origine traumatique, disparaissaient très vite par le massage. Estradère a relevé ce qui suit dans un journal de l'époque :

« Toute collection sanguine qui demande six semaines pour se résoudre sous l'influence exclusive des topiques peut être guérie en deux jours par l'écrasement ; en comprimant avec les paumes la collection sanguine, M. Velpeau a forcé le sang à s'infiltrer dans les mailles du tissu cellulaire ; or on sait que le sang infiltré, extravasé se résorbe bien plus rapidement que le sang formant dépôt, et il suffit en effet pour achever la guérison de quelques applications résolutives, dont à la rigueur on pourrait se passer. L'écrasement ou plutôt le massage forcé, auquel on a recours dans ce cas, est donc véritablement un remède salutaire et dépourvu d'inconvénients. Il est un peu douloureux, il est vrai, mais au bout d'une demi-heure, toute sensation pénible a cessé. »

C'est le principe de la division de l'épanchement, de l'amélioration de l'absorption locale appliqué avant même qu'il fût formulé. Mezger s'en est servi *a posteriori*, il a pensé que ce qui réussissait bien pour les ecchymoses, dans les entorses, pourrait être utile dans les angiomes. Le titre même qu'il a donné à l'unique observation publiée par lui sur ce sujet indique assez quel mécanisme il veut appliquer pour traiter les tumeurs vasculaires sanguines ; c'est la déchirure des vaisseaux sous-cutanés. Nous avons vu à propos des synovites fongueuses le broiement destiné à favoriser la régression graisseuse et par suite la résorption des granulations inflammatoires. Plus récemment enfin, un médecin danois, M. Meyer, a mis la méthode en pratique pour guérir des hématomes spontanés ou traumatiques du pavillon de l'oreille ; il en a eu raison lors même que des opérations chirurgicales beaucoup plus énergiques n'avaient pas donné de résultats. Les observations suivantes nous le démontrent.

Obs. CXXXI (Mezger) [1]

Angiome de l'aile gauche du nez. — Massage. — Guérison.

Un angiome congénital de la largeur de 0,01 centimètre se trouvait sur l'aile gauche du nez d'un jeune enfant, et avait pénétré jusqu'à la muqueuse, il avait un aspect bleuâtre. Dans les expirations prolongées, cette petite tumeur s'étendait et prenait une couleur plus foncée : par la pression, au contraire, elle pâlissait; quand l'enfant fut confié à mes soins, il était âgé d'environ 3 mois ; jusqu'alors, d'après ce que disaient les parents, la tumeur avait grossi constamment mais lentement. Je traitai ce cas avec un succès complet d'après la méthode suivante qui m'est propre :

Les doigts d'une des mains furent placés sur les veines émergentes, de manière que les capillaires fussent distendus par le sang. Les vaisseaux ainsi remplis furent rapidement comprimés de telle sorte que l'on pût déterminer la rupture de leurs parois. Quand même l'étendue de la tumeur ne le réclamerait point, j'emploie plusieurs séances dans ce but, allant toujours des bords vers le centre.

A la suite de ce traitement, deux phénomènes apparurent : une ecchymose sous-cutanée et un peu d'inflammation secondaire ; l'extravasat suivit le processus ordinaire, et disparut complètement. On peut accélérer la marche par quelques frictions dans le sens du courant lymphatique. L'inflammation est insignifiante quand on ne déchire à chaque séance que quelques vaisseaux.

Par suite de ce traitement, il se produit une induration cicatricielle de la peau et du tissu sous-cutané qui prévient toute récidive. Naturellement les vaisseaux sont rompus beaucoup plus aisément aux endroits où le tissu sous-jacent présente une certaine résistance. Dans le cas actuel où la tumeur siégeait sur l'aile du nez, on détermine artificiellement cette circonstance en introduisant dans la narine un bâtonnet de baleine, s'il s'agit de tumeur des joues, des lèvres ; les doigts placés dessous produiront la même chose.

Obs. CXXXII (Meyer)

Angiome du pavillon de l'oreille. — Massage. —Guérison.

Le 30 octobre 1874, l'auteur fut consulté par un homme très robuste pour une tumeur de la face externe de l'oreille, elle s'était déve-

1. Behandlung von Telangiektasien mit subkutaner Gefasszerreissung. *Arch. f. klin. Chir.* XII Bd. 1ʳᵒ Hft. p. 239.

loppée sans lésion préalable et presque sans douleurs, six semaines auparavant. Cette tumeur avait été depuis quatre jours soumise au traitement chirurgical. Incision, évacuation de certaine quantité de sang liquide. Réunion avec des bandelettes agglutinatives. La tumeur récidive très vite, nouvelle incision ; on remplit le fond de la plaie de charpie. Le traitement a été interrompu parce que de violentes douleurs s'étaient développées dans l'oreille et dans la moitié correspondante de la tête et avaient persisté même après l'enlèvement de la charpie. A ce moment, le malade avait interrompu le traitement.

Au moment où l'auteur voit ce malade, toute l'oreille externe à l'exception du lobule est rouge, chaude et douloureuse. La tumeur est en partie limitée à la peau et au tissu cellulaire sous-cutané, sur toute la partie correspondant au bord supérieur de la conque, sauf l'hélix, on trouve sous la peau enflammée une élévation ovale, horizontale, tendue, mais sensiblement fluctuante. Celle-ci présente une dépression triangulaire (trace de la fosse triangulaire) et sur la partie la plus inférieure, on remarque une plaie horizontale longue de un centimètre. Avec un moulage on trouve que la plus grande élévation de la tumeur est de 17 millimètres. A l'exception de ses douleurs dans l'oreille et dans la tête, l'état du malade est tout à fait satisfaisant. L'intelligence est intacte, il a un aspect robuste, pléthorique, n'a jamais été malade. Tous ses parents sont robustes et bien portants, son père a été atteint toutefois, vers l'âge de 63 ans, de mélancolie religieuse.

On applique pendant quatre jours de l'eau blanche, et la peau reprend son aspect naturel, la douleur et la sensibilité ont disparu. La tumeur horizontale persiste, elle est toujours fluctuante. Il ne pouvait plus être question de recourir de nouveau au traitement chirurgical. D'un autre côté, le malade désirant être guéri le plus tôt possible, il était difficile de s'en tenir à l'expectation pure et simple ; c'est alors que l'auteur résolut d'avoir recours au massage. A ce moment le procédé était encore nouveau en Danemark, de plus l'auteur avait vu avec quelle rapidité il détermine la résorption d'exsudats sous-cutanés. M. Meyer pratique le massage lui-même et enseigne au malade la manœuvre très simple qu'il y avait à faire. Après le massage, on place un bandage compressif consistant en deux pelottes de charpie une sur la face externe de l'oreille et une autre sur la face interne et d'un bandage destiné à fixer le tout. Ce malade retourne ensuite chez lui, on lui recommande de porter le bandage constamment et de faire quatre fois par jour des massages pendant un quart d'heure à chaque fois. Au bout d'une semaine, la tumeur avait complètement disparu. Les restes consistaient en deux stries légèrement saillantes, horizontales, résistantes, l'une s'étendait dans la fosse scaphoïde au-dessous de la partie supérieure de l'hélix.

Afin de produire la résorption de ces reliquats, j'ai recommandé de faire encore pendant quelque temps le massage.

Résorption totale, un peu d'épaississement au niveau de la cicatrice. Au bout de deux mois, la seule différence qui existât entre les oreilles du malade était constituée par l'épaississement de la cicatrice du côté opposé. Les veines sous-cutanées étaient également visibles des deux côtés. Avec un examen très soigneux, on finissait par découvrir une très légère différence entre l'épaisseur et la transparence de l'oreille du côté qu'avait occupé l'hématome.

On eut de nouveau recours au massage, à l'aide duquel on eut raison de l'hématome en trois semaines. Depuis lors, il n'y a pas eu de récidives, et il est impossible de constater à la vue aucune différence entre les oreilles.

Le même malade se représenta chez l'auteur, le 30 avril 1876, il avait été parfaitement bien dans l'intervalle. Cette fois, il avait une hématome de l'oreille droite développé depuis trois semaines, sans douleurs, sans lésions appréciables et présentant absolument les caractères de l'othématome précédemment décrit. Les téguments étaient violacés, brillants et de température normale. La tumeur n'était pas sensible à une pression modérée. A l'aide d'une ponction exploratrice, on évacue quelques gouttes d'une sérosité claire.

Obs. CXXXIII (Meyer). ..

Bosse sanguine d'origine traumatique. — Massage. —
Amélioration.

La femme d'un menuisier, âgée de 36 ans, consulte l'auteur pour une tumeur de l'oreille droite. Son mari, qui était un ivrogne, la maltraitait beaucoup ; il avait même l'habitude de lui pincer fortement l'oreille. Il y a quatorze jours, à la suite d'un pincement, s'est développé un petit hématome du pavillon qui a grossi et est arrivé très vite à son volume actuel.

A l'inspection, on voit que le côté latéral de l'oreille droite est recouvert par une tumeur convexe.

Rien dans le lobule ; au-dessous de l'hélix, on voyait une petite tumeur semi lunaire qui entourait le tragus et l'hélix. Rien sur l'antitragus, ni dans la conque. La tumeur était recouverte d'une peau grisâtre violacée en bas.

A part cela, la santé de la malade est excellente ; plusieurs de ses parents seraient morts d'affections thoraciques sur la nature desquelles elle ne peut donner de renseignements. Sa mère aurait eu à 47 ans une maladie mentale dont elle a guéri ; elle est morte dix-sept ans plus tard.

Même traitement que chez le malade précédent. Massage une fois par jour, deux fois au plus. Le 10 mai, la malade est obligée de cesser complètement le traitement, la tumeur a presque entièrement disparu [1].

Un dernier mot avant de quitter les organes de la circulation sur les dyscrasies. Nous n'avons parlé qu'incidemment et par acquit de conscience du massage général, nous l'avons vu modifier puissamment la nutrition dans le cours du rhumatisme chronique invétéré ; il a rendu à Weir-Mitchell et à Playfair de signalés services dans l'hystérie. « On l'emploie surtout, dit M. Weiss, en même temps que les bains. Des voyageurs et des médecins qui l'ont vu appliquer dans des bains mauresques ou orientaux ont donné des descriptions enthousiastes de son action physiologique. Ces établissements dans lesquels on rencontre le luxe le plus raffiné existaient déjà chez les anciens ; Homère en parle au 5e et au 8e livre de l'Odyssée. »

Il ne s'agit pas ici, pas plus que dans le reste du travail, d'un massage de cette espèce. Notre livre n'est écrit ni pour les baigneurs ni pour les gens bien portants. Or, le massage général, qui a été employé, nous l'avons dit, comme adjuvant d'autres méthodes, s'est toujours montré comme un modificateur puissant de la nutrition et des échanges organiques. Mme Mary Putnam Jacobi en a eu la preuve en dosant rigoureusement l'urée avant et après l'application du procédé.

Notons toutefois que la base de son traitement, c'était l'eau froide ; c'est avec elle surtout qu'elle espérait modifier l'assimilation chez les anémiques. Le massage fait après l'enveloppement dans un drap mouillé ne devait servir que de complément. Les résultats obtenus ont montré qu'il eût été bon peut-être de le placer en première ligne :

« Je fus amenée, dit Mme Jacobi [2], à employer l'envelop-

1. Nogle Tilfœlde af Blodoresvulst (Othæmatoma) behandlede med massage *Hospitals Tidende*. 14 juillet 1880, p. 542.

2. On the use of the cold Pack followed by Massage in the treatment of anemia. *Archives of Medecine*, t. III et IV.

pement dans un drap mouillé pour le traitement de l'anémie, par l'idée qu'on pourrait augmenter par ce moyen les métamorphoses des tissus, et par contre-coup l'assimilation l'absorption des éléments nutritifs par le tube digestif. Afin d'être édifiée sur l'exactitude de cette hypotèse, j'analysai l'urine excrétée durant l'enveloppement, et je comparai sa quantité à celle d'autres portions excrétées pendant le reste du jour. Le premier résultat de ces analyses, ce fut de montrer une élimination marquée de l'urée durant les heures de l'enveloppement. Par suite de ce fait, je fus convaincue que mon hypothèse était justifiée et que le résultat caractéristique de l'enveloppement était d'accélérer les échanges organiques, d'augmenter la disposition des produits d'oxydation et de provoquer ainsi indirectement l'assimilation. Mais un examen plus précis des faits me montra que cette conclusion était trop générale, que l'influence réelle de l'enveloppement ne pourrait être déterminée que par une analyse plus minutieuse.

L'analyse d'une première série de cas avait conduit l'auteur aux conclusions suivantes :

1° La plus grande quantité d'urée ne fut pas éliminée durant l'enveloppement dans un drap mouillé, mais à la suite de l'enveloppement dans une couverture et de simples affusions froides avec une éponge (1,703 gr. d'urée par heure).

2° La quantité la plus élevée d'urée consécutive eut lieu le premier jour où l'on enveloppa la malade dans un drap mouillé (1,499 gr. 15 janvier). La malade ayant été ensuite placée dans des couvertures pendant deux heures, la quantité d'urée éliminée chaque heure était presque la même (1,506 gr.).

3° La troisième fois que l'azoturie atteignit son maximum, ce fut le 8 février, le premier jour de l'enveloppement partiel (1,300 gr.)

4° Au bout de quelques jours de l'application de l'une et l'autre méthode, la quantité d'urée éliminée durant l'enveloppement diminue, et en même temps, il y a divers symptômes de malaise, qui souvent commencent au moment de l'enveloppement et augmentent même après qu'il a cessé.

5° L'influence de la céphalalgie en réduisant l'élimination de l'urée semble dépendre de l'anorexie quelquefois absolue qui accompagne ce symptôme et empêche le malade de manger pendant longtemps.

Dans un autre cas, l'enveloppement ayant duré de 10 à 20 minutes, l'augmentation de la quantité d'urine et d'urée éliminée durant l'heure 1/2 pendant laquelle avait duré l'enveloppement et le massage était aussi élevée que quand l'enveloppement avait duré deux heures.

2° On observe la même augmentation à la suite de l'enveloppement dans un drap sec suivi du massage.

L'augmentation fut plus marquée quand l'enveloppement dans un drap sec eut été précédée pendant 5 minutes de l'enveloppement dans un drap mouillé. Ce jour-là, la quantité d'urée éliminée par heure fut plus élevée que celle qui avait été éliminée après deux heures d'enveloppement à froid.

3° L'augmentation de l'azoturie commençait une heure après le massage seulement.

A propos de l'analyse d'une autre série d'observations, l'auteur confirmant ce qu'elle a déjà dit, ajoute :

1° L'urine excrétée pendant l'application du procédé et recueillie immédiatement après, (la vessie avait été vidée immédiatement avant) fut notablement augmentée de même que la quantité d'eau.

2° La quantité d'urée par heure fut également augmentée souvent doublée ; mais par suite de la quantité notable d'eau, la proportion 0/0 d'urée fut affaiblie.

3° Le montant des matières extractives et des sels inorganiques fut généralement augmenté, mais en proposition beaucoup plus petite que l'urée. Dans très peu de cas, le chiffre des matières extractives fut diminué.

4° Dans les cas qui semblaient typiques de l'action de l'enveloppement à froid, la quantité totale d'eau et d'urée éliminée par heure, durant le reste du jour dans lequel l'enveloppement fut fait, fut moindre non seulement que pendant l'enveloppement mais encore que la moyenne par heure durant les jours qui ont précédé le traitement.

5° Dans très peu de cas le massage fut appliqué pendant une heure sans avoir été précédé de l'enveloppement froid. L'urine éliminée pendant cette heure présentait une augmentation d'eau et d'urée moins marquée toutefois que quand il y avait eu enveloppement préalable. Dans aucun cas pourtant, je n'ai eu l'occasion de vérifier l'effet de l'enveloppement absolument séparé de celui du massage.

CHAPITRE IX

MASSAGE DANS LES AFFECTIONS DU SYSTÈME LYMPHATIQUE

Essayé à différentes reprises comme méthode curative dans le traitement des adénopathies lymphatiques le massage a donné des succès. Estradère croit qu'il a une action aussi certaine et aussi énergique que l'électricité : il insiste même sur l'utilité de son emploi dans le traitement général de la scrofule.

« Dans les engorgements scrofuleux accessibles aux toucher, dit-il, le massage à une action directe sur ces manifestations diathésiques en donnant une action vitale plus énergique à la partie malade et peut déterminer une résolution plus rapide. » Il s'agit malheureusement dans tout cela de visées générales qu'on ne sait trop comment appliquer, il est certain que dans les adénites aiguës ou chroniques, il n'existe aucune contre-indication absolue du massage.

Le Dr Korbl l'a employé dans d'autres conditions, au lieu d'avoir en vue la résorption d'un exsudat phlegmasique ; il se propose de favoriser la diffusion par les tissus d'un liquide médicamenteux ; il fait exactement la même chose que Mosengeil dans ses expériences physiologiques ; seulement, il le fait dans un but pratique, pour mettre les médicaments en contact rapide et direct avec les éléments anatomiques. La rapidité et l'énergie des phénomènes physiologiques dont les ganglions lymphatiques sont le siège, invitent tout naturellement le médecin à intervenir lorsque pour une cause ou pour une autre, l'équilibre est troublé ; lorsqu'une exsudation in-

flammatoire vient se déposer au voisinage des vaisseaux ou
dans la trame du réticulum lymphoïde. En revanche, si la maladie est avancée, s'il y a du pus, un traitement destiné à en favoriser la résorption ne saurait être qu'inutile ou nuisible. A plus
forte raison, il ne saurait venir à l'idée de personne de masser
des ganglions tuberculeux ou cancéreux ; les produits spécifiques qu'ils renferment ont déjà bien assez de tendance par eux-
mêmes à suivre le courant lymphatique et à aller produire au
loin des désordres irréparables, sans qu'il soit nécessaire de les
aider. Voici comment l'auteur fut amené à ce procédé : en 1879
le Prof. Güssenbauer lui adresse aux Bains de Hall un malade,
qui avait des lymphomes multiples et récidivants du cou ; l'année
précédente on avait extirpé une première tumeur dans la même
région ; elle s'était reproduite très vite. Cette fois on se proposait de combattre celles qui existaient par l'emploi simultané des injections de teinture d'iode et du massage en même
temps que le malade suivrait le traitement ordinaire des bains
de Hall. « Suivant l'inspiration qui m'avait été donnée, dit
M. Korbl, j'ai obtenu depuis trois ans de meilleurs résultats avec
cette méthode (injection de liqueur de Fowler, d'acide phéni-
que d'iodoforme) qu'avec aucune autre. J'ai traité vingt-trois
cas et j'ai choisi de préférence des individus qui n'avaient
ni mauvaises dents, ni affections de la muqueuse bucco-
pharyngienne, ni tuberculose, ni syphilis ; chez lesquels,
en un mot, on était autorisé à regarder l'affection ganglionnaire
comme primitive ; nous n'insisterons point sur la première
partie du manuel opératoire dont la description serait en dehors de notre sujet ; on commence le massage le lendemain
de l'injection lorsque les accidents inflammatoires ont en
partie disparu, lorsque les ganglions ont cessé d'être douloureux. Après avoir rasé les poils et enduit les téguments d'un
corps gras en comprime le paquet ganglionnaire contre la mâchoire inférieure, la clavicule, la colonne vertébrale ou les
muscles, ou bien on les presse, on les pétrit, pendant quatre
à cinq minutes entre les doigts, aussi longtemps que le malade peut le supporter. Pendant quatre jours, on répète les
injections ou le massage. En général on a pu, après trois ou

quatre injections, enfoncer les doigts dans la masse, quelques ganglions s'isole nt et deviennent mobiles : ils sont plus petits, plus durs, de telle sorte qu'après sept à huit injections il devient difficile d'enfoncer la canule dans le tissu glandulaire ; une partie du liquide injecté ressort. On doit alors suspendre les injections et s'occuper d'une autre paquet ganglionnaire. Souvent au stade où l'on est arrivé, les ganglions sont transformés en une petite masse dure, du volume d'une lentille et qui ne grossit plus.

Je n'ai observé qu'une seule fois un abcès ; il donna lieu à la formation d'une fistule qui resta ouverte pendant six mois ; il s'en écoulait du pus et des fragments de tissu ganglionnaire nécrosé ; plus tard elle se ferma spontanément, et il ne resta à sa place qu'une petite cicatrice déprimée. De petits abcès entourent souvent l'orifice des ponctions ; mais ils se ferment au bout de deux ou trois jours[1].

Il me paraît inutile de rapporter ici les observations très résumées que donnent l'auteur ; elles sont trop peu nombreuses pour avoir une grande valeur démonstrative.

1. Zur Behandlung d. Lymphome *Wiener med. Wochenschr.* n° 19, 1882 p. 563.

CHAPITRE X

MASSAGE DANS LES AFFECTIONS DE L'APPAREIL RESPIRATOIRE

L'expérience nous a jusqu'ici appris fort peu de chose relativement à l'action du massage dans les affections dont nous venons de parler ; il ne fait partie à titre essentiel, du moins que nous sachions, d'aucune méthode de traitement pour les maladies du poumon proprement dit ; en revanche, on l'a employé à différentes reprises contre certaines affections des voies respiratoires. On a même systématisé son application dans les maladies de la partie supérieure de l'appareil, à l'endroit où la muqueuse respiratoire se confond en partie avec la muqueuse digestive ; nous avons déjà vu M. Gerst, faire le massage contre quelques maladies des amygdales, de la trompe d'Eustache, de l'oreille. Il avait employé auparavant les mêmes procédés dans des affections de diverse nature de la muqueuse naso-pharyngienne. Nous n'avons pas l'intention d'épuiser cette partie de notre sujet parce qu'un de nos amis qui s'est occupé spécialement des affections du larynx et a pu constater *de visu* les bons effets du massage en pareil cas, a l'intention de publier prochainement le résultat de ses recherches ; nous nous bornerons donc à exposer très rapidement, très brièvement où en est aujourd'hui la question.

En 1853, M. Cabin de Saint-Marcel s'occupant du coryza et des inflammations plus ou moins rebelles de la membrane de Schneider, écrivait ce qui suit : « Dans le coryza gagnant de proche en proche le larynx et les bronches : *Protinus diebus primis, multum ambulandum est*. Notre expérience d'enfance est là pour prouver l'efficacité du précepte. En effet, qui n'a vu disparaître, après un exercice violent, une affection bronchique dont les frissons, les douleurs continues des lombes et des membres, l'anorexie, la céphalalgie avaient amené l'invasion ? Plus l'organe essentiel est menacé, plus il est prescrit d'insister et d'y joindre un moyen qui fait la fortune de plus d'un charlatan, le massage.

M. Gerst ne connaissait ni ce travail, ni celui de Vurdh, qui massait le cou dans beaucoup d'affections de la trachée ; ni celui de Georgii qui procédait à peu près de la même manière contre les laryngites.

C'est suivant lui par induction qu'il a été conduit à traiter de la sorte les maladies de la partie supérieure de l'arbre aérien.

« Ayant observé qu'à la suite de beaucoup de traumatismes, le massage même fait très loin du point blessé exerce une action déplétive et résorbante énergique; qu'il agit sur l'extravasat sanguin et l'hypérémie, je résolus de l'employer dans certaines phlegmasies des muqueuses n'ayant point une origine traumatique.

C'étaient avant tout les affections catarrhales du nez, du pharynx et du larynx que j'espérais combattre avec avantage par l'effleurage de la surface externe du cou, c'est-à-dire par la déplétion méthodique des veines et des lymphatiques superficiels et profonds. »

Le procédé était sans danger et d'une application extrêmement facile. Voici en quoi consiste le *modus faciendi* : le malade étant debout, la moitié supérieure du thorax découverte, on lui dit de redresser la tête un peu en arrière et de laisser les deux épaules pendantes. Cette disposition a son importance ; le masseur se fatigue moins vite, il peut agir plus longtemps, sur une plus large surface, et l'effet est beaucoup meilleur ; il faut également engager le malade à se tenir en repos et à respirer le plus naturellement et le plus régulièrement possible.

« Toutes ces précautions étant prises, dit l'auteur, je fais enduire d'huile par un aide les deux côtés du cou, puis je commence les frictions.

Celles-ci sont faites avec les deux mains assez rapidement pendant un intervalle de dix minutes. Chacune d'elles se divise en trois temps : d'abord on place les deux mains ouvertes de manière que leur face palmaire regarde en haut et que leur bord cubital soit entre la tête et le cou, l'extrémité du petit doigt derrière l'oreille au-dessous de l'apophyse mastoïde ; puis on fait avec le bord cubital de la main ainsi placée des frictions centripètes vers la partie supérieure du cou. Pendant le mouvement de descente, les deux mains tournent autour de leur axe longitudinal de telle façon que l'index et le bord radial arrivent à la place occupée auparavant par le bord cubital ; toute la paume de la main est en contact avec le cou, et sert dans les frictions En même temps le masseur doit s'efforcer d'exercer avec le pouce une pression sur la jugulaire commune, et avec la paume de la main, sur les autres veines du cou.

En 1879, l'auteur avait traité de cette manière :

21 catarrhes pharyngiens aigus ;

10　—　naso-pharyngiens ;

9　—　du larynx ;

2　—　chroniques du larynx et du pharynx consécutifs à la syphilis :

1 catarrhe du nez et du pharynx avec ulcérations de la muqueuse nasale (ozène syphilitique) ;

1 catarrhe ulcéreux du larynx chez un phtisique.

« Dans aucun de ces cas, dit-il, à l'exception du dernier, mon attente n'a été déçue ; j'ai obtenu de brillants succès. C'est surtout dans les maladies aiguës que l'effet de l'effleurage sautait aux yeux. Tandis qu'au début, il y avait une vive rougeur, de la tuméfaction de la muqueuse, une pénible sensation de chaleur, de la dyspnée et de la dysphagie, on voyait après la première séance une disparition de la rougeur du gonflement de la muqueuse. Elle prenait un aspect grisâtre et sa sécrétion devenait moins abondante. »

Ces résultats étaient assez brillants pour qu'on songeât à en tirer, s'il était possible, un parti plus sérieux encore.

M. Bela Weiss a fait du massage dans un cas de laryngite

catarrhale et un cas de laryngite croupale ; il s'en est bien trouvé dans tous les deux (1). S'agirait-il de coïncidences ? C'est ce que l'avenir nous apprendra.

Nous en avons fini avec l'appareil respiratoire ; on ne trouverait à propos, du reste, que tentatives isolées, ébauches de toute sorte. Grisolle, Hardy et Béhier, Valleix ont bien conseillé pour certains cas les frictions à la flanelle, c'est-à-dire le massage des parois thoraciques, mais aucun mémoire, aucune statistique ne nous montrent si cette méthode a été convenablement appliquée, ni ce qu'elle vaut.

1. Casuistische Mittheilung über d. Anwendung d. Massage bei Laryngitis catarrhalis und crouposa. *Archiv. für Kinderheilhund.* 1880, p. 201.

CHAPITRE XI

MASSAGE DANS LES MALADIES DU TUBE DIGESTIF ET DE SES ANNEXES

Les phénomènes physiques et mécaniques de la digestion ont une importance assez sérieuse pour qu'il soit permis de supposer qu'un agent physique capable d'augmenter l'énergie des contractions musculaires tel que le massage a dû plus d'une fois rendre des services dans les troubles gastro-intestinaux.

C'est en effet comme modificateur de la digestion, comme excitant des mouvements péristaltiques du canal gastro-intestinal qu'on l'a employé d'abord. Percy et Laurent, Georgii, Récamier, l'avaient recommandé dans ce but.

« Lorsqu'on est bien assuré, disait Piorry, à propos de la constipation, par le toucher du rectum, qu'il ne s'y trouve pas d'obstacles mécaniques à la sortie des fluides élastiques, et lorsqu'on a surtout des raisons pour attribuer l'accumulation des gaz à l'atonie du tube digestif et à l'extrême dilatation de celui-ci on peut employer avec succès les pressions sur l'abdomen. On commence par les pratiquer sur la région iliaque gauche et de haut en bas, de sorte que l'on conduise ainsi les fluides élastiques du côlon vers le rectum ; ensuite on exécute la même manœuvre, d'abord sur le côlon descendant et enfin sur l'intestin grêle. C'est avec assez d'énergie que de semblables pressions doivent être faites. Elles consisteront en des mouvements doux, en frictions dirigées jusque dans la profondeur de l'abdomen. Ce moyen thérapeutique rationnel est entièrement fondé sur l'anatomie (1). »

1. *Traité de médecine pratique*, n° 28, vol. III.

M. Averbech emploie aujourd'hui une méthode analogue.

« Les maladies des organes de la digestion et en particulier les obstructions, dit-il, constituent une des indications les plus nettes du massage. Lorsqu'il n'existe point en même temps d'autres anomalies. elles sont constituées par de simples anomalies de secrétion, alors on peut garantir la guérison dans le cours de un ou deux mois, de trois ou quatre au plus tard (1) » et il rapporte une observation très catégorique, destinée à le prouver.

Malgré la sobriété des détails opératoires, il est facile de voir que le massage de Piorry se rapproche assez du massage de Mezger, qu'il faut un faible effort d'imagination pour voir dans les manœuvres qu'il préconise l'effleurement et le pétrissage. Il s'agit toujours ici d'une sorte de mesure hygiénique, d'un adjuvant des mouvements de l'intestin. Mais il n'est pas question d'aller plus loin, de traiter des obstructions menaçant la vie, et se rattachant à une variété ou à une autre d'étranglement interne ; c'est de notre temps seulement qu'on a publié sur ce point des observations réellement dignes d'intérêt et, chose assez curieuse, le massage a été employé presque simultanément en France, en Allemagne, en Russie, dans les trois pays, il a donné des résultats inattendus et tout à fait avantageux.

Le docteur Buch de Thevski Sovod fut amené à la pratique du massage par l'examen critique d'une observation publiée l'année précédente dans un journal allemand (2) ; il s'agissait d'une occlusion intestinale contre laquelle on avait eu recours à diverses médications restées toutes sans résultat jusqu'au moment où l'on eut l'idée de leur adjoindre le massage. En parcourant les journaux de son pays, Buch fut assez heureux pour trouver une observation analogue ; ce fut un trait de lumière, ainsi qu'il l'a expliqué lui-même.

Kormann a décrit un cas d'ileus qui aurait guéri par un lavement d'eau froide. Il s'agissait d'une vieille femme chez laquelle tous les symptômes d'ileus s'étaient développés en

1. Die medicinische gymnastitke. Stuttggard. Enke 1882, p. 31.
2. *Berl. Klin. Wochenschr.* 1879.

six mois, malgré les lavements, les purgatifs, les injections de morphine contre la douleur. Du côté droit de l'abdomen, dans la région iléo-cæcale se trouvait une tumeur en boudin au-dessous de laquelle on trouvait une masse molle, rénitente, formée très probablement par la rétention des fèces. Kormann diagnostiqua une invagination de l'intestin grêle dans le cæcum et injecta dans le rectum plusieurs grands lavements d'eau chaude sans résultat. Au bout de dix jours, il donna un lavement de deux litres d'eau glacée et massa avec précaution la région ilio-cœcale. Il s'ensuivit un gargouillement très rapide dans le ventre, en même temps la tumeur diminua et la malade fut notablement soulagée. Au bout de deux heures, selle copieuse ; la malade guérit sans difficulté.

Kormann ne semble pas avoir remarqué que le gargouillement, la diminution de la tumeur et l'amélioration de l'état général fussent survenus durant le massage, de sorte que l'on est disposé à ne lui accorder qu'une part insignifiante à la guérison. C'est aussi l'opinion de M. Vladimirov, qui a analysé l'article dans le *Meditsinskoe Obozrienie*, et rappelé un cas analogue publié par M. Serbski (1).

Il est relatif à jeune garçon de six ans, présentant tous les symptômes d'une invagination (tumeur en boudin dans la région iliaque gauche, douleurs violentes dans l'abdomen, vomissements, météorisme, ténesme, collapsus).

Après avoir essayé en vain les lavements et les purgatifs, on résolut de ponctionner l'intestin pour donner issue aux gaz, puis on essaya de masser la tumeur. Au bout de dix minutes, le masseur, qui procédait avec beaucoup de précaution, à cause de la douleur, sentit quelque chose lui glisser entre les doigts ; il entendit en même temps un fort gargouillement et la douleur disparut. Il y eut un vomissement abondant, puis l'enfant s'endormit, et quand il se réveilla, tous les symptômes fâcheux avaient disparu. Pendant la nuit, selles copieuses, puis la guérison eut lieu sans accidents.

Dans de pareilles conditions, il n'y avait ni témérité ni au-

1. Moskovskaia meditsinskaia Gazeta, 1878, n° 37.

dace à profiter de l'enseignement qu'un heureux hasard avait fourni, Buch n'eut garde d'y manquer et dans le cours de l'année 1880, il réussit à faire disparaître deux étranglements internes par une application persévérante du massage.

Obs. CXXXIV (Buch)

Occlusion intestinale. — Massage. — Disparition des accidents

L., aubergiste, toujours bien portante jusque là n'a eu aucune selle depuis quatre jours, alternatives de vomissements et de douleurs dans l'abdomen. L'auteur trouve cette malade sous le coup de violentes douleurs, son visage présente l'expression de l'anxiété la plus vive, douleurs à la pression sur l'abdomen, météorisme, dyspnée. Injection de morphine sous les téguments du ventre ; pas de hernies ; à gauche, au-dessus de l'ombilic tumeur en boudin, mobile, recourbée ayant la convexité dirigée en haut et à gauche ; les deux extrémités de la tumeur se rapprochent dans la région ombilicale. Il n'est pas douteux que la masse fécale que l'on sent ne se trouve dans une circonvolution de l'intestin grêle et que la cause de la rétention ne soit une invagination, un grand lavement ne saurait être dans ces conditions d'aucune utilité. Massage à la surface de la tumeur. L'auteur résolut alors de refouler avec précaution les masses fécales de l'intestin, et comme il ignorait quelle partie il avait en réalité sous la main, il exerça des frictions alternativement dans un sens et dans un autre, de telle sorte qu'il vida presque l'extrémité de la tumeur, puis alla peu à peu vers le milieu, jusqu'à ce qu'il n'en restât plus de traces. Il n'y a pas eu de gargouillements.

Le lendemain, la malade était levée, elle avait eu une riche garde-robe, quelques heures après l'application du procédé ; le matin elle était très bien.

Obs. CXXXV (Buch)

Occlusion intestinale. — Rétention fécale. — Massage. — Disparition des accipents

Mme X., 50 ans, femme d'un ouvrier de fabrique, n'avait pu aller à la garde-robe depuis treize jours, elle ne pouvait plus manger et vomissait tout ce qu'elle prenait.

28 octobre 1877. Pas de hernies, pas de gonflement du ventre ; on peut sentir la colonne vertébrale par l'abdomen, Douleurs modérées. Calomel 30 cent. poudre de racine de jalap, 1 gr. 20, en cinq paquets, un toutes les six heures.

29 octobre, le premier paquet a été vomi, après qu'elle en a pris un second, gargouillement et vomissements au bout de deux heures, trois paquets seulement. L'auteur prend alors une sonde œsophagienne dont il coupe l'extrémité et l'introduit dans le rectum le plus avant possible, puis à l'aide du clysopompe ordinaire, il fait une abondante injection d'eau ; on pouvait sentir l'extrémité de la sonde dans la région épigastre ; le rectum était fortement distendu par la quantité d'eau injectée ; celle-ci était glacée ; on engage alors la malade à prendre un autre paquet.

30. L'eau s'est écoulée dans l'intervalle d'une à deux heures, mais il n'y a pas eu de fèces.

En examinant de nouveau l'abdomen, on découvre une tumeur en forme de boudin, mobile, rénitente, commençant dans la région inguinale droite qui s'étend transversalement vers la gauche par la région hypogastrique, s'infléchit au-dessous de la région inguinale gauche au-dessus de laquelle elle est encore sensible dans une certaine étendue, puis disparaît peu à peu. Cette circonstance que le fragment d'intestin distendu finit brusquement à droite, où l'intestin grêle s'abouche dans le cæcum, rappelle à l'auteur que souvent les étranglements ont leur siège à la valvule de Bauhin ; il paraît très vraisemblable que le fragment d'intestin rempli de matières fécales est constitué par l'extrémité inférieure de l'intestin grêle, et qu'il est en présence d'un simple rétrécissement de la valvule de Bauhin. Opinion rendue plus probable encore, par la durée relativement longue de la coprostase et le peu de douleur. C'est alors que lui vint l'idée de pousser mécaniquement la masse fécale dans le gros intestin et de dilater l'orifice. Comme les parois du ventre étaient minces et très flasques, on put mener la chose à bien sans grande difficulté, par la pression et des frictions, on réussit ainsi à vider l'extrémité droite et successivement tout l'intestin, à tel point qu'on ne pouvait plus rien sentir de la masse fécale. trente pilules renfermant 6 centigr. d'aloès; cinq pilules toutes les trois heures.

31 octobre. La malade a eu au bout de treize heures et après avoir pris à trois reprises cinq pilules après l'application du procédé indiqué sa première selle ; elle se sent faible, et la chose s'explique, car elle n'a rien mangé depuis quinze jours, à part cela elle est très bien.

Ces succès et ceux de Kormann et de Serbski ont conduit Buch à des réflexions intéressantes sur la méthode et le parti qu'on peut en tirer dans de telles conditions.

« De nos quatre cas, dit-il, l'un est relatif à un étranglement au niveau de la valvule de Bauhin, tandis que les trois autres sont des invaginations ; dans ces conditions, il nous est impossible de fixer le point de l'étranglement à moins que nous ne sentions à la palpation la tumeur formée par les matières arrêtées quand on frictionne, de haut en bas sur le trajet de l'intestin, on agit de deux façons ; d'abord on fait passer les fèces par la portion rétrécie de l'intestin et on tend à lever l'invagination. Il suit de là que dans le rétrécissement simple, il faut toujours chercher autant que possible à favoriser l'écoulement vers le bas. Lorsqu'on ignore le siège du rétrécissement ce n'est pas une contre-indication pour le massage, il est toujours avantageux de déplacer la masse fécale et de la reporter dans une autre partie de l'intestin. On la fragmente et les purgatifs réussissent mieux à en favoriser l'expulsion partielle. Plus les masses sont petites, plus elles sont facilement déliées sous l'influence d'une hypersecrétion intestinale ; d'un autre côté il est impossible à l'intestin par trop distendu de se contracter, ce qui n'arrive plus après la fragmentation de la masse totale [1].

Dans le cours de l'année dernière, le docteur Bitterlin de Baume-les-Dames, se trouvant en présence d'un cas à peu près semblable, a obtenu un succès complet par le même procédé.

OBS. CXXXVI (Bitterlin)

Occlusion intestinale. — Vomissements de matières fécaloïdes. — Massage et malaxation de la région abdominale. — Guérison [1].

M. B.., cultivateur à Baume, âgé de 56 ans, d'une constitution robuste, n'ayant jamais fait de maladie antérieurement, me demande dans la nuit du 12 janvier. Cet homme souffre de coliques atroces, se tord dans son lit ; j'examine le ventre qui est un peu ballonné : pas de hernie, la langue n'est pas chargée, le pouls est régulier, normal, n'accusant aucune fièvre ; point de vomissement.

Le malade a mangé un peu le soir, est encore allé à la selle dans la journée ; croyant être en présence de coliques par suite d'une irritation intestinale, je prescris 5 centigrammes de chlorhydrate de morphine, 10 grammes d'eau de laurier-cerise, potion gommeuse 120 grammes, un lavement d'eau de son avec de l'huile, cataplasme

---

1. *Union médicale*, n° 37, 18 mars 1882.

sur le ventre. Les douleurs se calment un peu la nuit pour devenir
assez vives le lendemain matin ; prescription, 60 grammes d'huile de
ricin. Le malade avoue être très difficile à purger. L'huile est vomie
avec des mucosités ; pas de selle ; un lavement de séné avec du sulfate
de magnésie ne ramène rien. Dans la journée, des vomissements bi-
lieux se déclarent, les coliques continuent : frictions avec pommade de
belladone et de jusquiame sur le ventre, et cataplasmes. Malgré toute
la médication employée, les vomissements persistent et la constipation
reste opiniâtre ; le ventre commence à se ballonner. Je ne remarque
aucune tumeur dans la région abdominale ; aucune grosseur, ni douleur dans la fosse iliaque droite ; par le toucher, aucune accumulation
de matière fécale dans la partie supérieure du rectum ; nul doute que
je me trouve en présence d'une obstruction intestinale.

Les jours suivants, le ventre se ballonne davantage : je prescris
20 grammes d'eau-de-vie allemande ; le médicament est rejeté par les
vomissements ; on continue les frictions belladonées et le malade prend
des bains qui paraissent soulager un peu les coliques.

Le 20 janvier, se déclarent des vomissements *fécaloïdes ;* le ventre se
ballonne à l'extrême jusqu'à la région épigastrique ; les coliques sont
toujours violentes, le hoquet se déclare, le facies se décompose, les
traits commencent à se gripper et le pouls devient très fréquent ; l'état
général prend une grande gravité. Traitement : glace sur le ventre
lavements de tabac ; pas de selle. Le 22 au matin, les yeux sont excavés,
le nez effilé, les joues creuses, les lèvres décolorées ; le malade se trouve
dans la torpeur ; l'anxiété est très accusée par suite de la dyspnée qui
s'accroît ; la peau est couverte d'une sueur visqueuse, le pouls est petit,
rapide, l'urine rare et épaisse ; la voix est brisée, l'intelligence intacte.
L'électricité ne produit aucun résultat ; je prescris une pilule avec
15 centigrammes d'huile de croton ; les vomissements continuent et
la constipation est toujours opiniâtre. Le soir, trouvant le malade à
toute extrémité, l'idée me vient de masser et de malaxer fortement la
région abdominale ; cette pratique est fort douloureuse ; quelques ins-
tants après, de violentes coliques se déclarent, on entend des gargouillements et le malade va du ventre.

Les vomissements cessent, le ventre devient moins ballonné ; il reste
encore quelques petites coliques ; les jours suivants, les garde-robes se
rétablissent régulièrement, le ventre s'affaisse et la convalescence commence.

« Dans les premiers jours du mois de février, ajoute l'auteur,
j'ai été appelé auprès d'un malade qui se trouvait dans les
mêmes conditions ; un de mes confrères, le docteur Péquard,
de Vesoul, a établi comme moi le diagnostic d'une obstruc-

tion intestinale : le massage et la malaxation de la région abdominale ont amené le même résultat heureux, le malade a été guéri.

J'ai cru devoir publier cette observation pour montrer que, dans les cas d'obstruction intestinale, le massage et la malaxation de la région abdominale peuvent amener des résultats tout à fait inespérés, alors que toutes les autres médications ont échoué. Avant d'avoir recours aux moyens extrêmes : ponction de l'intestin, entérotomie, gastrotomie, opérations qui sont toujours d'une certaine gravité, il importe de tenter le massage et la malaxation de l'abdomen, qui peuvent amener la guérison dans les cas tout à fait désespérés ; et, en publiant cette observation, j'ai été guidé par le désir d'attirer l'attention du corps médical sur les heureux résultats qu'on peut obtenir par ce moyen. »

Au moment où le massage prenait une place de première importance parmi les agents thérapeutiques destinés à l'intestin lui-même, on l'employait contre des phlegmasies intra-abdominales qu'on eût naguère abandonnées à elles-mêmes, et ici encore il donnait des résultats surprenants. Tandis que la pratique s'enrichissait d'observations nouvelles, la théorie marchant de pair avec elle donnait la raison d'être de ces faits.

La chirurgie de l'abdomen a fait depuis trente ans de tels progrès qu'il a bien fallu se rendre à l'évidence et reconnaître que le péritoine regardé naguère comme la plus intolérante des séreuses, était en réalité d'assez bonne composition, qu'il ne répondait pas toujours à des excitations même énergiques ; qu'il faisait de son mieux pour la résorption de beaucoup de liquides pathologiques épanchés entre ses feuillets. Wagner a injecté dans le péritoine des lapins, de l'eau chaude (de 2 cent. à 2 gr.), des solutions salines représentant une espèce de sérum artificiel, ayant sacrifié ces animaux, il a pu voir en mesurant la quantité liquide restante quel était le coefficient de l'absorption dans un temps donné (1). Des conclusions auxquelles il a été conduit, une seule nous intéresse :

<hr>

1. Bemerkungen über die Peritonealhöhle mit besonderer Berücksichtigung Ovariotomie. *Lanngenbeck's. Archiv.* Bd. 20, p. 51.

C'est que la capacité de résorption de la séreuse est notablement augmentée en toutes circonstances par le massage ; c'est exactement ce que nous avions vu pour les synoviales articulaires ; il eut été extraordinaire qu'on n'eût pas songé à tirer partie d'une pareille propriété.

Il y a trois ans, le docteur Weissenberg fut assez heureux pour avoir raison par ce moyen, d'une exsudation inflammatoire de date déjà ancienne qui siégeait, il est vrai, en dehors du péritoine, mais il est peu probable que celui-ci fût indemne, que son activité résorbante mise en jeu n'ait pas facilité et accéléré la disparition d'un exsudat inflammatoire de vieille date. L'observation qu'il nous paraît inutile de rapporter *in extenso* est relative à un vétérinaire militaire. Il a eu pendant la manœuvre en 1875 une péritonite stercorale. En 1877, deuxième attaque ; troisième à l'automne de la même année. Depuis lors, douleur continue et exagérée par les mouvements, sensation de pesanteur au même niveau, en même temps, tumeur profonde. Ce malade redoute une rechute et craint d'être obligé de quitter le service. Tumeur dure de la grosseur d'un œuf d'oie dans la région iléo-cœcale du côté droit sur le trajet du côlon ascendant, cette tumeur est peu douloureuse à la pression. D'après les commémoratifs, on peut supposer qu'il y a une exsudation sur le trajet du cœcum ou du côlon ascendant, exsudation qui s'est probablement développée dans le tissu cellulaire rétropéritonéal. Le malade rapporte d'ailleurs que cette tumeur a grossi au moment des différents accès, et qu'il n'est pas constipé ordinairement, de sorte qu'il n'y a pas lieu de songer à une rétention fécale.

Traitement par boisson et application locale de sels minéraux. Au bout de quelque temps, quand il n'y eut plus de douleur à la pression, on fit des frictions énergiques sur la tumeur avec des mouvements circulaires de massage. Depuis lors, l'amélioration fut manifeste et continue et tout se termina par la guérison (1).

Deux faits de Winiwarter ressemblent à s'y méprendre à celui-là : dans l'un, il s'agit d'une inflammation circumrénale

_____

1. Berl. Klin Wochens, 1880, n° 17.

dont l'exsudation comprime les nerfs du voisinage ; dans l'autre, d'un kyste de l'ovaire chez une femme de 79 ans, circonstance qui explique assez pourquoi on ne pouvait songer à l'opérer.

Obs. CXXXVII

Phlegmon perinéphrétique. — Induration du tissu cellulaire. —
Sciatique consécutive très rebelle. — Massage. — Guérison.

Un homme de 58 ans, solide, bien bâti, fut adressé à l'auteur au commencement de l'année 1878 pour être traité par le masssage, et cela d'après le conseil du professeur Lobel. Ce malade souffrait depuis cinq ans dans la jambe gauche de douleurs qui avaient résisté à tous les traitements et l'avaient obligé à garder depuis deux ans un repos absolu ; ces douleurs présentaient le caractère névralgique, elles s'irradiaient depuis le dos sur tout le côté externe de la cuisse gauche jusqu'au genou, s'étendaient jusque dans les orteils et donnaient lieu à des paroxysmes extrêmement pénibles qui se répétaient parfois jusqu'à soixante fois dans la journée. Ces paroxysmes alternaient avec une sensation douloureuse moins vive qui occupait ordinairement tout le membre. Le malade n'était en repos que dans le décubitus dorsal ; dans la position assise, les attaques étaient plus rares, mais elles reparaissaient quand il se mettait debout ou essayait de faire quelques pas ; depuis deux ans, sa vie se passait en allées et venues de son lit à sa table de travail ; il ne marchait qu'à l'aide d'un bâton et soutenu par un de ses domestiques. Il redoutait les promenades en voiture et les voyages en chemin de fer, parce que quand il devait plier le membre ou l'appuyer sur le sol ; il souffrait extrêmement. Il n'était bien que demi-couché sur une chaise longue les deux membres dans l'extension. On diagnostiqua une sciatique à différentes reprises.

Winiwarter vit pour la première fois le malade, le 13 janvier 1878, il ne remarqua rien d'anormal sauf un amaigrissement notable de la jambe et de la hanche. Il lui parut en revanche que le sciatique n'était pas sensible à la pression au niveau de son point d'émergence et que la douleur semblait venir de plus haut. Il découvrit alors une tumeur saillante, aplatie, difficile à limiter ; cette tumeur était profonde, sous-musculaire et la palpation était rendue difficile par suite de la présence du pannicule graisseux sous-cutané ; elle siègeait immédiatement à côté des vertèbres lombaires et remontait jusqu'aux fausses côtes. Peu de sensibilité à la pression ; lorsqu'on arriva toutefois en un point étroitement limité, le malade poussait des cris de douleur et on provoquait un paroxysme qui durait plus ou moins longtemps. Lorqu'on demandait au malade d'indiquer le point le plus douloureux, il ne mettait jamais la main sur la tumeur, mais sur la fesse et la face externe de la cuisse qui, suivant son expression étaient parcourues par des éclairs douloureux, ni le malade, ni sa famille ne s'étaient aperçus de l'existence de cette tumeur. Il parut hors de doute à l'auteur qu'elle était la cause exclusive de la maladie : mais quelle en était la nature ? Sa consistance était élastique, sur le milieu on trouvait une fluctuation profonde et légère. Pas de trace de mobilité dans la totalité, on ne pouvait l'isoler de la colonne vertébrale au-dessous de laquelle elle semblait s'étendre. La peau qui la recouvrait n'était pas altérée et n'adhérait pas à sa surface. On ne pouvait rien sentir du côté de l'abdomen, ce qui était parfaitement explicable étant donné l'embonpoint du sujet. On ne tire rien de la série des commémoratifs. Depuis plus de vingt ans, le malade souffre d'un léger catarrhe de la vessie, accompagné de peu de douleurs, et qui l'a obligé à faire chaque année un séjour à Carlsbad. Il y a cinq ans, il y a eu une affection fébrile sur la nature de laquelle on ne s'est pas prononcé ; cette affection était accompagnée de violentes douleurs de la région rénale que l'on traite par la glace. Il n'a jamais eu de dysurie, seulement de temps en temps l'urine était trouble. Après un séjour au lit de quelques semaines, le malade se rétablit, mais les douleurs rénales persistèrent et augmentèrent peu à peu d'intensité et finirent par prendre le caractère névralgique. L'urine ne contenait rien d'anormal en dehors des traces d'albumine ; pas d'éléments figurés, pas de globules blancs, pas de cellules d'épithelium des reins ou de la vessie.

D'après les données fournies par l'anamnèse, l'auteur crut que la tumeur était en connexion avec le rein gauche, qu'il y avait eu d'abord un phlegmon périnéphrétique suivi de la formation d'un exsudat persistant analogue à ceux que l'on trouve après les inflammations périutérines. Les douleurs auraient eu pour origine la compression du plexus lombaire, d'où elles se seraient irradiées sur le plexus sacré ; cette opinion fut partagée par Billroth qui vit le malade quelques jours plus tard. Il lui parut que, dans de telles conditions, le massage était indiqué, dans le but de diminuer l'irritabilité des nerfs, et d'obtenir s'il était possible une résorption au moins partielle de la tumeur. On commença le 14 janvier 1878 ; chaque jour on massa tout le membre gauche et la région lombaire qui se trouvait en rapport avec la tumeur ; cataplasmes pendant la nuit. Au début ce traitement était très douloureux, mais comme il remarqua bientôt une amélioration manifeste cela soutint son courage. Au bout de quatorze jours, les points douloureux de la jambe avaient disparu ; et le malade commença à pouvoir faire des promenades sans être soutenu, les accès survenaient parfois une ou deux fois le jour, puis, il n'y en eut plus et cet homme pouvait faire avec le membre et sans douleurs des exercices actifs. Après soixante-quatre jours de traitement, l'amélioration fut suffisante pour qu'il pût retourner chez lui. La tumeur n'avait plus qu'un très faible

volume, on ne sentait plus de fluctuations, les pressions énergiques à la
surface étaient encore un peu douloureuses, mais il n'y avait plus d'accès de névralgie. Le malade faisait tous les matins, sans bâton, une
promenade de trois heures, il pouvait monter en voiture s'appuyer
sans soutien sur la jambe gauche, l'état moral du malade un peu porté
à la mélancolie auparavant était on ne peut plus satisfaisant.

O_{BS}. CXXXVIII

*Kyste multiloculaire de l'ovaire. — Ponctions répétées. — Ascite. —
Œdème des membres inférieurs. — Massage.— Disparition de l'œdème.
— Diminution de l'ascite.*

Cette observation est relative à une femme de 79 ans, chez laquelle
un kyste de l'ovaire gauche s'était développé assez vite, il y a environ
huit mois. Cette personne fut traitée pour la première fois par le docteur Chrobak. Cette personne est de petite taille, elle est amaigrie,
courbée en avant, la respiration est gênée, les fonctions intestinales
s'exécutent mal, la mixtion également. Le décubitus dorsal et la marche sont absolument impossibles. Circonférence de l'abdomen, 144 cent.
au niveau de l'ombilic. Ni la malade ni ceux qui l'entourent ne veulent
entendre parler d'une opération radicale. On peut simplement proposer
la ponction, indication vitale actuellement. Elle est faite, le 24 avril 1877 ;
elle donne issue à un liquide clair de très faible densité qui coule
très lentement. Après l'aspiration, la réaction est presque nulle ; le liquide se reproduit rapidement, et le 2 juillet 1877 une deuxième ponction devient nécessaire ; à ce moment l'abdomen mesure 1^m50 de circonférence.

La sérosité se reproduit si vite qu'au bout de six semaines une autre
ponction devient indispensable ; on réussit à vider complètement le
kyste par la pression et des frictions, puis appareil ouaté compressif.

Du 7 juillet au 15 septembre, on fit 4 ponctions, ce qui portait à 5 le
nombre total. Le traitement consécutif fut laissé à l'auteur. L'état de
la malade est en somme peu satisfaisant. Il était supportable pendant
les huit jours qui suivaient la ponction, la dysurie disparaissait ainsi que
la difficulté d'uriner ; la digestion et les selles étaient régulières, il n'y
avait pas de douleurs. Au bout de la deuxième semaine les troubles respiratoires reparaissaient, œdème du pied et des molléoles, dyspnée, hé-
morroïdes de plus en plus saillantes rendan^t la défécation douloureuse ;
la sérosité du kyste se reproduisait avec une incroyable rapidité. Trois
jours après une ponction, l'abdomen avait déjà le même volume qu'au
5e mois d'une grossesse, et 8 jours plus tard, il y avait de la distension
des parois. Les deux phénomènes les plus pénibles étaient des éructa-

tions continuelles et la difficulté des selles. Les lavements étaient très douloureux ; les purgatifs produisaient une légère diarrhée ou n'avaient pas d'effet. La malade avait presque toujours une tension énergique et de violentes douleurs dans le ventre, c'est-à-dire dans la région ombilicale et les deux hypogastres. Par suite de la pression de la tumeur et de la flaccidité des parois abdominales, le ventre était devenu complètement pendant, de telle sorte qu'il reposait en partie sur les cuisses et que la malade ne pouvait marcher, malgré tous ses bandages, que courbée en avant en tenant le ventre avec les deux mains, et soutenue par deux personnes. Prolapsus du vagin avec chute de l'utérus occasionnant des douleurs lorsqu'elle était assise. L'amaigrissement était si prononcé qu'il fallait prendre les plus grandes précautions pour éviter les escharres de décubitus. Partout on sentait sous la peau les éminences osseuses. Les ponctions devenaient nécessaires chaque fois que la dyspnée devenait insupportable.

Les forces diminuaient rapidement et il était facile de prévoir le moment où la malade serait complètement épuisée. Au mois de novembre 1877, l'œdème des deux membres inférieurs remontait jusqu'au bassin, l'auteur commença le massage dans le but de soulager un peu la malade.

Le massage agit dans l'œdème produit par la compression veineuse ; il améliore la circulation et augmente la force des muscles. A la suite du défaut de mouvements, les jointures étaient devenues tout à fait raides. Il était impossible à la malade de mouvoir les jambes dans lesquelles elle éprouvait du reste, de violentes douleurs.

Le massage fut fait avec précaution pendant dix minutes par jour. Il produisit des effets remarquables.

L'œdème des jambes diminua, puis je vis survenir un symptôme auquel j'avais pensé mais que je n'avais pas osé attendre, une diurèse abondante. Il devenait évident que la sérosité épanchée dans les tissus était refoulée dans les voies circulatoires et excrétée par le rein.

Après quatorze jours de massage, il n'y avait plus d'œdème des jambes, et on était dans le même état qu'après une ponction. En excitant la diurèse j'avais retardé le moment d'une nouvelle opération, tandis que les douleurs avaient notablement diminué. Mon plan était désormais d'exciter à l'avenir une diurèse encore plus forte, et dans ce but, je massai l'abdomen. Après la ponction faite le 15 septembre 1877, je massai les jambes pour augmenter la force des muscles. Ce procédé eut l'effet voulu quoiqu'il n'y eût pas encore d'œdème ; la quantité d'urine ne diminua pas comme elle le faisait ordinairement à la suite de ponctions. Un mois plus tard, quand le kyste commençait à se remplir, je massai l'abdomen avec précaution. Au début, j'appliquai le procédé lorsque la malade était couchée, plus tard lorsqu'elle était assise. L'auteur plaçait les deux mains ouvertes, les doigts écartés sur l'épigastre puis avec chacune d'elles il décrivait un demi cercle qu'il finissait ; à l'hypogastre sur la ligne médiane. La pression était de cette manière toujours centripète et dirigée de la paroi antérieure de l'abdomen vers la colonne vertébrale. Au début, les frictions étaient assez légères ; au lieu d'être douloureuses par elles-mêmes, elles contribuaient à calmer les douleurs légères que la malade éprouvait dans l'abdomen. On fit alors, des pressions énergiques et très égales avec le talon de la main en évitant de se servir de l'extrémité des doigts, ce qui est très douloureux pour la malade.

Cette manœuvre faite pendant dix minutes à un quart d'heure est très fatigante. Elle est plus facile pour le médecin quand la malade est dans le décubitus dorsal, mais elle-même aime mieux être assise.

Le massage a eu lieu presque journellement depuis le 10 janvier 1878 jusqu'à la fin, au 9 octobre ; il n'y a pas eu de ponction depuis le 15 octobre 1877, tandis qu'auparavant on avait dû faire cinq ponctions en huit mois.

Au moment de la dernière, la circonférence du ventre était de 156 cent. ; quand on commença à masser l'abdomen elle était revenue à 136 cent. (en cinq semaines). La distance de l'appendice xiphoïde au pubis était de 49 cent. Il se fit rapidement une diminution du volume à la suite de laquelle le kyste resta stationnaire.

22 mars 1878. Circ. abdom., 1^{m}22. Dist. de l'append. xiphoïde au pubis 42.

20 juillet. Mêmes dimensions 117 et 41. L'œdème n'est pas revenu même sur le dos du pied ou aux malléoles.

La modification la plus favorable se montra dans l'état général de la malade, dans son état mental. Auparavant elle restait somnolente la plus grande partie du jour, incapable de dire un mot, habituellement assise et ne pouvant faire deux pas ; maintenant elle est vive et fraîche ; elle a repris sa vivacité et son aptitude au travail. Elle s'occupe pendant des heures à écrire, à compter, à deviner, etc. Plus tard le massage au lieu d'être fait par Winiwarter le fut par la garde. Au bout de trois semaines, le volume du kyste avait notablement augmenté, la secrétion urinaire, les garde-robes devenaient douloureuses. L'auteur se remit à faire le massage lui-même et en vingt-quatre heures tout avait disparu.

Commenter ce fait ce serait l'affaiblir : il est impossible d'attribuer à autre chose qu'au massage l'effet obtenu. Sans doute il n'a pas guéri la malade, mais il l'a soulagée à tel point que la vie est devenue tolérable. Ajoutons qu'elle devra probablement plusieurs années à la méthode.

Le massage a été employé dans différentes affections du

foie ; dans la cirrhose en particulier ; s'il n'est guère utile
contre la maladie elle-même, il peut rendre, malgré tout, des
services en favorisant la résorption du liquide ascitique, ce
n'est guère que dans l'engorgement primitif ou secondaire, que l'action du massage est véritablement curative·
N'ayant pas d'expérience personnelle sur ce sujet nous
préférons laisser la parole à M. Durand Fardel qui s'en
est spécialement occupé.

Le caractère typique de cet état, dit-il, est l'accroissement de
volume du foie, tantôt général, tantôt partiel, et occupant
alors, dans la grande majorité des cas, le lobe gauche. Les
surfaces tuméfiées ne présentent ni tumeurs ni inégalités, et leur
dureté n'est jamais excessive. La douleur, soit spontanée, soit
à la pression, se montre surtout par intervalles et peu manquer
absolument. Elle n'offre jamais le caractère ni la fixité des
douleurs cancéreuses. L'ictère peut également faire défaut,
ou n'offrir qu'une faible teinte, ou revêtir une couleur prononcée, plutôt jaune que verdâtre, assez variable dans son
intensité chez le même sujet.

L'engorgement simple du foie accompagne souvent les maladies organiques du cœur. Il est une conséquence assez commune de la fièvre intermittente et de l'infection paludéenne.
Les circonstances où je l'ai observé sont d'un ordre différent.
Il n'y avait pas eu d'infection paludéenne, au moins manifeste,
et il n'y avait pas d'affection organique du cœur.

L'expression de *foie cardiaque* ne convient point, la même
altération se montrant très fréquemment en dehors de toute
maladie du cœur. Andral avait déjà reproduit des observations,
types d'engorgements sanguins du foie consécutifs à des
irritations et à des phlegmasies des voies digestives[1]. Frerichs
a également décrit l'apparence *noix muscade* de la *stase hypé-
rémique* du foie, qu'il a vue coïncider avec des lésions des
valvules du cœur, ou avec des affections des poumons, ou
avec des troubles digestifs, ou avec une infection miasmatique (2).

1. Andral, *Clinique médicale.*
Frerichs, *Traité des maladies du foie*, 1862, p. 302. 1834, t. II, p. 352.

Lorsque l'engorgement hépatique est considérable, et paraît résister à l'ensemble du traitement thermal, je prescris le massage du foie. Voici de quelle manière celui-ci doit être pratiqué :

On commence par malaxer l'ensemble de l'abdomen, c'est-à-dire la région qui correspond à la masse intestinale. Puis, on passe la main par une simple friction sur la région hépatique, on malaxe les téguments qui recouvrent l'engorgement, puis plus profondément le foie lui-même par des pressions de plus en plus profondes, alternant avec des percussions à petits coups exercés avec la face palmaire des doigts.

On arrive successivement à pétrir le foie lui-même et à soulever son bord inférieur en le saisissant à pleine main.

Il n'est pas nécessaire d'insister sur ce que ces manœuvres doivent être faites avec beaucoup de ménagement et de douceur : aussi conviennent-elles parfaitement à une main de femme. On ne doit jamais arriver, dans une première séance, au pétrissage complet du foie, et je recommande de commencer chaque séance par un massage préalabe de l'ensemble de l'abdomen, avant d'aborder le foie lui-même.

L'opération est généralement agréable aux malades et suivie d'un sentiment de bien-être. Elle dure de cinq à quinze, ou vingt minutes, avec un court repos dans ce dernier cas, et ne doit guère être répétée au plus que tous les deux jours.

APPENDICE

CHAPITRE I.

Dans l'aperçu historique nous nous sommes strictement limité au massage thérapeutique. Nous avons dû passer beaucoup de noms sous silence, entre autres celui du gymnaste suédois Ling, qui eut une grande réputation au commencement du siècle et forma de nombreux élèves parmi lesquels de Roy, Roberty, etc. Nous avons passé très brièvement sur le massage des anciens : on pourra lire, sur ce sujet, un chapitre intéressant d'un ouvrage de Barchusen intitulé *De arte gymnastica frictione et Balneis*. Voy. *De medicinæ origine et progressu*. Utrecht, 1723, p. 111.

CHAPITRE IV.

Nous avons dit plus haut, p. 50, Note, quelques mots de la subluxation des ménisques interarticulaires. Voici en quels termes en parlent Berghmann et Helleday :

« A propos des synovites aiguës, nous demandons à nos lecteurs la permission d'attirer leur attention sur une circonstance qui, d'après Mezger, est beaucoup plus importante qu'on ne l'admet généralement. Il n'est pas rare que des subluxations des ménisques dans l'articulation du genou soient la cause de la formation d'un exsudat séreux dans cette articulation. Un malade présente, après une flexion suivie d'une extension violente et d'une rotation plus ou moins grande du genou, un épanchement, en même temps le mouvement d'extension actif ou passif est empêché ; on ne réussit même pas à le rendre complet dans la narcose chloroformique ; alors si la quantité d'épanchement est trop peu considérable pour faire sérieusement obstacle au mouvement, on est obligé d'admettre qu'il y a un autre obstacle entre les surfaces articulaires. Cet obstacle ne peut être qu'un corps mobile, ou l'un des deux cartilages déplacés. La première hypothèse peut être aisément éliminée parce que, par une palpation soigneuse, on découvre souvent un petit épaississement en dehors du point où le ménisque a sa place. S'il y a une douleur fixe en ce point. Mezger procède immédiatement à la réduction ; le genou a été fléchi, il cherche à l'obtenir par des rotations et des flexions de la jambe, lorsqu'il s'agit du ménisque externe ; en même temps, il essaye de le refouler à sa place, s'il s'agit du ménisque interne, on réussit souvent à atteindre le but qu'on se propose en provoquant une légère flexion du genou, ou bien on peut encore appuyer une main sur le condyle externe du fémur, tandis que de l'autre on donne un coup assez fort sur la malléole interne. On se propose dans ce cas d'obtenir la réduction du ménisque par la traction de la capsule que, dans son déplacement, il a entraînée avec lui. Par ce procédé les surfaces articulaires sont écartées l'une de l'autre, le cartilage peut être libéré et ramené à sa place. Parfois, ces différentes manœuvres ne réussissent pas et alors on cherche à obtenir la guérison par un autre procédé : on place la jambe dans l'extension et on s'efforce d'augmenter cette extension par des mouvements appropriés. »

— Nous n'avons parlé des névralgies articulaires ni au chapitre des jointures, ni à celui des affections du système nerveux. Ces affections dont on ne parle guère en France ne paraissent pas beaucoup mieux connues en Allemagne. Tandis que les uns les considèrent comme des entités morbides véritables, susceptibles d'être toujours guéries par le massage, d'autres sont absolument sceptiques à cet égard :

« A cette occasion, dit Mosengeil, nous devons nommer les névralgies articulaires (Gelenk-neurosen) dans lesquelles le massage a de si brillants succès. Nous sommes d'autant mieux fixés sur leur existence que nous savons aujourd'hui qu'il existe des extrémités nerveuses dans les jointures. Je dois dire pourtant que dans la plupart des cas qui m'ont été adressés comme des névralgies articulaires, il y avait des lésions manifestes et que j'ai choisi pour elles une dénomination dans la remarquable nomenclature de Hueter. Il y a souvent des indurations circonscrites, des inflammations, si l'on veut, dans la synoviale. Mais quelquefois il y a des douleurs si violentes que celles-ci ne peuvent être mises sur le compte d'altérations insignifiantes, et le caractère de ces douleurs est certainement névralgique. Dans ce cas, le massage rend d'excellents services. » (*Loc. cit.*)

Billroth est beaucoup moins affirmatif, ou plutôt, s'il l'est, c'est dans un sens tout à fait opposé. « J'ai beaucoup moins de confiance au traitement par le pétrissage, dit-il, dans ces névroses articulaires qui ne sont accompagnées ni de tuméfaction, ni d'épanchement, ni d'aucun autre phénomène objectif. J'ai vu, il est vrai, un cas que j'avais traité inutilement pendant cinq semaines, guéri en sept par Mezger ; le

malade prenait en même temps des bains de mer. Névralgie articulaire
est un diagnostic très goûté de notre temps ; la maladie correspond aux
anciennes arthralgies, expression désagréable, démodée, qu'une bouche
allemande peut difficilement prononcer, tandis que le mot *nevrose*
glisse sans peine des lèvres les plus délicates.

On comprend sous cette dénomination :

1° Les cas dans lesquels les plaies, relativement légères, sont suivies
de douleurs intenses hors de toute proportion avec les petites indurations du voisinage des jointures.

2° Ceux dans lesquels des inflammations aiguës n'ont laissé que des
résidus insignifiants accompagnés pourtant de douleurs si violentes que
les malades ne peuvent pas ou ne veulent pas se servir de leurs
membres.

3° Les cas des hystériques et des hypochondriaques, qui simulant au
début les douleurs, finissent par y croire et ne veulent plus marcher.

Dans tous ces cas on peut avoir des contractures de caractère épileptiforme.

L'utilité du massage est difficile à comprendre chez les malades de la
troisième et de la quatrième catégorie. Les névroses du pied sans plaies
antérieures ni inflammations se rencontrent surtout chez les jeunes filles
et les femmes chlorotiques. Il est souvent difficile de savoir si les douleurs sont réelles ou non, le diagnostic est plutôt psychologique que médical ou chirurgical. Il est possible que l'anémie des os soit parfois en
cause. On sait parfaitement que l'anémie cérébrale est souvent suivie de
céphalalgie (celle des doigts à la suite du sommeil ou du bain), de douleurs locales ; que l'anémie produite par la thrombose brusque des gros
vaisseaux d'un membre est suivie de douleurs violentes dans ce
membre.

On comprend que la glace, le repos, les émissions sanguines exagè-
rent ces douleurs au lieu de les amoindrir. La fluxion produite par le
massage est peut-être utile parce qu'elle augmente l'énergie de la circulation. La vanité des malades, qui veulent à toute force se rendre intéressantes, fait qu'elles font traîner le traitement en longueur et qu'elles
ne se diront soulagées que quand on aura recours à quelque chose d'extraordinaire, à un voyage à Amsterdam, on ne va pas tous les jours à
Amsterdam.

Je suis persuadé que le docteur Mezger, dont je ne prétends nullement
contester l'habileté ; aurait mis quatre fois plus de temps à guérir
certaines malades s'il les avait traitées à Vienne par exemple. Elles
aident par leur propre volonté au succès du traitement. Personne ne
rentre volontiers chez lui avec la certitude d'avoir employé en vain tant
de moyens. Personne n'avoue avoir entrepris de son plein gré une mauvaise spéculation. On doit conseiller à celles qui paraissent avoir de l'in-
clination à entreprendre le voyage, de faire ce qu'elles voudront. Souvent

la satisfaction qu'il leur procure exerce une action sédative puissante sur le système nerveux et chez les sujets irritables, cette action n'est jamais à dédaigner. Les cas d'arthralgie essentielle et ceux d'arthralgie et de contracture simulées se confondent souvent. Chez ces derniers sujets, il y a parfois des troubles psychiques et surtout un penchant irrésistible au mensonge dérivant de cette cause ou d'une autre. Le massage agit alors par l'impression que fait la personne du masseur ou la singularité du procédé, si l'application de teinture d'iode était moins connue, elle agirait absolument de la même manière dans les cas de névralgies simulées.

Zur massage. — *Wien. med. Wochenschr.* 1875. n° 45, p. 979.

Le scepticisme de Bilbroth, est assez sévère, on voit qu'il a eu souvent affaire dans sa longue pratique à des simulateurs, et que sa première impression en présence d'un sujet nerveux, d'une femme surtout, qui se plaint de douleurs insolites et inexplicables, c'est qu'on veut le tromper ; il y a souvent du vrai dans cette manière de voir, il ne faudrait cependant la pousser à l'extrême ; on rencontre à chaque instant, chez les hystériques surtout, des douleurs et des contractures parfaitement réelles dont le massage aura raison, sans que l'intervention du sensorium et de la volonté y soient pour quoi que ce soit. Pour en être convaincus, nos lecteurs n'ont qu'à se souvenir de la citation de Récamier faite plus haut. On raconte des rapports de faits vraiment extraordinaires, en voici un cité par Bruberger :

« Au mois de janvier 1876, une jeune dame venant des colonies néerlandaises fit une grande impression à Amsterdam ; elle avait fait une chute pendant son enfance, et depuis lors, elle était restée paralysée ; aucune médication n'avait pu lui rendre l'usage de ses membres ; sa beauté conduisit malgré un officier hollandais à l'épouser ; elle ne put quitter le lit même pour la bénédiction nuptiale. La réputation de Mezger la conduisit à Amsterdam, et après quelques semaines de massage, elle put facilement faire des promenades à pied, attendant avec impatience le moment où elle pourrait courir au devant de son mari, absent en ce moment par suite des exigences de la guerre contre Atchin. »

Nous n'avons rien dit non plus d'une anomalie traitée souvent à la clinique d'Amsterdam, *le doigt à ressort*. Nous ne saurions même faire que de traduire ici ce qu'en disent Berghmann et Helleday :

« Cette anomalie que son nom dépeint suffisamment occupait dans le cas que nous avons observé les deux médius. Dans la flexion du doigt, il y avait un certain nombre de mouvements involontaires jusqu'à ce que la seconde phalange fît un angle de 45° avec la première, puis elle allait sans difficulté jusqu'à la flexion complète. On entendait et on sentait un craquement dans la jointure. L'extension se faisait également en deux temps avec un mouvement de ressort. Pendant le repos, tous les doigts étaient légèrement fléchis ; ils avaient toujours été ainsi ; la ma-

lade était une jeune fille de vingt ans; il y avait trois ans que la maladie
avait débuté; depuis lors, elle avait peu à peu augmenté sans cause;
comme les extrémités de tous les doigts étaient plus inclinés vers la
face palmaire que d'habitude, surtout ceux des médius. Depuis quelque
temps, il y a un peu d'épanchement dans une des gaines du fléchisseur du médius, qui formait une tumeur sensible au niveau de la première articulation phalangienne, tumeur accompagnée de douleurs qui
s'irradient dans l'avant-bras. Cette tumeur a disparu à la suite de badigeonnages iodés, et aujourd'hui on ne trouve plus d'altération recon-
naissable ni dans la gaine du tendon, ni dans la capsule, plus de sensibilité à la pression, peu ou point de douleur dans les mouvements. Il
est impossible d'admettre au moins dans ce cas l'opinion de Nélaton,
d'après laquelle l'anomalie aurait pour origine un corps dur arrondi,
placé dans la gaine du fléchisseur, au voisinage de l'articulation. Mezger
n'admet pas non plus la théorie de Pitha qui veut qu'un corps mobile
soit la cause de tout. S'il en était ainsi, les mouvements ne seraient ni
aussi faciles, ni aussi étendus. Si le corps étranger était à l'intérieur de
la capsule, la douleur serait un symptôme fondamental au lieu de manquer comme c'était le cas. La théorie que Mezger emploie pour expliquer le phénomène est basée sur la conformation de la tête articulaire
de la première phalange. Son contour vu de profil ne présente point une
courbe circulaire, mais il est plutôt formé de deux courbes faiblement
convexes; la direction principale de l'une est horizontale; celle de
l'autre verticale, le passage de l'une dans l'autre se fait par un angle
obtus. Cet angle correspond à la plaie de la tête articulaire. Ici, avec la
courbure du doigt les arcs des phalanges font l'un avec l'autre un angle
de 45°. Pendant le passage de l'extension à la flexion, ou le mouvement
inverse, les phalanges éprouvent une tension plus forte que dans n'importe quelle autre position; c'est alors que leurs points d'appui sont le
plus éloignés l'un de l'autre. On peut, lorsque les extrémités articulaires
des phalanges ont leur forme normale, trouver des conditions pour que
le mouvement en question du doigt se fasse, et les ligaments latéraux
peuvent être apportés à un haut degré d'élasticité. On peut, comme nous,
nous en sommes convaincus, le produire lorsqu'on laisse une main, dont
toutes les parties molles ont été enlevées, durcir dans l'alcool pendant
un temps suffisamment long; dans la flexion et l'extension se produit quelque chose d'analogue au mouvement de ressort du couteau. Ce
phénomène n'a lieu que pendant un certain temps, lorsque l'élasticité des ligaments articulaires n'a pas été forcée. Les individus chez
lesquels cette disposition anatomique est fortement développée doivent
par l'extension constante des ligaments et le frottement des surfaces articulaires dans le passage de cette partie saillante, avoir une grande tendance aux altérations de nutrition dans tout l'appareil articulaire comme
ce processus est fréquent et laisse une rétraction cuatrueille et une aug-

mentation d'élasticité des ligaments, il se fait une hyperplaxie de la partie déjà trop saillante à l'état normal du cartilage ; et c'est ainsi que se produit l'anomalie motrice appelée doigt à ressort. »

CHAPITRE XI.

A propos des affections glandulaires, dit M. Vretlind, je dois avouer que j'ai peu d'expérience. J'ai entendu dire qu'on avait traité avec succès par le massage, des ganglions enflammés. J'ai vu une épidydimite qui avait résisté longtemps au traitement médicamenteux et qui fut traitée à Maistrand par M. de Rey, a été améliorée au bout de très peu de temps d'une manière sensible. Une glande que l'on peut souvent traiter par le massage, c'est la glande mammaire chez la femme. Lorsque j'étais à la Maternité, je l'ai souvent employé dans les accidents consécutifs à une sécrétion de lait exagérée ; il ne s'est pas développé d'abcès au moins tant que les femmes ont été à l'hôpital. On peut de même traiter par le massage la mammite chronique. J'ai entendu dire qu'une dame de Goteborg avait été guérie de cette manière chez Mezger. C'est à cette catégorie qu'appartient le cas suivant :

Mme H., 41 ans, commence le 15 septembre à employer la gymnastique et l'électricité contre la rachialgie et de la faiblesse nerveuse. Celle-ci donnait lieu habituellement à un tremblement de la tête et à une complète incapacité de tout travail manuel ; la moindre tentative produisait des douleurs dans les bras et dans le dos. En 1834, la malade avait été traitée pour la chlorose, en 1861, utère, en 1862, dysenterie, en 1863, est pendant quelque temps complètement aphasique, les tremblements de tête commencent à ce moment, médications diverses, cautérisations prévertébrales au nitrate d'argent, en 1864. En 1874, noyau d'induration dans le sein droit, pris pour un cancer et extirpé par le docteur W. d'Aamaal. La tumeur extirpée fut examinée par le professeur Rey, qui déclara que c'était un mélange de squirrhe et d'adénome. Bientôt après revinrent les douleurs lancinantes qui avaient précédé le cancer. Au mois d'octobre de la même année, un noyau d'induration se développe dans le sein droit ; il diminue à partir de Noël, cette diminution se continua pendant l'hiver, puis il revint à son volume primitif, douleurs lancinantes semblables à celles de l'autre sein. Injections de morphine sans résultat. Pendant l'été de 1876, électricité par le dos, myosite du long dorsal, massage pendant deux mois avec bon résultat, gymnastique me rappelant la diminution du noyau supposé cancéreux, je veux essayer le massage. La tumeur du sein droit a dans les deux centimètres de long en haut du sein gauche, deux petites tumeurs de la grosseur d'une prune au voisinage de la cicatrice de l'opération. Pas d'adhérences à la peau. Pas de tuméfaction dans l'aisselle depuis le mois de septembre, massage, mais plus tard énergique. La tumeur est pressée entre le pouce et l'index. Au bout d'un mois diparition des douleurs lan cinantes. Le 1er décembre, la tumeur de la mamelle droite n'a plus que le volume d'une prune (grand diamètre 1 pour 1/4), celle de la gauche, celui d'une châtaigne. La tumeur adhérente d'abord à la cicatrice s'en est détachée et est diminuée de volume. Jusqu'à ces derniers temps sensation agréable après le massage ; plus tard, chaleur et douleur.

Tout resta dans le même état jusque vers la fin de février. A ce moment, la tumeur commença à grandir quoique le traitement eût été continué tout le temps. L'état général était si amélioré que la malade pouvait coudre, ce qu'elle n'avait pas fait depuis longtemps. Le tremblement de la tête est toujours le même. Au mois de mars on cesse le massage, injections d'arsenic dans la tumeur, mais sans succès. Au mois de mai la tumeur avait le même volume qu'avant le traitement, les douleurs avaient disparu et l'état général était relativement bon. Depuis lors elle n'a plus eu de douleurs lancinantes dans le sein.

Comme nous n'avons touché à dessin dans ce travail, ni l'obstétrique, ni la gynécologie, nous donnons ici l'indication d'un certain nombre de travaux que nos lecteurs pourront consulter.

ABEGG. Zur Geburtshilfe und Gynäkologie.
Berlin, 1868.

ASP. Om Lifmodermassage. *Nord. med. Ark.* Bd. X. nº 22, 1879,

THURE BRANDT. Nouvelle méthode gymnastique et magnétique pour le traitement des maladies des organes du bassin et principalement des maladies utérines. Stockholm, 1868.

BUNGE. Beiträge Zur Massage d. Unterliebes, insbesondere des Uterus und seiner adnexa. *Ber. klin. Wochenschr.* 1882, nº 25.

CHROBAK *Handb d. Frauenkrankh.* red. v. Billroth. Bd. 1, p. 247.

CREDÉ. *Bericht über die Versammlung d. Naturfoerscher und Aerzte in Königsberg,* 1860. Section fur Geburtshilfe und Gynäkologie.

ENGELMANN. Ueber die Körperstellung wahrend der Geburt bei verschiedenem Volkern. Saint-Louis, 1880.

Du même : Massage und Expression oder ausseren Handgriffe in der Geburtshilfe. *Amer. Journal of. Obstetr.* Jul., 1882.

FLUCK. Ueber die manuelle Uerorleitung des nachfolgenden Kopfes. *Nassauer Correspondenzbl.,* 1865, nº 3.

HUREAU DE VILLENEUVE. De l'accouchement dans la race jaune. Paris, 1863.

J. J. REEVES JACKSON. Massage dans le traitement de certaines formes d'hypertrophie utérine. *Amer. Journ. of obstetrics,* 1880.

KREBEL. Volksmedicin und Volksmittel verschiedener Volkerstamme Russlands. Leipzig, Heidelberg, 1858.

KRISTELLER. Ueber Entbindungsverfahren unter Anwendung von ausseren Handgriffen. *Berl. klin. Wochenschr.* 1867, nº 6.

Du même : Die Expression des Fœtus. *Monatsschrift für Geburtskund.,* 29 B, p. 337, 1867.

LECLERC. Une mission médicale en Kabylie. Paris, 1846.

MALLAT. Les Philippines. Paris, 1826.

MARTIN. Ueber einige Modificationen ueber Teknik der geburtshilflichen Wendung auf die Füsse und der Ausziehung des Zuletzt kommenden Kopfes. *Monatsschrift für Geburtskunde,* 1855, XXVI, p. 428.

MUNDÉ. Palpation in obstetrics. *American Journal of. Obstetr.* July and octobre 1879 et avril 1880.

NIEHANS. Ueber Massage. *Correspondenzblatt für schweizer Aerzte,* 1877, nº 7, p. 201.

OPERUM. Traitement par le massage des exsudats paramétriques. *Gynakol og. obst. medelelser.* Bd. I, nft 2.

PIPPINSKOLD. Sur la méthode de Thure Brandt. *Finska Läkaresällsk. Handl,* XXIII Bd. 2 et 3, p. 107.

PLOSS. Ueber Anwendung des Druckes und der vis a tergo in der operativen Geburtshilfe. *Zeitschr. für med. chir. und Geburtshilfe,* 1867, VI, B. nft. 3 et 4.

PROCHOWNIK. Zur Behandlung alter Beckenexsudate. *Deutsche med Wochenschrift,* nºs 32 et 33.

SUCHARD. De l'expression utérine appliquée au fœtus. Paris, 1872.

TABLE DES MATIÈRES

Châteauroux. — Typ. et Stéréotyp. A. MAJESTÉ.

Châteauroux. — Typ. et stéréotyp. A. MAJESTÉ.